权威·前沿·原创

皮书系列为
"十二五""十三五""十四五"时期国家重点出版物出版专项规划项目

U0218582

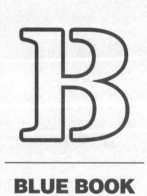

BLUE BOOK

智 库 成 果 出 版 与 传 播 平 台

人工智能蓝皮书

BLUE BOOK OF ARTIFICIAL INTELLIGENCE

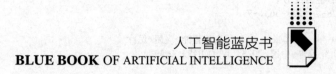

中国医疗人工智能发展报告
（2023）

ANNUAL REPORT ON MEDICAL ARTIFICIAL
INTELLIGENCE IN CHINA (2023)

主　　编／张旭东
执行主编／陈校云
副 主 编／杨吉江　彭　亮

社会科学文献出版社
SOCIAL SCIENCES ACADEMIC PRESS (CHINA)

图书在版编目（CIP）数据

中国医疗人工智能发展报告 . 2023 / 张旭东主编
. --北京：社会科学文献出版社，2024.7
（人工智能蓝皮书）
ISBN 978-7-5228-3631-7

Ⅰ.①中…　Ⅱ.①张…　Ⅲ.①人工智能-应用-医疗
卫生服务-研究报告-中国-2023　Ⅳ.①R199.2-39

中国国家版本馆 CIP 数据核字（2024）第 092177 号

人工智能蓝皮书
中国医疗人工智能发展报告（2023）

主　　编 / 张旭东
执行主编 / 陈校云
副 主 编 / 杨吉江　彭　亮

出 版 人 / 冀祥德
组稿编辑 / 周　丽
责任编辑 / 徐崇阳
文稿编辑 / 刘　燕
责任印制 / 王京美

出　　版 / 社会科学文献出版社·生态文明分社（010）59367143
　　　　　　地址：北京市北三环中路甲 29 号院华龙大厦　邮编：100029
　　　　　　网址：www. ssap. com. cn
发　　行 / 社会科学文献出版社（010）59367028
印　　装 / 三河市东方印刷有限公司

规　　格 / 开　本：787mm×1092mm　1/16
　　　　　　印　张：23　字　数：347 千字
版　　次 / 2024 年 7 月第 1 版　2024 年 7 月第 1 次印刷
书　　号 / ISBN 978-7-5228-3631-7
定　　价 / 158.00 元

读者服务电话：4008918866

《中国医疗人工智能发展报告（2023）》
编　委　会

主要编撰者简介

张旭东　国家卫生健康委医院管理研究所副所长。历任卫生部卫生监督局干部、副处长，卫生部食品安全与卫生监督局副处长、处长，国家卫生和计划生育委员会食品安全标准与监测评估司处长，国家食品安全风险评估中心副主任。参与制定相关卫生政策、法规和标准，组织开展标准研制和课题研究。主要研究方向为卫生管理。

陈校云　博士，国家卫生健康委医院管理研究所研究员，区域卫生发展研究室主任。出版《医疗质量管理路径》《医院绩效管理》《数字健康导论》等著作，发表学术论文 70 余篇。曾主持国家自然科学基金、国家软科学研究计划、国家重点研发计划等多项课题。主要研究方向为医院管理、区域卫生政策、数字健康等。

杨吉江　博士，清华大学药物警戒信息技术与数据科学创新中心主任，清华大学自动化系数字医疗健康工程研究中心主任，研究员。曾主持或参加国家 863 项目、科技支撑计划、973 项目、重点研发计划等 10 多项，发表论文 100 多篇。主要研究方向为医疗信息化和服务产业化、医疗及药物大数据、人工智能辅助医疗应用、数字医疗关键技术等。

彭　亮　博士，国家药监局医疗器械技术审评中心审评一部副部长。

执笔软件、网络安全、移动与云计算、人工智能与深度学习、人因与可用性等审评指导原则和审评要点，以及 GMP 独立软件附录及其现场检查指导原则。主要研究方向为数字医疗等有源医疗器械的安全有效性评价。

摘　要

本书以中国医疗人工智能产业为重点，分析了医院、基层医疗卫生机构、个体主动健康、第三方机构、公共卫生机构和其他方面的医疗人工智能产品应用和技术发展状况，构建了中国医疗人工智能产业生态图。采用问卷调查法对中国医疗人工智能企业的产品组成和应用、投融资和研发投入、技术发展情况等进行调查，分析发展瓶颈，提出促进产业发展的政策建议：加快制定医疗人工智能产品服务价格和医保支付政策；分类制定医疗人工智能产品数据管理规范和相关标准；积极探索在医疗服务流程中的产品应用衔接、质量监管和效果评价；持续完善产业生态环境政策和相关伦理法规；在融资、上市方面给予医疗人工智能企业更多的扶持等。

基于官方统计数据和实际调查数据，对中国医疗人工智能科研资金投入和科研课题立项方面进行了全面的统计与综合评价，对中国医疗人工智能领域人才培养与学科建设情况进行了统计分析，并通过文献计量研究，分析了医疗人工智能领域相关技术的发展脉络和研究热点。

依据权威资料，以肺结节、糖尿病视网膜病变以及病理图像等人工智能软件为典型，对第三类人工智能独立软件医疗器械产品的注册审评情况进行分析，并对未来的应用监管进行了探讨。基于文献调研、专家咨询和层次分析法构建了由 3 个一级指标和 10 个二级指标构成的医疗人工智能产品应用成熟度评价模型，为医疗人工智能产品的应用成熟度提供量化评价工具。

从医院信息化、数字化和智能化内涵入手，构建了包含智能化基础、智能化能力和智能化效果三个方面，由点、线—面—体三个层级组成的医院智

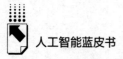

能化指数评价指标框架体系，为医院智能化程度的量化评价提供参考。在实践应用方面，探讨了人工智能技术在数字病理中的多场景应用和人工智能语音技术在医院随访工作中的应用。

国际篇通过对大模型在美国医疗健康领域的应用情况进行归纳总结，为我国医学大模型应用提出优化建议；通过对新加坡医疗人工智能相关政策法规的制定和发展、人工智能医疗器械注册审评和产品现状，以及医疗保健领域人工智能应用指南及最新发展等状况的分析，为我国相关研究提供借鉴。

关键词： 医疗人工智能　医院信息化　数字健康

目　录 ▷

I　总报告

II　产业篇

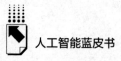

Ⅲ　应用篇

Ⅳ　国际篇

皮书数据库阅读**使用指南**

总 报 告

B.1
中国医疗人工智能产业发展现状与展望

陈校云　杨吉江　张旭东*

摘　要： 本报告探讨在我国数字健康发展背景下，构建医疗人工智能产业生态的重要意义。根据基础层、技术层和应用层的产品，构建了我国医疗人工智能产业生态图。聚焦相关产品在医院、基层医疗卫生机构、个体主动健康、第三方机构、公共卫生机构和其他方面的应用，分析了我国代表性医疗人工智能产品和技术的发展状况，并提出了促进产业发展的政策建议：加快制定医疗人工智能产品服务价格和医保支付政策；分类制定医疗人工智能产品数据管理规范和相关标准；积极探索在医疗服务流程中的产品应用衔接、质量监管和效果评价；完善产业环境、产业生态政策和相关伦理法规，在融资、上市方面给予医疗人工智能企业更多的扶持等。

---

* 陈校云，国家卫生健康委医院管理研究所研究员，区域卫生发展研究室主任，主要研究方向为医院管理、区域卫生政策、数字健康等；杨吉江，清华大学药物警戒信息技术与数据科学创新中心主任，清华大学自动化系数字医疗健康工程研究中心主任，研究员，主要研究方向为医疗信息化和服务产业化、医疗及药物大数据、人工智能辅助医疗应用、数字医疗关键技术等；张旭东，国家卫生健康委医院管理研究所副所长，主要研究方向为卫生管理。

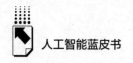

关键词: 医疗人工智能 智能健康 数字健康

在我国数字经济蓬勃发展的良好环境中,人工智能技术新成果不断应用于医疗卫生行业,推动了我国医疗人工智能产业的发展。

一 医疗人工智能产品应用和智能健康产业

(一)医疗人工智能产品的应用和发展

根据《中国医疗人工智能发展报告(2019)》,2018 年,医疗人工智能成为医疗信息化行业的年度热点。产业发展的预期良好,吸引了大批创新创业企业入场,医疗人工智能企业融资加速。2018 年的调查数据显示,医疗人工智能产品的应用还处于初级阶段,大多数产品处于试验阶段,离真正落地应用还有距离。医院对人工智能产品充满期待,但资金和人力投入相对较少,大部分医院仍持观望态度。

2023 年,ChatGPT 的出现使人工智能再度成为热点。经过几年的发展,医疗人工智能取得了哪些进展?根据 2023 年本报告课题组开展的有关调查,与《中国医疗人工智能发展报告(2019)》调查数据比较,北京、上海、广东、浙江、江苏等地的医疗人工智能企业数量排名靠前,在全国医疗人工智能企业中的占比依然超过80%,河南、天津等地医疗人工智能企业增加,更多省份开始关注这一领域的发展,医疗人工智能企业呈现向全国扩展的趋势。在产业方面,融资企业比例降低,但单笔融资金额上升,企业研发力量的投入并没有显著增长。在技术方面,生成式大模型成为医疗人工智能技术应用的亮点。医疗人工智能产品在应用方面取得显著增长,医院和基层卫生机构成为医疗人工智能产品应用的主体。具体调查数据显示,有些产品的使用人数高达 16 亿人次。参与问卷调查的企业中,79.25%的代表性产品已经有收入,剔除无效数据后,平均收入超过 12447 万元。

本报告首先对数字经济发展背景下我国数字健康产业的发展进行全面的分析，以期客观评价我国医疗人工智能产业的发展状况。

（二）中国数字经济发展历程

孙智君等学者认为，我国数字经济发展战略经历了信息化、互联网化与数字化三个重要阶段，在发展过程中，信息化、互联网化与数字化层层递进又相互影响，共同推进我国数字经济纵深发展（见图1）。从实践上看，我国早期数字经济探索主要集中于信息化建设和电子商务发展领域，此后逐步向互联网化与数字化推进。①

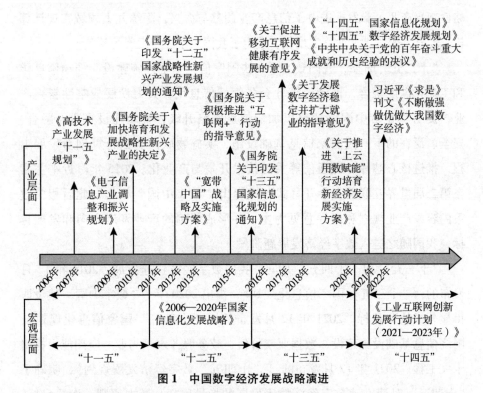

图1 中国数字经济发展战略演进

资料来源：孙智君、陈霜：《新时代中国共产党数字经济发展战略的演进与重要维度》，《重庆社会科学》2022年第11期。

---

① 孙智君、陈霜：《新时代中国共产党数字经济发展战略的演进与重要维度》，《重庆社会科学》2022年第11期。

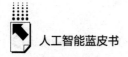
我国在"十一五"时期，着重提升电子信息制造业，推动形成光电子产业链，积极推进"三网融合"，以信息化改造制造业，推进生产设备数字化。2006年，将"综合信息基础设施基本普及，信息产业结构全面优化"确定为国家未来15年的发展目标；2008年，美国次贷危机引发全球经济衰退，国际资本加速流向中国寻找避风港，为中国高科技产业发展提供了充裕的资本。2009~2010年，中国政府敏锐地把握世界新科技革命和产业革命的历史机遇，探索培育自主创新能力和发展战略性新兴产业，推进产业结构升级和经济发展方式转变。2010年10月，国务院出台了《国务院关于加快培育和发展战略性新兴产业的决定》，把新一代信息技术等七个产业作为现阶段重点发展的战略性新兴产业，着力推进电子信息产业调整与振兴，围绕九大领域实现计算机、元器件等骨干产业稳定增长，奠定了我国数字经济发展的基础。

"十二五"时期，我国致力于加快国家信息基础设施建设，推动信息化和工业化深度融合，推动经济社会各领域信息化，大力发展战略性新兴产业，提出"宽带中国"战略以加快信息网络升级，推动建设宽带、融合、安全、泛在的下一代国家信息基础设施，实施物联网与云计算创新发展工程，推进核心芯片、光通信等关键技术开发与产业化。2015年习近平主席在第二届世界互联网大会开幕式首次提出"数字中国"概念，此后相关政策内容以产业规划和指导意见为主，并形成明确的产业发展方向和发展目标，我国随之进入数字经济发展新阶段。

"十三五"和"十四五"期间，我国数字经济快速发展。2016年12月发布的《"十三五"国家信息化规划》，提出2020年"'数字中国'建设取得显著成效"目标。2021年12月发布的《"十四五"国家信息化规划》，围绕信息基础设施建设、数据要素价值、政务服务水平与业务应用能力提出十大工程。2021年12月发布的《"十四五"数字经济发展规划》，明确了"十四五"时期推动数字经济健康发展的指导思想、基本原则、发展目标、重点任务和保障措施。据中国信息通信研究院发布的《中国数字经济发展研究报告（2023年）》，2022年，中国数字经济规模达50.2万亿元，总量稳居世界第二，占GDP比重提升至41.5%；已开通5G基站231.2万个，

5G 用户达 5.61 亿户，全球占比均超过 60%，建成全球规模最大的 5G 网络，成为 5G 标准和技术的全球引领者之一；移动物联网终端用户数达 18.45 亿户，成为全球主要经济体中首个实现"物超人"的国家；2022 年数据产量达 8.1ZB，同比增长 22.7%，全球占比达 10.5%，居世界第二位，对经济社会发展的引领支撑作用日益凸显。

2022 年 10 月，党的二十大系统总结了中国式现代化理论，为我国数字经济发展提供了理论指南。面对纷繁复杂的现代化理论，中国式现代化以马克思主义理论为指导，实现了对现代化理论兼容并蓄与创新超越的结合、规律性与多样化的统一，形成了以"人民中心论""本国国情论""文明协调论""和平发展论"为理论内核的中国特色社会主义现代化理论，为人类实现现代化提供了新选择，为世界现代化理论发展作出了原创性贡献。我国数字经济将在中国式现代化理论的指导下，实现快速健康发展。

（三）数字健康在数字经济中的定位

医疗健康行业正在成为人工智能及相关技术的最大应用领域之一。数字健康产业，既有社会价值，又能够为经济增长注入活力，其在数字产业中的作用将持续增强。

党的二十大报告、"十四五"规划提出，继续坚持创新在我国现代化建设全局中的核心地位，把科技自立自强作为国家发展的战略支撑，面向世界科技前沿、面向经济主战场、面向国家重大需求、面向人民生命健康，聚焦网络通信、人工智能、生物医药等重大创新领域组建一批国家实验室；瞄准人工智能、量子信息、集成电路、生命健康、脑科学、生物育种等前沿领域，实施一批具有前瞻性、战略性的国家重大科技项目；从国家急迫需要和长远需求出发，集中优势资源攻关新发突发传染病和生物安全风险防控、医药和医疗设备等领域关键核心技术。

2015 年，国内外学者开始研究数字健康（Digital Health）的定义，在推动发展电子健康（eHealth）的基础上，世界卫生组织于 2019 年提出了《数字健康全球战略（2020—2025）》。我国《"十四五"国民健康规划》明确提出了发展"数字健康"的目标和策略。

数字健康以新一代通信技术为先导、以信息网络为载体、以数据资源为要素，在卫生健康领域提供数字产品、技术服务、解决方案等一系列创新思维与技术变革活动。它通过"技术+现实需求"实现"数字+健康"的创新融合发展，极大地促进数据资源要素流动，重塑医药卫生管理服务新模式，提升服务效率。①

我国数字健康服务体系涵盖数字化主动健康服务体系、数字化医疗服务体系和数字化公共卫生服务体系，旨在构建以人为本的数字化整合型卫生健康服务体系（见图2）。发挥政府在数字健康政策制定和健康医疗大数据平台建设中的主体作用，以社区为重点，建设数字健康生活平台。

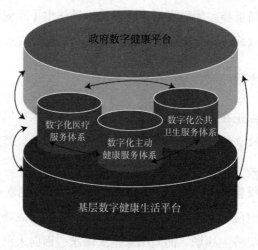

图2　中国数字健康服务体系

资料来源：陈校云主编《数字健康导论》，人民卫生出版社，2022，第11页。

数字健康处于"健康中国"和"数字中国"两大战略的交汇点，不仅为普及健康生活、优化健康服务、完善健康保障、建设健康环境、发展健康产业提供重要技术支撑，全方位、全周期保障人民健康，大幅提高全民健康

————————————

① 陈校云主编《数字健康导论》，人民卫生出版社，2022，第14~16页。

水平，更在"健康中国"建设中运用数字化技术、数字化思维，利用大数据、云计算、物联网、人工智能等数字技术创新突破地域限制、行业限制、领域限制，优化要素配置和服务供给，补齐发展短板，提升服务效率，赋能经济带来乘法效应，推动健康产业转型升级。

学者对数字健康产业未来发展持乐观态度。《"健康中国 2030"规划纲要》提出，2030 年中国健康服务业总规模将达 16 万亿元。李韬认为："随着数字化对医疗健康的全面渗透、融合和赋能，未来，数字健康产业无疑将占主导地位。"① 陈凯等认为："在我国医疗卫生资源总体供给不足和区域不均衡发展仍将持续较长一段时间的背景下，数字健康将占据主导地位，成为我国医疗健康服务的引领性力量，未来 5~10 年，年均增速仍将维持在 20% 以上的水平。"②

新一代信息技术的迭代创新仍在持续进行。支撑数字健康发展的主要数字技术包括远程医疗及互联网医疗技术、电子健康技术、远程监控技术、数字疗法和人工智能技术等五个层面，构成数字健康技术体系。基于信息技术与生命科学技术融合发展而来的新的创新技术体系加速发展。经历新冠疫情等后，中国在卫生健康领域的医学生物学研究能力、治疗水平、康复服务水平等全面提升，随着 40 多年改革开放的经济财富积累，我国民众更加重视生命质量，有物质实力追求现代科技成果。数字技术创新永无止境，以数字化转型整体促进生产方式、生活方式、治理方式等的变革，让新技术造福人类，服务人类健康。

（四）智能健康产业的提出

数字健康是在我国医疗服务从信息化向智能化转型过程中提出的。根据我国深化医药卫生体制改革的新要求，"十四五"期间要"全面推进健康中国建设"，把保障人民健康放在优先发展的战略位置，坚持预防为主的方针，深入实施健康中国行动，完善国民健康促进政策，织牢国家公共卫生防

① 李韬：《数字健康产业有望成为拉动内需的新动力》，《人民论坛》2020 年第 36 期。
② 陈凯、王桃清：《数字健康产业发展现状及对策建议》，《科技中国》2023 年第 8 期。

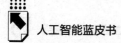
护网，为人民提供全方位全生命期健康服务。利用新一代信息技术支撑我国居民预防、治疗、康复、健康促进等一体化、连续性医疗服务，落实"以疾病为中心向以人民健康为中心转变"的要求，是我国数字健康建设的使命。

新阶段医院数字化转型以智能化为趋向。《"十四五"全民健康信息化规划》提出："以数字化、网络化、智能化促进行业转型升级，重塑管理服务模式。"① 医院作为我国医疗服务体系的主体，实现数字化转型是必然趋势，也是应对多样化和复杂化医疗服务需求的必然选择。医院数字化转型不仅需要实施数字技术，实现业务数字化，还需要各部门的组织变革，是对医院的业务流程、组织架构、医疗及相关服务进行全面、系统变革的过程。数字化转型是一种思维方式的转型甚至颠覆，它在医疗信息化发展的基础上，强化智能化升级，旨在以更加优质高效的方式提供医疗健康服务。②

医院数字化转型是个长期、系统的工程。在数字化转型过程中，数字健康产业发展呈现智能化趋向，智能健康产业将日益成为数字健康产业的主体。

二 医疗人工智能产业生态图

（一）医疗人工智能产业的范畴

合理界定我国数字健康产业的范畴和规模是确定医疗人工智能产业发展规模的基础。根据国家统计局《数字经济及其核心产业统计分类（2021）》，在"数字社会"类别中，智慧医疗（050702）是一个小门类，

---

① 《关于印发"十四五"全民健康信息化规划的通知》，国家卫生健康委规划发展与信息化司网站，2022 年 11 月 9 日，http：//www.nhc.gov.cn/guihuaxxs/s3585u/202211/49eb570ca79a42f688f9efac42e3c0f1.shtml。
② 陈校云、杨吉江：《谈医院数字化转型的目标和策略》，《中国数字医学》2024 年第 2 期。

目前主要界定为"指利用数字化技术和信息化平台开展的医学检查检验影像，以及在线医疗、远程医疗等服务活动"，尚无智能化产品应用的统计表述。根据国家统计局《健康产业统计分类（2019）》，"智慧健康技术服务"是一个大类，包括互联网＋健康服务平台、健康大数据与云计算服务、物联网健康技术服务和其他智慧健康技术服务（指其他与健康相关的应用软件开发与经营，基础环境、网络、软硬件等运行维护，健康信息技术咨询等服务）。与医疗人工智能相关的产业类别还有"健康智能设备制造"，主要包括可穿戴设备、服务机器人等。在以上统计分类中，医疗人工智能的表述还不明确，目前尚未查到我国医疗人工智能产业的相关统计数据。从发展角度考虑，智能健康产业的内容将得到补充和增长。从发展角度看，为与国家数字经济和健康产业统计口径相统一，可以智能健康产业来表述人工智能产品在医疗健康领域的应用。智能健康产业是数字健康产业的组成部分，与医疗信息化产业存在交叉和递进关系，其本质特征是机器学习、深度学习、大模型等人工智能算法技术以及自然语言处理、智能语音识别、视觉识别等智能感知技术在产品中的应用，本报告仍使用医疗人工智能产业的表述。

（二）构建医疗人工智能产业生态图

本报告基于人工智能产品在医疗健康领域的应用场景，构建我国医疗人工智能产业生态图（见图3）。

基础层为医疗人工智能企业提供软硬件、数据资源等底层基础服务，技术层主要是体现人工智能特色的自然语言处理、语音识别、视觉感知等智能感知技术，机器学习、深度学习等算法技术，以及生成式预训练大模型技术等。本报告暂未开展关于基础层和技术层的企业及产品研究。现将应用层的产品类别介绍如下。

面向医院：根据服务对象，包括辅助医护人员、辅助患者和辅助医院管理者的各类人工智能产品。

面向基层医疗卫生机构：以城市社区卫生服务中心和农村乡镇卫生院、

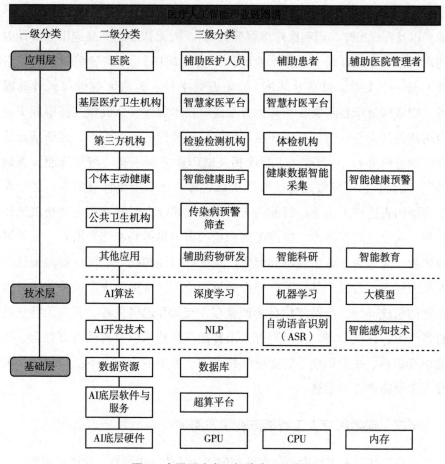

图3　中国医疗人工智能产业生态图

村卫生室为主要应用主体，主要产品包括智能家医平台、智能村医平台等。

面向第三方机构：包括独立的检验检测机构、体检机构等在内的第三方机构是主要应用对象。

面向个体主动健康：以居民个体为对象，包括智能健康助手、健康数据智能采集、智能健康预警等产品形态，旨在打造居民个体的智能化健康守护体系。

面向公共卫生机构：以传染病智能预警筛查为重点的人工智能产品。

其他应用：包括辅助药物研发、智能科研、智能教育等产品。

三 代表性产品和技术发展情况

人工智能医疗器械是最具有代表性的医疗人工智能产品，广受关注。人工智能医疗器械可分为人工智能独立软件和人工智能软件组件。[①] 基于深度学习的第三类独立医用软件产品（以下简称"第三类深度学习独立软件"）是人工智能独立软件的重点产品，它使用深度神经网络和大规模数据训练模型，能够处理和分析医学图像和诊断数据等信息，具有辅助医疗决策和诊断的功能，该类产品注册由国家药品监督管理局审批。[②] 第三类深度学习独立软件是实现人工智能辅助诊疗的重要工具，有助于提高医疗诊疗效率，改善患者就医体验，其产品现状及发展情况备受关注。

根据医疗器械注册证编号的编排方式，在国家药品监督管理局网站的医疗器械查询页，查询境内第三类深度学习独立软件的关键词分别为"国械注准2020321"、"国械注准2021321"、"国械注准2022321"和"国械注准2023321"。境内第三类医疗器械为"国"字，由国家药品监督管理局直接审批；"准"字适用于境内医疗器械；"2020""2021""2022""2023"为首次注册年份；"3"代表第三类医疗器械；"21"代表独立软件。[③]

根据国家药品监督管理局网站披露的独立软件产品注册证的组成信息，本报告将注册信息文字中含有"深度学习"文字和相关表述的，认定为深度学习独立软件产品，基于此原则筛选并列出第三类深度学习独立软件产品名单（见表1），自2020年1月第一个第三类深度学习独立软件获得批准后，每

① 《人工智能医疗器械注册审查指导原则（2022年第8号）》，国家药品监督管理局医疗器械技术审评中心网站，2022年3月9日，https：//www. cmde. org. cn/flfg/zdyz/zdyzwbk/20220309091014461. html。
② 彭亮、刘枭寅：《第三类深度学习独立软件产品注册情况分析》，《中国数字医学》2023年第5期。
③ 《国家市场监督管理总局令第47号》，中国政府网，2021年8月26日，https：//www. gov. cn/gongbao/content/2021/content_ 5654783. htm? eqid=8b3e9e550001b58c000000046499307f。

表1 2020～2023年中国第三类深度学习独立软件产品名单

单位：项

序号	企业名称	注册证编号	产品名称	产品数量	注册人情况			首个产品注册年份
					成立时间	注册地点	企业规模	
1	惠影医疗科技（北京）股份有限公司	国械注准20213210308	骨折X射线图像辅助检测软件	2	2015年	北京市	小微企业	2021年
		国械注准20223210575	肺结节CT图像辅助检测软件					
2	科亚医疗科技股份有限公司	国械注准20203210035	冠脉血流储备分数计算软件	1	2016年	北京市	非小微企业	2020年
3	深圳市凯沃尔电子有限公司	国械注准20203210080	心电分析软件	2	2002年	深圳市	小微企业	2020年
		国械注准20233211142	动态心电分析软件					
4	深圳硅基智能科技有限公司	国械注准20203210687	糖尿病视网膜病变眼底图像辅助诊断软件	1	2016年	深圳市	小微企业	2020年
5	上海鹰瞳医疗科技有限公司	国械注准20203210686	糖尿病视网膜病变眼底图像辅助诊断软件	1	2017年	上海市	小微企业	2020年
6	语坤（北京）网络科技有限公司	国械注准20203210844	冠脉CT造影图像血管狭窄辅助分诊软件	12	2017年	北京市	非小微企业	2020年
		国械注准20213211007	肺炎CT影像辅助分诊与评估软件					
		国械注准20223210482	头颈CT血管造影图像辅助评估软件					
		国械注准20223210570	肺结节CT图像辅助检测软件					
		国械注准20233210146	冠状动脉CT血流储备分数计算软件					
		国械注准20233210186	冠脉CT造影图像血管狭窄辅助评估软件					
		国械注准20233210405	颅内出血CT图像辅助分诊软件					
		国械注准20233210695	肋骨骨折CT图像辅助检测软件					
		国械注准20233210976	缺血性卒中CT图像辅助评估软件					
		国械注准20233211732	颅内动脉瘤CT血管造影图像辅助评估软件					
		国械注准20233211737	儿童手部X射线图像骨龄辅助评估软件					
		国械注准20233211772	肝脏局灶性病变MR图像辅助分诊软件					

续表

| 序号 | 企业名称 | 注册证编号 | 产品名称 | 产品数量 | 注册人情况 | | | 首个产品注册年份 |
					成立时间	注册地点	企业规模	
7	上海联影智能医疗科技有限公司	国械注准20203210862	骨折CT影像辅助检测软件	6	2017年	上海市	非小微企业	2020年
		国械注准20213210471	肺结节CT影像辅助检测软件					
		国械注准20213210607	肺炎CT影像辅助分诊与评估软件					
		国械注准20233211066	冠状动脉CT造影图像血管狭窄辅助评估软件					
		国械注准20223210309	颅内出血CT影像辅助分诊软件					
		国械注准20233211594	肺结节CT图像辅助检测软件					
8	杭州深睿博联科技有限公司	国械注准20203210920	肺炎CT影像辅助检测软件	7	2017年	杭州市	非小微企业	2020年
		国械注准20213210211	肺炎CT影像辅助分诊与评估软件					
		国械注准20223210295	儿童手部X射线图像骨龄辅助评估软件					
		国械注准20233210006	乳腺X射线图像辅助检测软件					
		国械注准20233210216	冠脉CT造影图像血管狭窄辅助评估软件					
		国械注准20233210568	助骨骨折CT图像辅助检测软件					
		国械注准20233211548	头颈CT血管造影图像辅助评估软件					
9	推想医疗科技股份有限公司	国械注准20203210839	肺结节CT图像辅助检测软件	6	2016年	北京市	非小微企业	2020年
		国械注准20213210210	肺炎CT影像辅助分诊软件					
		国械注准20223210572	胸部骨折CT图像辅助分诊软件					
		国械注准20223210775	颅内出血CT图像辅助分诊软件					
		国械注准20233211114	冠脉CT造影图像血管狭窄辅助评估软件					
		国械注准20233212016	胸部CT图像处理与分析软件					

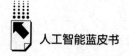

续表

序号	企业名称	注册证编号	产品名称	产品数量	成立时间	注册地点	企业规模	首个产品注册年份
10	杭州依图医疗技术有限公司	国械注准20213210177 国械注准20213211094 国械注准20213210612	儿童手部X射线影像骨龄辅助评估软件 肺结节CT影像辅助检测软件 肺炎CT影像辅助分诊及评估软件	2	2017年	杭州市	小微企业	2021年
11	腾讯医疗健康（深圳）有限公司	国械注准20223211140 国械注准20233210707	慢性青光眼样视神经病变眼底图像辅助诊断软件 结肠息肉电子内窥镜图像辅助检测软件	3	2016年	深圳市	小微企业	2021年
12	北京安德医智科技有限公司	国械注准20213210911	肺炎CT影像辅助分诊与评估软件	1	2018年	北京市	小微企业	2021年
13	上海杏脉信息科技有限公司	国械注准20223210625	肺结节CT影像辅助检测软件	1	2018年	上海市	非小微企业	2022年
14	广西医准智能科技有限公司	国械注准20223210687	肺结节CT图像辅助检测软件	1	2018年	南宁市	小微企业	2022年
15	上海商汤智能科技有限公司	国械注准20223211032	肺结节CT图像辅助检测软件	1	2017年	上海市	非小微企业	2022年
16	上海西门子医疗器械有限公司	国械注准20223211098 国械注准20223211099	胸椎CT图像辅助评估软件 心血管CT图像辅助评估软件	2	1992年	上海市	非小微企业	2022年
17	北京至真互联网技术有限公司	国械注准20223211102	糖尿病视网膜病变眼底图像辅助诊断软件	1	2015年	北京市	小微企业	2022年
18	北京康夫子健康技术有限公司	国械注准20223211081	眼底病变眼底图像辅助诊断软件	1	2018年	北京市	小微企业	2022年
19	江西中科九峰智慧医疗科技有限公司	国械注准20223211374	肺结核X射线图像辅助评估软件	1	2015年	南昌市	小微企业	2022年

续表

| 序号 | 企业名称 | 注册证编号 | 产品名称 | 产品数量 | 注册人情况 | | | 首个产品注册年份 |
					成立时间	注册地点	企业规模	
20	纳龙健康科技股份有限公司	国械注准20223211426	心电分析软件	1	2005 年	厦门市	非小微企业	2022 年
21	北京小蝇科技有限责任公司	国械注准20223211473	外周血细胞图像白细胞辅助识别软件	1	2018 年	北京市	小微企业	2022 年
22	北京医准智能科技有限公司	国械注准20233210974	乳腺 X 射线图像辅助检测软件	1	2017 年	北京市	非小微企业	2023 年
23	深圳市理邦精密仪器股份有限公司	国械注准20233210249	心电图房颤分析软件	1	1995 年	深圳市	非小微企业	2023 年
24	玖壹叁陆零医学科技南京有限公司	国械注准20233210272	宫颈细胞学数字病理图像计算机辅助分析软件	1	2012 年	南京市	小微企业	2023 年
25	讯飞医疗科技股份有限公司	国械注准20233210530	肺结节 CT 图像辅助检测软件	1	2016 年	合肥市	非小微企业	2023 年
26	深圳市铱硙医疗科技有限公司	国械注准20233211362	磁共振图像辅助评估软件	1	2017 年	深圳市	小微企业	2023 年
27	北京长木谷医疗科技股份有限公司	国械注准20233211543	关节置换手术模拟软件	1	2018 年	北京市	小微企业	2023 年
28	厦门影诺医疗科技有限公司	国械注准20233211648	肠息肉电子下消化道内窥镜图像辅助检测软件	1	2017 年	厦门市	小微企业	2023 年
29	浙江德尚韵兴医疗科技有限公司	国械注准20233211650	甲状腺结节超声影像辅助诊断软件	1	2013 年	杭州市	小微企业	2023 年
30	杭州健培科技有限公司	国械注准20233211836	肺结节 CT 图像辅助检测软件	1	2012 年	杭州市	非小微企业	2023 年

注：列出的企业名称以注册时的网站备查询信息为准。
资料来源：国家药品监督管理局网站。

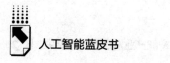

年获批产品数量逐年增加，截至 2023 年 12 月底，我国境内有 63 项第三类深度学习独立软件产品获得注册（见图 4）。

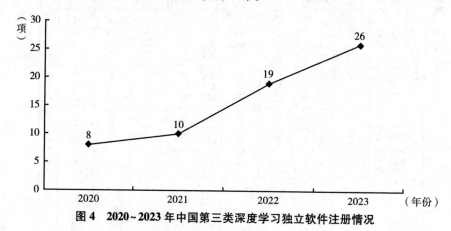

图 4　2020～2023 年中国第三类深度学习独立软件注册情况

资料来源：国家药品监督管理局网站。

深入分析第三类深度学习独立软件产品的数据来源、作用部位分布、适用疾病和预期用途等情况，对于了解我国医疗人工智能企业的特点有重要意义。具体汇总分析见表 2。

表 2　2020～2023 年中国第三类深度学习独立软件产品汇总分析

单位：项

数据来源	作用部位	适用疾病	数量
CT 影像	肺部	肺结节	13
		肺炎	6
	骨骼	胸部骨折	4
		髋关节、全膝关节置换手术	1
		椎体高度和灰度值（HU 值）	1
	心脏	冠脉狭窄	5
		心肌缺血	2
		心脏体积、冠状动脉钙化体积和主动脉直径	1
	头颈	颅内出血	3
		头颈动脉血管狭窄	2
		颅内动脉瘤	1
		脑卒中	1
小计			40

续表

数据来源	作用部位	适用疾病	数量
X 射线	骨骼	骨龄评估	3
		骨折	1
	乳房	乳腺病灶	2
	肺部	肺结核	1
	小计		7
磁共振图像	头颈	脑部海马结构异常	1
	肝脏	肝脏局灶性病变	1
	小计		2
心电图、心电数据	心脏	心律失常、心肌梗死、心室肥大和 ST-T 异常	3
		房颤	1
	小计		4
眼底图像	眼部	糖尿病视网膜病变、慢性青光眼样视神经病变	5
内窥镜图像	消化道	肠息肉	2
数字病理图像	子宫	宫颈细胞病变	1
血常规涂片	血液	外周血血常规白细胞异常	1
超声图像	甲状腺	甲状腺结节	1

资料来源：国家药品监督管理局网站。

　　第三类深度学习独立软件产品的影像数据来源分为九类，其中 CT 影像类应用的疾病种类最多，共涉及肺部、骨骼、心脏、头颈等身体部位，适用于肺结节、骨折、冠脉狭窄、颅内出血等 12 种疾病，共 40 项相关产品；X 射线类次之，涉及骨骼、乳房和肺部 3 个身体部位，适用于骨龄评估、骨折、乳腺病灶和肺结核 4 种疾病，共 7 项相关产品；磁共振图像类涉及头颈、肝脏 2 个身体部位，适用于脑部海马结构异常、肝脏局灶性病变 2 种疾病，共 2 项相关产品；心电图、心电数据类主要用于心律失常、心肌梗死、心室肥大和 ST-T 异常和房颤等心脏部位疾病，共 4 项产品；眼底图像类主要用于糖尿病视网膜病变、慢性青光眼样视神经病变等眼部疾病，共 5 项产品；内窥镜类主要用于肠息肉等消化道疾病，共 2 项产品；数字病理图像类主要用于宫颈细胞病变等子宫疾病，目前仅有 1 项产品；血常规涂片类主要用于外周血血常规白细胞异常等血液疾病，目前仅有 1 项产品；超声图

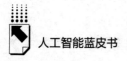
像类主要用于甲状腺结节等甲状腺疾病，目前仅有 1 项产品。

从作用部位来看，肺部产品最多，多达 20 项，用于肺结节、肺炎、肺结核的辅助分诊与评估、辅助识别与检测，19 项产品采用 CT 影像，1 项产品采用 X 射线；心脏产品有 12 项，分别采用 CT 影像和心电图、心电数据，用于冠脉狭窄、心肌缺血、心脏体积、冠状动脉钙化体积和主动脉直径、心律失常、心肌梗死、心室肥大和 ST-T 异常、房颤等的辅助分诊与评估、辅助诊断；骨骼产品有 10 项，采用 CT 影像和 X 射线，用于骨折、骨龄评估、髋关节/全膝关节置换手术、椎体高度和灰度值（HU 值）的辅助分诊与评估、辅助识别与检测、辅助诊疗；头颈产品有 8 项，用于颅内出血、头颈动脉血管狭窄、颅内动脉瘤、脑卒中、脑部海马结构异常的辅助分诊与评估，分别采用 CT 影像和磁共振图像；眼部产品有 5 项，用于糖尿病视网膜病变、慢性青光眼样视神经病变的辅助诊断，主要数据来源为眼底图像；消化道产品有 2 项，用于肠息肉的辅助识别与检测，主要采用内窥镜图像；乳房产品有 2 项，用于乳腺病灶的辅助识别与检测，采用 X 射线；子宫产品有 1 项，用于宫颈细胞病变的辅助识别与检测，使用数字病理图像；血液产品有 1 项，用于外周血血常规白细胞异常的辅助识别与检测，代表技术为血常规涂片；甲状腺产品有 1 项，用于甲状腺结节的辅助诊断，使用超声图像；肝脏产品有 1 项，用于肝脏局灶性病变的辅助分诊与评估，采用磁共振图像（见图 5）。

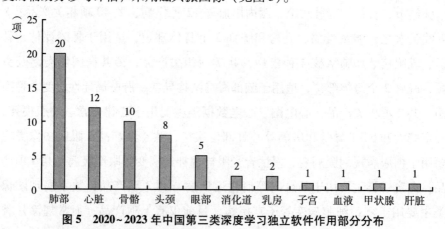

图 5　2020~2023 年中国第三类深度学习独立软件作用部分分布

资料来源：国家药品监督管理局网站。

在基于预期用途对产品进行分类时，综合考虑了相关指导文件和产品的实际情况。《医用软件通用名称命名指导原则》中规定，医用软件命名时应包含对具有相同/相似预期用途的软件概括表述的核心词，辅助决策类医用软件命名时应在"辅助诊断软件、辅助检测软件、辅助分诊软件"中选择最适合产品属性的核心词。[①] 为全面概括截至2023年12月31日所有已注册产品的预期用途，将产品分为"辅助分诊与评估""辅助识别与检测""辅助诊断""辅助治疗"四类（见图6）。统计时，基于软件名称和注册证中的"适用范围/预期用途"描述，判断软件预期用途。产品名单中，有6项产品名称包含"辅助分诊与评估"，14项产品名称中含有"辅助评估"，有9项产品名称中不包含"辅助分诊与评估""辅助评估"这两个关键词，但也属于辅助分诊与评估类，所以该类共有29项；仅"外周血细胞图像白细胞辅助识别软件"1项产品名称中包含"辅助识别"，20项产品名称中含有"辅助检测"，兼具识别和检测功能，"胸部CT图像处理与分析软件"产品名称虽不包含这两个关键词，根据表述可归入辅助识别与检测类。

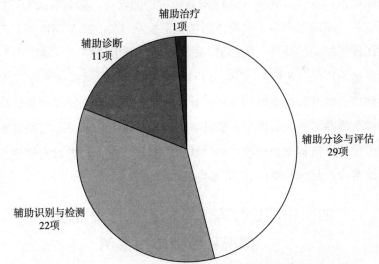

图6 2020~2023年中国第三类深度学习独立软件预期用途情况

资料来源：国家药品监督管理局网站。

---

① 孙智君、陈霜：《新时代中国共产党数字经济发展战略的演进与重要维度》，《重庆社会科学》2022年第11期。

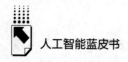
根据国家药品监督管理局网站已注册产品名称，有的产品为同一名称，由不同公司申请，现列出主要产品名称如下。①

辅助分诊与评估产品（16种）：磁共振图像辅助评估软件、儿童手部X射线图像/影像骨龄辅助评估软件、肺结核X射线图像辅助评估软件、肺炎CT影像辅助分诊与评估软件、肝脏局灶性病变MR图像辅助分诊软件、冠脉CT造影图像血管狭窄辅助分诊软件、冠状动脉CT造影图像血管狭窄辅助评估软件、冠脉血流储备分数计算软件、冠状动脉CT血流储备分数计算软件、颅内出血CT图像/影像辅助分诊软件、颅内动脉瘤CT血管造影图像辅助分诊软件、缺血性卒中CT图像辅助评估软件、头颈CT血管造影图像辅助评估软件、心血管CT图像辅助评估软件、胸部骨折CT图像辅助分诊软件、胸椎CT图像辅助评估软件。

辅助识别与检测产品（9种）：骨折CT影像辅助检测软件、肺结节CT影像/图像辅助检测软件、骨折X射线图像辅助检测软件、外周血细胞图像白细胞辅助识别软件、乳腺X射线图像辅助检测软件、肋骨骨折CT图像辅助检测软件、结肠息肉电子内窥镜图像辅助检测软件、肠息肉电子下消化道内窥镜图像辅助检测软件、胸部CT图像处理与分析软件。

辅助诊断产品（8种）：心电分析软件、糖尿病视网膜病变眼底图像辅助诊断软件、眼底病变眼底图像辅助诊断软件、慢性青光眼样视神经病变眼底图像辅助诊断软件、心电分析软件、心电图房颤分析软件、宫颈细胞学数字病理图像计算机辅助分析软件、甲状腺结节超声影像辅助诊断软件。

辅助治疗产品（1种）：关节置换手术模拟软件。

四　中国医疗人工智能产品分类发展情况和典型应用案例

为客观了解我国医疗人工智能产品应用状况，我们开展了"我国智能

---

① 《国家药监局关于发布医用康复器械通用名称命名指导原则等6项指导原则的通告（2021年第48号）》，国家药品监督管理局网站，2021年7月15日，https：//www.nmpa.gov.cn/ylqx/ylqxggtg/20210715165810118.html。

健康产业发展研究"课题调查，针对企业基本情况、产品和应用情况等方面进行了问卷调查。同时，开展了"2023年度中国医疗人工智能实践典型案例"征集工作，以从以上两个方面收集的企业案例为基础，现将我国医疗人工智能产品分类发展情况整理如下。

（一）面向医院的医疗人工智能产品应用

根据本次调查数据，在以产品应用机构为对象的6类应用场景中，面向医院的产品数量最多，占总数的88.99%，其中，辅助医护人员、辅助患者和辅助医院管理者的产品比例分别为51.65%、21.96%、15.38%。现将企业基本情况和产品主要情况概述如下，主要产品企业名录见图7。

1. 语坤（北京）网络科技有限公司

公司成立于2017年，累计融资额近200000万元，已处在IPO阶段。公司主要产品都获得了NMPA三类证，据初步统计已达12项。公司在心、脑、胸三个关键领域同时拥有NMPA三类证、欧盟MDR CE认证，并率先在脑血管疾病领域同时获得NMPA三类证、欧盟MDR CE认证和美国FDA认证。公司产品都用于医院辅助医护人员，数字医生产品已经在全国近3000家医疗健康机构高黏性日常使用。企业赋能新时代的智慧医疗健康，打造人工智能数字医生，使其协助人类医生，为患者提供更高效、更精准、更一致及更可及的医疗健康服务，以覆盖更多模态、医疗全流程、更多重大疾病为发展目标。

2. 慧影医疗科技（北京）股份有限公司

公司成立于2015年，累计融资额为60000万元。主要产品都获得了三类证，以骨折X射线辅助检测软件、肺结节CT图像辅助检测软件为主，用于医院辅助医护人员。公司以基于大模型的多病种多模态智能诊断系统为目标，以医学影像为切入口，基于计算机视觉和深度学习等核心技术，以云计算、大数据等新型构架自主研发出了AI辅助诊断产品及平台、人工智能科研平台、智能影像数据中台三大产品体系，为全球医疗机构、卫生管理部门等提供医学影像智能化整体解决方案。

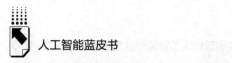

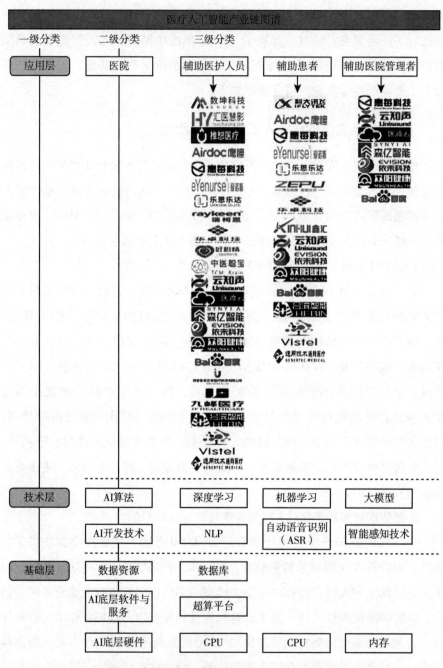

图 7　中国面向医院的医疗人工智能产品应用

3. 推想医疗科技股份有限公司

公司成立于 2016 年，进入 IPO 阶段。公司有 6 个产品获得了三类证，包括肺结节 CT 图像辅助检测软件、肺炎 CT 影像辅助分诊与评估软件、胸部骨折 CT 图像辅助分诊软件、颅内出血 CT 图像辅助分诊软件、冠脉 CT 造影图像血管狭窄辅助评估软件、胸部 CT 图像处理与分析软件等；另有 7 个产品获得二类证，产品应用全面，可用于辅助医院医护人员，基层医疗卫生机构，个体主动健康，第三方检验检测机构、体检机构，公共卫生机构等，未来将持续采取"一横一纵"和"国际化"战略布局打造立体化产品线。横轴涵盖癌症、感染性疾病、心血管疾病、脑血管疾病及创伤等多个疾病领域；纵轴涵盖疾病的"筛、诊、治、管、研"等全流程，旨在为政府、医疗机构、医生、患者提供先进的智慧医疗一体化服务。

4. 上海鹰瞳医疗科技有限公司

公司成立于 2017 年，融资阶段为 IPO。糖尿病视网膜病变眼底图像辅助诊断软件获得了三类证，该产品用于医院辅助医护人员。此外，公司的其他产品在视光中心、药房、保险公司辅助客户进行视光筛查、健康管理，提升健康服务水平，辅助药企进行药效评估，辅助政府进行辖区内的规模人群慢性病和致盲眼病早筛，建立区域健康档案，在月子中心、企业健康小屋、银行 VIP 室等场景都有应用。

5. 北京惠每云科技有限公司

公司成立于 2013 年，主要产品有惠每临床决策支持系统（CDSS）、患者疾病风险预警系统、肿瘤 CDSS、ICU CDSS、单病种质控/上报系统、门诊/住院病历质控系统、惠每 DRG/DIP 首页质控与医保控费系统、临床科研一体化平台等，产品用于医院辅助医护人员、辅助患者、辅助医院管理者，也用于基层医疗卫生机构和公共卫生机构，在医药研发等方面也有应用。

6. 北京爱诺斯科技有限公司

公司成立于 2016 年，累计融资额为 7000 万元。主要产品为爱诺斯儿童青少年视力及常见病监测预警系统等，用于医院辅助医护人员和辅助患者，也可用于公共卫生机构和学生常见病、传染病监测。公司已为政府、学校、

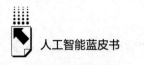

医疗卫生机构、家庭、学生构建了多级联动防控监测预警系统，以基于人工智能大数据实现眼健康全生命周期管理为发展目标。

7. 四川乐恩乐达信息技术有限公司

公司成立于2018年，在医疗人工智能领域的投资为10000万元。公司AI分诊产品可用于医院辅助医护人员，智能陪护、陪诊产品用于医院辅助患者，还有用于个体主动健康的健康数据智能采集产品等。公司以改善医院就医环境、提升患者就医体验和满意度为宗旨，不断创新，改变医疗服务模式。

8. 上海瑞柯恩激光技术有限公司

公司成立于2006年，在医疗人工智能领域的投资为280万元，累计融资额为5800万元。公司是国内领先的集医疗激光设备及配套器械研发、生产、销售、服务于一体的创新型国家高新技术企业，工信部建议支持的国家级专精特新"小巨人"企业，上海市质量标杆企业，主要产品有Ho：YAG激光治疗机、锋瑞®掺铥光纤激光治疗机、优路®掺铥光纤激光治疗机、自由星™掺铥光纤激光治疗机，以上产品均用于医院辅助医护人员，旨在以智能化技术赋能医疗装备。

9. 杭州华卓信息科技有限公司

公司成立于2008年，公司累计融资额为数亿元。主要产品华卓嵌入式临床决策支持系统、标准化肝病诊疗智能辅助决策支撑系统、独立式全科诊断决策支持系统、智能导诊系统等用于医院辅助医护人员和患者，也用于基层医疗卫生机构和个体主动健康。公司的发展展望是围绕CDSS对医生临床决策形成支持、提升大模型应用、自动生成电子病历等。

10. 好心情健康产业集团有限公司

公司成立于2016年，在医疗人工智能领域的投资为10000万元，累计融资额为49500万元。主要产品有合理用药知识图谱、心理CT、精神科辅助决策系统、冥想VR、视觉空间游戏Visual Space、压力诱导工具VR Stressor、呼吸减压应用VR Breathe、打击减压游戏VR Beat、注意力训练VR Attention、孤独症干预管理系统、心理陪伴机器人、数字心理咨询师、自杀危机干预系统、人脸精神疾病识别系统、AI精神疾病诊疗系统等，用于医院辅助医护人员、支持用药临床决策，心理陪伴机器人、智能健康预警和自杀危机干预系统可用于个体主动健康，公司未来以采用人工智能及大数据技术提高服务质量为目标。

11. 杭州聪宝科技有限公司

公司成立于 2015 年，在医疗人工智能领域的投资为 5500 万元，累计融资额为 9000 万元。主要产品中，国医名师智能辅助诊疗系统、中医智能传承科研平台、中医智能辨证论治辅助诊疗系统用于医院辅助医护人员，也用于基层医疗卫生机构，中医智能辨证论治辅助诊疗系统、聪宝素问中医 GTP 用于个体主动健康。公司未来以继续推出用于 C 端的 AI 产品为目标。

12. 云知声智能科技股份有限公司

公司成立于 2012 年，在医疗人工智能领域的投资为 20000 万元，融资阶段为 IPO，累计融资额为 200000 万元。主要产品中，语音病历系统、病历质控系统、单病种上报及质控系统用于医院辅助医护人员，导诊及预问诊系统用于医院辅助患者，DRGs/DIP 支付管理系统用于医院辅助医院管理者，其他产品包括医药研发、保险理赔医疗审核系统等。公司未来以利用大模型技术，形成诊前、诊中、诊后全诊疗流程的辅助决策服务为发展目标。

13. 医渡云（北京）技术有限公司

公司成立于 2012 年，在医疗人工智能领域的投资为 80000 万元、融资为 IPO 阶段，累计融资额为 500000 万元。主要产品中，CDSS 用于医院辅助医护人员，医疗大数据分析治理平台用于医院辅助医院管理者。公司未来以更多的临床场景、医生用得更好、能解决实际问题为目标。

14. 上海森亿医疗科技有限公司

公司成立于 2016 年，在医疗人工智能领域的投资为 50000 万元，公司融资阶段为 IPO，累计融资额为 11000 万元。主要产品中，VTE 风险评估软件等智慧临床类产品用于医院辅助医护人员，还有智慧管理产品用于医院辅助医院管理者，其他智慧科研类产品用于医药研发等，还可用于区域医疗卫生协同。公司未来主要在深度学习和机器学习领域进行深入研究，结合大模型提升产品的普适性和准确性。

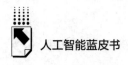

15. 依未科技（北京）有限公司

公司成立于 2018 年，基于独创的视计算技术，率先突破了眼底定量化分析技术，对眼底的血管、神经、病灶等关键部位进行了精细的数字化标识，为临床医学上研究眼底与全身各类疾病的关系提供革新性的测量工具。主要产品可用于医院辅助医护人员、辅助患者、辅助医院管理者，也用于基层医疗卫生机构和个体主动健康，EVision AI 可用于第三方检验检测机构、体检机构。

16. 众阳健康科技集团有限公司

公司成立于 2006 年，在医疗人工智能领域的投资为 8000 万元。主要智能化产品有智能诊疗机器人、智能诊疗中医机器人、住院辅助诊断系统、病案智能编码系统、智能院内不良事件检测系统、智能 CT 影像胸部检查辅助诊断系统、智能 CT 影像颅脑检查辅助诊断系统、智能 CT 影像心脏检查辅助诊断系统、医疗垂直领域大模型、智能骨折诊断系统、结算清单智能诊断系统、智能导诊系统、智能预问诊系统、智能心电辅助诊断系统等，用于医院辅助医护人员、辅助患者、辅助医院管理者。公司以"开发信息技术，服务人类健康"为使命，形成了以云健康为基础的云一体化智慧医院、智慧健康、智慧医保、人工智能产品体系，并在区域内医疗健康大数据的支撑下构建大健康产业生态体系。

17. 北京百度网讯科技有限公司

公司成立于 2001 年，融资阶段为 IPO。主要产品中，病案内涵质控系统、临床辅助决策支持系统用于医院辅助医护人员和医院管理者，灵医 Bot（医疗问答、文献管理）实现智能分导诊用于医院辅助患者，也可用于第三方检验检测机构、体检机构；基层临床辅助决策支持系统、慢病管理平台、智能外呼随访系统、语音电子病历用于基层医疗卫生机构。公司未来以持续耕耘、做好产品、更好地服务客户为发展目标。

18. 安徽影联云享医疗科技有限公司

公司成立于 2015 年，在医疗人工智能领域的投资为 800 万元，融资阶段为 A 轮，累计融资额为 6000 万元。主要产品肺结节辅助诊断系统用于医院辅助医护人员，主要产品服务包括远程影像服务、数字影像服务、影像人工智能服务等。目前，已建成安徽省影像云平台，未来主要以发展大模型技术为目标。

19.江西中科九峰智慧医疗科技有限公司

公司成立于 2015 年，肺结核 X 射线图像辅助评估软件已获得三类证，用于医院辅助医护人员；公司致力于利用世界前沿的人工智能和远程互联互通技术，以医学影像为切入点，为县乡及社区基层医疗单位提供高质量、低成本、广覆盖、高效率的诊断服务，现已覆盖全国上千家基层医疗卫生机构，服务偏远山区人口 4000 万人，业务次数近 400 万次，有效解决国家分级诊疗、乡村振兴的基础性难题。

20.合肥合滨智能机器人有限公司

公司成立于 2020 年，主要产品有智能超声数据终端、智慧超声服务平台，用于医院辅助医护人员、辅助患者。公司未来将深耕远程操作、智能机器人、超声辅助诊断和人工智能等尖端技术，旨在打造以"AI+机器人+超声"为核心的全链条智慧超声服务平台。

21.北京致远慧图科技有限公司

公司成立于 2016 年，主要产品为辅助眼底健康检查的人工智能产品，用于医院辅助医护人员和辅助患者。公司致力于用高新技术赋能各级医疗机构提升诊断能力和诊断效率，让广大人民群众能够就近获得更加公平可及、系统连续的医疗卫生服务。

22.通用技术集团医疗健康有限公司

公司成立于 2019 年，主要产品为超声语音助理、智能语音随访系统，用于医院辅助医护人员、辅助患者；公司积极推进医疗机构深化改革，促进所属医疗机构可持续发展。从产业结构上看，公司所属三级医院、二级医院和社区卫生服务中心已初步形成了"上下联动、双向转诊"分级诊疗体系，医疗器械公司和养老产业公司则组成了"医养结合、医贸协同"全产业价值链。通用医疗坚持以围绕医疗做价值、围绕康养做特色、围绕综合服务做效益，努力构建资源共享、产业联动的健康产业一体化服务格

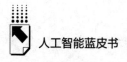

局，打造国内一流的医疗健康产业集团，为"健康中国"战略做出中央企业应有的贡献。

23. 讯飞医疗科技股份有限公司

公司成立于 2016 年，公司在医疗人工智能领域的投资为 10000 万元。肺结节 CT 图像辅助检测软件产品获得了三类证，用于医院辅助医护人员。公司已在语音识别、图像识别及自然语言理解等方面围绕深度神经网络、深度学习、医学知识图谱及专有核心技术打造了医疗领域核心技术架构体系，在提升医院信息化、智能化水平，提高基层医生诊疗能力方面取得了良好效果。

24. 山东泽普医疗科技有限公司

公司成立于 2013 年，在医疗人工智能领域的投资为 1000 万元，公司融资阶段为 A 轮，累计融资额为 3000 万元。主要产品有步态训练评估系统、上肢下肢反馈训练评估系统、下肢肌力训练评估系统、三维上肢训练评估系统、多关节等速训练评估系统、下肢外骨骼机器人、动静态平衡训练评估系统、力触觉反馈训练评估系统，以上产品都用于医院辅助患者。公司致力于为人类健康提供创新产品和卓越服务，未来将往触感方面发展。

25. 北京鑫汇普瑞科技发展有限公司

公司成立于 2002 年，公司在医疗人工智能领域的投资为 3500 万元，融资阶段为天使轮，累计融资额为 2000 万元。主要产品有微生物质谱检测系统、微生物检测鉴定系统、核酸质谱通用试剂、核酸检测试剂、核酸检测鉴定分析软件、牛结核检测试剂、人结核耐药检测试剂、幽门螺杆菌耐药检测试剂、三文鱼多病原检测试剂，其中致病菌检测试剂、耐药检测试剂用于医院辅助患者，也用于第三方检验检测机构、体检机构、质谱厂家，将疾控、海关大数据用于传染病预警筛查。企业未来以遗传病、肿瘤标志物检测，虫媒、动物、植物蛋白检测为发展目标。

（二）面向基层机构的医疗人工智能产品应用

本次调查中，面向基层医疗卫生机构的产品为 45 项，占总数的

24.73%，其主要产品包括智慧家医平台等，企业名录见图8。很多服务医院的企业，其产品基本能同时用于基层医疗卫生机构，如推想医疗科技股份有限公司的产品线全部可用于基层医疗卫生机构，讯飞医疗科技股份有限公司的产品在提升医院信息化、智能化水平，提高基层医生诊疗能力方面取得了良好效果，上海鹰瞳医疗科技有限公司、北京惠每云科技有限公司、杭州华卓信息科技有限公司、依未科技（北京）有限公司的产品都同时可用于基层医疗卫生机构，杭州聪宝科技有限公司用于基层医疗卫生机构的产品主要是中医智能辨证论治辅助诊疗系统，北京百度网讯科技有限公司用于基层医疗卫生机构的产品主要有基层临床辅助决策支持系统、慢病管理平台、智能外呼随访系统、语音电子病历等。

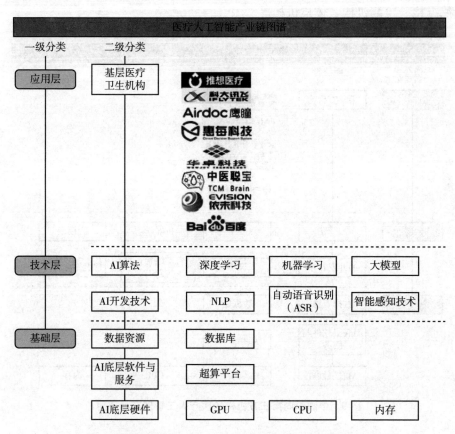

图8　中国面向基层医疗卫生机构的医疗人工智能产品应用

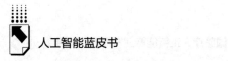

（三）面向第三方机构的医疗人工智能产品应用

本次调查中，面向第三方机构如检验检测机构、体检机构等的产品数量为 26 项，占总数的 14.29%，企业名录见图 9。其中，推想医疗科技股份有限公司的三类证及二类证的产品均可用于第三方检验检测机构和体检机构；上海鹰瞳医疗科技有限公司的产品在视光中心、药房、保险公司辅助客户进行视光筛查、健康管理，提升健康服务水平，并辅助药企进行药效评估、辅助政府进行辖区内的规模人群慢性病和致盲眼病早筛；北京鑫汇普瑞科技发展有限公司产品可用于质谱厂家、第三方检验检测机构；依未科技（北京）有限公司、北京百度网讯科技有限公司的产品均用于第三方检验检测机构、体检机构等。

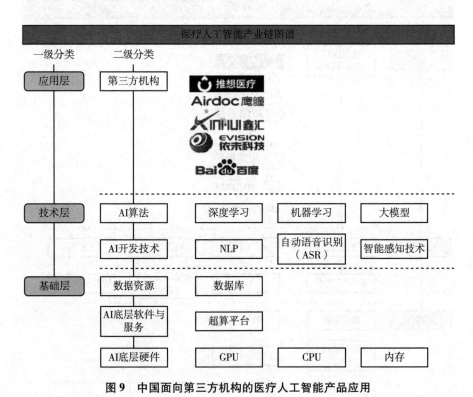

图 9　中国面向第三方机构的医疗人工智能产品应用

（四）面向个体主动健康的人工智能产品应用

面向个体主动健康的产品主要用于人群的智能健康助手、健康数据智能采集、智能健康预警等方面（见图10）。讯飞医疗科技股份有限公司、杭州华卓信息科技有限公司的主要产品可同时用于个体主动健康；好心情健康产业集团有限公司用于个体主动健康的产品有心理陪伴机器人、智能健康预警和自杀危机干预系统；杭州聪宝科技有限公司用于个体主动健康的产品有聪宝素问中医GTP等；四川乐恩乐达信息技术有限公司的产品可用于健康数据智能采集等；推想医疗科技股份有限公司用于个体主动健康的产品是患者健康管理系统；依未科技（北京）有限公司的智能健康预警系统可用于个体主动健康。

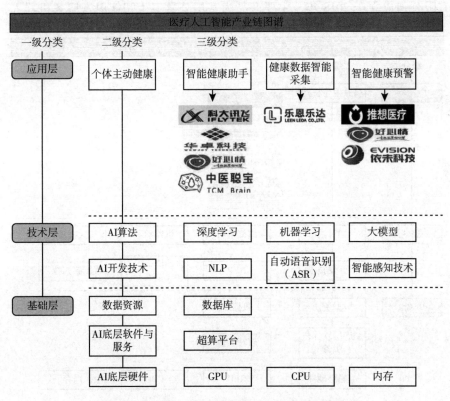

图10　中国面向个体主动健康的人工智能产品应用

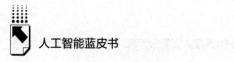

（五）面向公共卫生机构的人工智能产品应用

调查中，面向公共卫生机构的如传染病预警筛查等产品为 19 项，约占总数的 10.44%，企业名录见图 11。推想医疗科技股份有限公司的肺炎 CT 影像辅助分诊与评估软件可用于传染病预警筛查；上海鹰瞳医疗科技有限公司通过建立区域健康档案，其产品在月子中心、企业健康小屋、银行 VIP 室等场景都有应用；北京惠每云科技有限公司的产品也可用于传染病预警筛查；北京爱诺斯科技有限公司的产品用于学生常见病、传染病的监测，已为政府、学校、医疗卫生机构、家庭、学生构建了多级联动防控监测预警系统；北京鑫汇普瑞科技发展有限公司利用疾控、海关大数据，以遗传病、肿瘤标志物检测，虫媒、动物、植物蛋白检测为发展目标。卫健智能（深圳）有限公司成立于 2018 年，主要产品为基层公共卫生智能语音服务机器人，

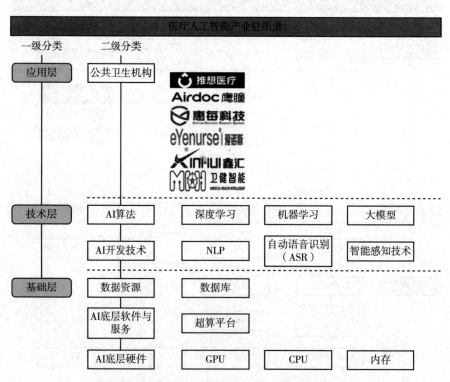

图 11　中国面向公共卫生机构的人工智能产品应用

公司坚持"数据驱动"的技术理念，基于自身在"大规模多源异构医疗数据"领域内积累的数据集成、数据建模、数据质控和数据挖掘等核心技术以及业内领先的专科医学术语库和公共卫生知识图谱，协助用户在医学研究、医疗管理、疾病控制、政府决策等领域建立有效的智能应用场景，探索构建居民全方位数字健康生命体系，通过数据搭建起患者、服务机构、监管机构之间可信任、无障碍的信息交互体系，帮助更多人享受到"触手可及的、可以信赖的医疗健康服务"。

（六）其他方面的医疗人工智能产品应用

其他方面的医疗人工智能产品应用主要还有辅助药物研发、智能科研、智能教育等（见图12）。上海鹰瞳医疗科技有限公司的产品应用于月子中心、企业健康小屋、银行VIP室；云知声智能科技股份有限公司的医药研发产品利用大模型技术，未来形成诊前、诊中、诊后全诊疗流程的辅助决策

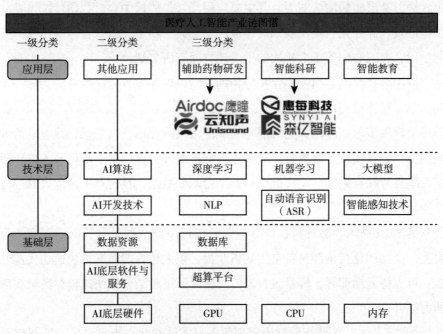

图12　中国其他方面的医疗人工智能产品应用

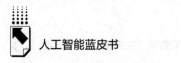

服务；北京惠每云科技有限公司的临床科研一体化平台用于智能科研和医药研发等；上海森亿医疗科技有限公司的智慧科研类产品，主要在深度学习和机器学习方面进行深入研究，未来将结合大模型提升产品的普适性和准确性。

结合"2023年度中国医疗人工智能实践典型案例"征集的入选案例，现将部分典型应用介绍如下。

1."数字人体"区域智慧健康管理服务

数坤科技是目前我国获得人工智能医疗器械三类证最多的企业，在心、脑、胸、腹、肌骨关键领域均获得产品注册，推出了超40款智慧产品及创新解决方案，覆盖CT、MR、DR、DSA、US、钼靶等影像模态，以及心脑血管疾病、肿瘤等重大常见疾病的筛查、诊断、治疗、随访全流程，产品已在超3000家医疗健康机构高黏性日常使用。

数坤科技推出"数字人体"区域智慧健康管理服务，旨在服务全民健康，提升基层防病治病能力，其主要应用场景是体检中心。我国传统体检往往是低效、碎片化、流水线式的体检，加之人手不足，尚未普遍应用人工智能手段，在冠心病等重大疾病的早发现方面有所欠缺。

数坤科技首创非门控钙化积分辅助诊断，以人工智能深度算法为核心工具，基于对体检用户胸部CT数据的人工智能分析，一次扫描提供冠心病、肺癌早筛等多份报告，快速智能化完成健康风险评估，具备无创筛查、低剂量扫描、普惠高效等服务特色。受检人群被划分为低、中、高风险人群，通过汇集智慧筛查数据、全民健康信息平台基础数据，及时对中高危人群进行个性化干预。

基于AI技术，数坤科技产品与服务依托原创数据平台、原创深度学习模型，全国产化且全部具备自主知识产权，强大超算能力支持快速迭代及升级。可支持云端部署，轻量级投入，与影像云平台结合，快速辐射区域实现能力提升。

"数字人体"区域智慧健康管理服务目前已在北京市昌平区、苏州市吴中区等地成功落地。项目形成了"筛查—评估—干预—管理"智慧健康服务体系，平均每例筛查将节约成本 100 元，每年节约筛查成本 200 万元。平均每次筛查可节省 5 分钟的阅片时间，为大规模筛查节省 1700 小时约 212 天放射科技师工作时间。

2. 传染病防控智慧化预警多点触发系统

现行的传染病监测预警系统基于对临床确诊病例的数据分析，且仅对已纳入法定报告管理的上报传染病出现聚集性"苗头"进行预警，限制了新发和突发传染病监测预警的能力，也滞后于传染病防控工作的需要，利用人工智能技术提升传染病和突发公共卫生事件早期监测预警能力，助力疾控高质量发展。

讯飞医疗科技股份有限公司以服务合肥市卫健委、疾控中心传染病早期预警监测为目标，利用人工智能技术与大数据分析技术，构建了一套可用于对症候群、传染病的异常聚集进行早期预警的深度学习模型，主要算法包括空间扫描、空间相关、空间聚类的空间聚集性模型，结合了多种控制图、时序的方差残差、长短期记忆网络（Long Short-Term Memory，LSTM）等异常分析集成学习模型，以及针对多渠道监测数据进行风险研判分析的 CDCNET 专属深度学习网络模型。覆盖了合肥市基层医疗卫生机构、公立等级医院、学校、实验室、药店等重点场所监测网络数据，并整合交通、海关、民政、市场监督、司法、邮政、文旅、农业农村等多部门监测数据。

项目应用以来，表现出较高的预警时效性和准确性。在支原体流行期间，系统对多个呼吸道疾病感染如支原体感染流行实现了早期预警，相较于合肥当地支原体、阿奇霉素的搜索指数与资讯指数异常，提前两周发出预警信号。未来，将继续优化算法并增加数据渠道，以提高系统的泛化能力，并为我国的疫情控制高质量发展贡献力量。

3. 中西医结合智能辅助决策支持平台

北京中医药大学联合中国科学院微电子研究所等单位研发的中西医结合标准化临床辅助决策支持系统（IM-CDSS）平台，应用相关中西医系统知识，融合中科芯创医疗科技（成都）有限公司（中国科学院微电子研究所成果转化平台）研发的中医四诊智能诊断系统等客观化中西医诊断手段，

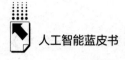

结合临床患者基本情况及病情信息，指导慢性病中西医辨证论治及管理临床决策，提高了基层医疗服务质量和水平。

2023 年，不少企业在生成式大模型的应用方面投入了大量的资金和人力，在本年度案例征集中也有一些初步呈现。如云知声智慧医疗解决方案应用山海大模型、智能语音识别、自然语言理解、临床知识图谱等人工智能技术，自动生成满足要求的门诊电子病历，减轻医务人员的文书撰写负担。

五　中国医疗人工智能产业发展展望

（一）产业发展预期

医疗人工智能产业将快速增长。我国数字经济发展已达世界领先水平，在数字健康领域仍有巨大潜力，其增长率远远高于其他行业，医疗人工智能产业将更加突出。中国数字健康产品的用户日益增多。据第 52 次《中国互联网络发展状况统计报告》，截至 2023 年 6 月，我国网民规模达 10.79 亿人，较 2022 年 12 月增长 1109 万人，互联网普及率达 76.4%。各类互联网应用持续发展，即时通信、网络视频、短视频用户规模分别达 10.47 亿人、10.44 亿人和 10.26 亿人。数字化产品及服务加速发展，促使网民数字技能水平稳步提升，至少掌握一种初级数字技能的网民占整体比例为 86.6%，60 岁及以上网民、农村网民等重点群体逐步掌握数字技能。根据网经社《2022 年度中国数字健康市场数据报告》，2022 年，我国互联网医疗和医药电商市场规模分别达到 3102 亿元、2520 亿元，近 5 年年均增速均超过40%。根据火石创造产业研究数据，我国 AI 医疗器械市场规模超过 18 亿元，近 5 年年均增速达到 66%。[①]

（二）发展瓶颈分析

由于 2019 年市场上尚无人工智能医疗器械三类证企业，当年的问卷调

---

①　陈凯、王桃清：《数字健康产业发展现状及对策建议》，《科技中国》2023 年第 8 期。

查显示：缺少医学人工智能复合型人才、医学数据标注及数据共享困难、缺少多病种病症的国家标准数据库进行模型验证、商业模式及各方权责不明确、缺少合作的医疗机构等，是制约行业发展的主要问题。

经过 5 年的发展，据不完全统计，截至 2023 年底，深度学习独立软件三类证企业已达 63 家，制约企业发展的主要问题也发生了很大的变化。企业更加关注产品变现能力和价值闭环，"产品规模化应用和市场推广困难"已经成为企业可持续发展的最大瓶颈。融资问题、数据标准化和接口问题依然存在，技术攻关能力不足问题也有所凸显。市场对"加大政策扶持力度，促进规模使用""制定行业标准规范，促进临床应用和监管""制定收费标准，完善医保支付政策""加大对企业的资金支持力度"等政策的期待持续加强，应积极关注市场培育和企业可持续发展。

（三）展望

经过多年的市场培育和发展，特别是在三类证企业日益增多的情况下，我国应该在政策配套和促进产业持续发展上加大力度。

一是加快制定医疗人工智能产品服务价格和医保支付政策，加强全国统筹发展。二是分类制定医疗人工智能产品数据管理规范和相关标准。在医疗健康大数据互通共享的基础上，针对不同类型医疗人工智能产品的需求，制定数据管理规范和标准。三是积极探索在医疗服务流程中的应用产品衔接、质量监管和效果评价。医院是目前我国医疗人工智能产品的主要应用场景，相关管理部门应对智能化产品应用的系统部署进行规定，并持续监测应用质量和效果，加强监管，以持续改进产品。四是完善产业环境、产业生态政策和相关伦理法规。产业生态的协同构建，对单一人工智能产品的可持续发展影响重大。政府应在产业外部发展环境和法制保障上加强引导和规制。五是在融资、上市方面给予医疗人工智能企业更多的扶持。

在我国医疗人工智能领域，海量数据和巨大市场应用规模的优势同样存在，应坚持以需求为导向，积极制定相关政策，培育医疗人工智能创新产品和服务，促进我国医疗人工智能产业持续发展。

产 业 篇 ⟩

B.2
中国人工智能医疗器械典型
产品审评情况分析

彭 亮　李雪娇　刘枭寅　张宇晶　陈亭亭*

摘　要：　本报告结合产品、企业两个角度，开展人工智能独立软件创新医疗器械申请、审查通过和注册情况的统计分析，以及第三类人工智能独立软件产品注册情况的统计分析，选取肺结节 CT 图像辅助检测软件、糖尿病视网膜病变眼底图像辅助诊断软件、病理图像人工智能分析软件三种典型产品概述相应审评关注点，明确今后人工智能医疗器械监管科学研究方向和监管工作重点。

关键词：　人工智能独立软件　创新医疗器械　注册数据

---

* 彭亮，工学博士，国家药品监督管理局医疗器械技术审评中心审评一部副部长，兼任国家级检查员；李雪娇，国家药品监督管理局医疗器械技术审评中心工作人员；刘枭寅，国家药品监督管理局医疗器械技术审评中心审评员；张宇晶，国家药品监督管理局医疗器械技术审评中心审评员；陈亭亭，国家药品监督管理局医疗器械技术审评中心审评员。

人工智能医疗器械是指采用人工智能技术实现预期医疗用途的医疗器械，包括本身即为医疗器械的人工智能独立软件（AI SaMD）和含有人工智能软件组件（AI SiMD）的医疗器械。① 人工智能独立软件可以直接注册，人工智能软件组件需随产品进行整体注册，故从医疗器械产品注册角度，人工智能独立软件是人工智能医疗器械的代表产品。

医疗器械管理类别依据风险水平从低到高分为第一类、第二类、第三类。其中，第三类医疗器械风险最高，监管要求最为严格，由国家药品监督管理局审批；第二类医疗器械风险居中，进口产品仍由国家药品监督管理局审批，境内产品由省级药监局审批；第一类医疗器械由地市级药监局管理。② 基于我国医疗器械监管事权划分原则，结合独立软件特殊性，我国独立软件管理类别仅限于第二类、第三类，③ 因此第三类人工智能独立软件是人工智能独立软件的重点产品。

深度学习是当前人工智能技术的主流技术，具有数据驱动、黑盒等特性，其监管问题已成为全球医疗器械监管焦点之一，④ 故从监管角度，第三类深度学习独立软件基本等同于第三类人工智能独立软件。

人工智能独立软件从预期用途上可分为辅助决策类和非辅助决策类，其中辅助决策是指通过提供诊疗活动建议辅助用户进行医疗决策，相当于用户的"助手"；非辅助决策是指仅提供医疗参考信息而不进行医疗决策，包括流程优化、诊疗驱动等，相当于用户的"工具"。⑤ 由于辅助决策风险高于

---

① 《人工智能医疗器械注册审查指导原则（2022年第8号）》，国家药品监督管理局医疗器械技术审评中心网站，2022年3月9日，https://www.cmde.org.cn/flfg/zdyz/zdyzwbk/20220309091014461.html。

② 《医疗器械注册与备案管理办法》，国家市场监督管理总局网站，2021年8月26日，https://sjfg.samr.gov.cn/law/pageInfo/main.main?order=10&iframe=page Info/law_ search_ new.law_ details?lawId=9d9d6042a1424e0db97dbba2d9478c48。

③ 《医疗器械分类规则》，国家市场监督管理总局网站，2015年7月14日，https://www.samr.gov.cn/zw/zfxxgk/fdzdgknr/bgt/art/2023/art_ 24dbff6e15494c9cb112ea15ed158001.html。

④ 彭亮等：《人工智能医疗器械国际监管比较研究》，《中国数字医学》2023年第5期。

⑤ 《人工智能医疗器械注册审查指导原则（2022年第8号）》，国家药品监督管理局医疗器械技术审评中心网站，2022年3月9日，https://www.cmde.org.cn/flfg/zdyz/zdyzwbk/20220309091014461.html。

非辅助决策，故辅助决策类人工智能独立软件管理类别通常为第三类，非辅助决策类人工智能独立软件管理类别为第二类。① 综上，第三类深度学习辅助决策独立软件当前基本等同于第三类人工智能独立软件，是人工智能医疗器械的典型产品，亦是行业重点关注的产品。

截至 2023 年 7 月，第三类深度学习辅助决策独立软件已有 16 项产品通过创新医疗器械审查，60 项产品注册上市，展现出良好的发展趋势。统计分析此类产品创新医疗器械申请情况、审查通过情况以及产品注册情况，不仅可以了解人工智能医疗器械创新发展情况，而且有利于明确人工智能医疗器械监管研究方向。同时，统计分析此类产品注册情况，不仅可以了解人工智能医疗器械产业发展情况，而且可以进一步完善人工智能医疗器械监管要求。

一　人工智能独立软件创新医疗器械情况分析

为贯彻落实中共中央办公厅、国务院办公厅《关于深化审评审批制度改革鼓励药品医疗器械创新的意见》，促进医疗器械新技术的推广和应用，国家药品监督管理局发布了《创新医疗器械特别审查程序》，② 主要关注产品核心技术是否具有发明专利权，设计开发是否已基本定型，是否为国内首创，是否具有显著临床应用价值，均由专家进行审查。创新医疗器械按照"早期介入、专人负责、全程指导"的原则，在标准不降低、程序不减少的情况下予以优先审评审批。

本报告对 2018 年 1 月至 2023 年 7 月的创新医疗器械特别审查申请项目进行检索，结合独立软件创新申请申报资料的算法特性和创新审查的专家意

---

① 《国家药监局关于发布人工智能医用软件产品分类界定指导原则的通告（2021 年第 47 号）》，国家药品监督管理局网站，2021 年 7 月 8 日，https：//www. nmpa. gov. cn/xxgk/ggtg/ylqxggtg/ylqxqtggtg/20210708111147171. html。

② 《国家药监局关于发布创新医疗器械特别审查程序的公告（2018 年第 83 号）》，国家药品监督管理局网站，2018 年 11 月 5 日，https：//www. nmpa. gov. cn/xxgk/ggtg/ylqxggtg/ylqxqtggtg/20181105160001106. html。

见对项目进行确认，若项目声称采用深度学习技术且专家意见未予以否认，则认为该项目为深度学习独立软件产品。本报告基于产品、企业两个角度，对已确认项目分别从创新申请、创新审查通过、产品注册三个阶段进行统计分析。[①]

（一）人工智能独立软件创新申请情况

截至 2023 年 7 月，在创新医疗器械申请中，人工智能独立软件产品共 62 项，均为境内产品，2018~2020 年申请数量偏少但稳步增长，2021 年申请数量迅猛增长达到高峰，2022 年有所回落，2023 年（前 7 个月）继续回落（见表 1）。

表 1　2018~2023 年人工智能独立软件创新申请情况

单位：项，%

	2018 年	2019 年	2020 年	2021 年	2022 年	2023 年*	合计
产品数量	4	7	8	22	16	5	62
占比	6.4	11.3	12.9	35.5	25.8	8.1	100

注：2023 年仅为前 7 个月的数据。
资料来源：国家药品监督管理局医疗器械技术审评中心内部数据，下同。

1. 产品情况

人工智能独立软件通常以病变部位+数据类型+预期用途+软件形式进行产品命名，[②] 故产品类型主要从预期用途、病变部位和数据类型三个维度进行统计。

从预期用途来看，涉及 4 种类型，产品类型按风险水平从低到高可细

---

① 彭亮、刘枭寅：《第三类深度学习独立软件产品注册情况分析》，《中国数字医学》2023 年第 5 期。

② 《人工智能医疗器械注册审查指导原则（2022 年第 8 号）》，国家药品监督管理局医疗器械技术审评中心网站，2022 年 3 月 9 日，https：//www. cmde. org. cn/flfg/zdyz/zdyzwbk/20220309091014461. html；《国家药监局关于发布医用康复器械通用名称命名指导原则等 6 项指导原则的通告（2021 年第 48 号）》，国家药品监督管理局网站，2021 年 7 月 15 日，https：//www. nmpa. gov. cn/ylqx/ylqxggtg/20210715165810118. html。

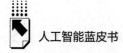

分为辅助分诊与评估、辅助识别与检测、辅助诊断、辅助治疗。其中，辅助诊断类软件最多，占比 54.8%；辅助识别与检测类软件次之，占比 27.4%；辅助分诊与评估类软件、辅助治疗类软件较少，分别占比 9.7%、8.1%。

从病变部位来看，涉及 12 种类型，其中腹部软件（17.7%）、头颈部软件（14.5%）、眼部软件（11.3%）较多，骨骼软件（9.7%）、心脏软件（9.7%）、乳腺软件（9.7%）、细胞病理软件（9.7%）、肺部软件（8.1%）次之，血液软件（4.8%）、甲状腺软件（1.6%）、胎儿软件（1.6%）、外周血管软件（1.6%）较少。

从数据类型来看，涉及 9 种类型，其中 CT 图像类软件（30.7%）最多，内窥镜图像类软件（16.1%）、显微镜图像类软件（12.9%）、眼底图像类软件（11.3%）、超声图像类软件（11.3%）、X 射线图像类软件（9.7%）次之，波形数据类软件（4.8%）、血药浓度数据类软件（1.6%）、MR 图像类软件（1.6%）偏少。

结合上述三类分类维度，62 项软件共分为 31 种类型，详见表 2。其中，眼底图像辅助诊断软件（7 项）、腹部内窥镜图像辅助识别与检测软件（7 项）、细胞病理显微镜图像辅助诊断软件（6 项）、乳腺超声图像辅助诊断软件（5 项）的产品数量较多。CT 图像类软件的产品种类最多（13 种），X 射线图像类软件（5 种）、显微镜图像类软件（3 种）、超声图像类软件（3 种）的产品种类较多，其他软件产品种类较少。

表 2   2018~2023 年人工智能独立软件创新申请产品类型情况

单位：项

病变部位	CT图像	内窥镜图像	显微镜图像	眼底图像	超声图像	X射线图像	MR图像	波形数据	血药浓度	合计
腹部	1（e1）	10（e7x3）	0	0	0	0	0	0	0	11（e8x3）
头颈部	7（t3e2x2）	0	0	0	0	0	1（x1）	1（x1）	0	9（t3e2x4）

病变部位	CT图像	内窥镜图像	显微镜图像	眼底图像	超声图像	X射线图像	MR图像	波形数据	血药浓度	合计
眼部	0	0	0	7（x7）	0	0	0	0	0	7（x7）
骨骼	2（e1p1）	0	0	0	0	4（t1e2p1）	0	0	0	6（t1e3p2）
心脏	4（t1x2p1）	0	0	0	0	0	0	2（x2）	0	6（t1x4p1）
乳腺	0	0	0	0	5（x5）	1（x1）	0	0	0	6（x6）
细胞病理	0	0	6（x6）	0	0	0	0	0	0	6（x6）
肺部	4（e2x1p1）	0	0	0	0	1（e1）	0	0	0	5（e3x1p1）
血液	0	0	2（e1x1）	0	0	0	0	0	1（p1）	3（e1x1p1）
甲状腺	0	0	0	0	1（x1）	0	0	0	0	1（x1）
胎儿	0	0	0	0	1（x1）	0	0	0	0	1（x1）
外周血管	1（t1）	0	0	0	0	0	0	0	0	1（t1）
合计	19（t5e6x5p3）	10（e7x3）	8（e1x7）	7（x7）	7（x7）	6（t1e3x1p1）	1（x1）	3（x3）	1（p1）	62（t6e17x34p5）

注：t代表辅助分诊与评估，e代表辅助识别与检测，x代表辅助诊断，p代表辅助治疗，数字代表相应产品数量。

2. 企业情况

企业情况主要从申请产品数量、所在地域和企业类型三个维度进行统计。其中，企业类型分为医疗器械行业传统企业和新入企业，传统企业是指已有产品注册时间超过一个注册周期（即五年）的企业，反之为新入企业。

创新申请企业共有 46 家，均为境内企业，其中申请 4 项产品的有 1 家企业，申请 3 项产品的有 2 家企业，申请 2 项产品的有 9 家企业，其余 34 家企业申请 1 项产品（见表3）。

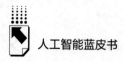

从所在地域来看，无论是产品数量还是企业数量，北京均居于首位，广东、浙江、上海次之，湖北、江苏再次之，其余地域明显偏少。

从企业类型来看，7家属于医疗器械行业传统企业，共申请11项产品，平均每家申请1.6项产品，其中1家申请4项产品、1家申请2项产品。39家为医疗器械行业新入企业，共申请51项产品，平均每家申请1.3项产品，其中2家申请3项产品、8家申请2项产品。传统企业的企业数量（15.2%）和创新申请数量（17.7%）占比均低于新入企业，说明新入企业是创新申请的主力军。

表3 2018~2023年人工智能独立软件创新申请企业情况

单位：项，家

	北京	广东	浙江	上海	湖北	江苏	其他	合计
4项产品	0	0	0	1	0	0	0	1
3项产品	0	0	1	0	1	0	0	2
2项产品	5	2	0	0	1	1	0	9
1项产品	12	6	6	3	0	2	5	34
创新申请数量	22	10	9	7	5	4	5	62
企业数量	17	8	7	4	4	3	5	46

（二）人工智能独立软件创新审查通过情况

1. 产品情况

截至2023年7月，在62项人工智能独立软件创新申请中，共有16项产品通过审查成为创新医疗器械（见表4），占比25.8%。

表4 2018~2023年人工智能独立软件创新产品通过情况

单位：项，%

	2018年	2019年	2020年	2021年	2022年	2023年*	合计
产品数量	1	3	3	6	1	2	16
占比	6.3	18.7	18.7	37.5	6.3	12.5	100

注：2023年仅为前7个月的数据。

从预期用途来看，涉及 4 种类型，其中辅助识别与检测类软件（43.7%）、辅助诊断类软件（37.5%）较多；辅助分诊与评估类软件（12.5%）、辅助治疗类软件较少（6.3%）。

从病变部位来看，涉及 6 种类型，其中眼部软件（31.2%）、腹部软件（31.2%）较多，心脏软件（12.5%）、头颈部软件（12.5%）次之，骨骼软件（6.3%）、肺部软件（6.3%）较少。

从数据类型来看，涉及 3 种类型，CT 图像类软件（37.5%）略多于眼底图像类软件（31.3%）、内窥镜图像类软件（31.3%），三者大体相当。

结合上述三种分类维度，16 项软件共分为 8 种类型（见表 5）。其中，眼底图像辅助诊断软件（5 项）、腹部内窥镜图像辅助识别与检测软件（5 项）的产品数量较多。

表 5　2018~2023 年人工智能独立软件创新产品类型情况

单位：项

病变部位	CT 图像	眼底图像	内窥镜图像	合计
眼部	0	5（x5）	0	5（x5）
腹部	0	0	5（e5）	5（e5）
心脏	2（t1x1）	0	0	2（t1x1）
头颈部	2（t1e1）	0	0	2（t1e1）
骨骼	1（p1）	0	0	1（p1）
肺部	1（e1）	0	0	1（e1）
合计	6（t2e2x1p1）	5（x5）	5（e5）	16（t2e7x6p1）

注：t 代表辅助分诊与评估，e 代表辅助识别与检测，x 代表辅助诊断，p 代表辅助治疗，数字代表相应产品数量。

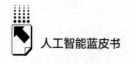

2．企业情况

创新审查通过产品涉及 12 家企业，其中 4 家各有 2 项产品通过创新审查，8 家各有 1 项产品通过创新审查（见表6）。

从所在地域来看，北京创新产品数量依然居于首位，广东、上海、浙江、湖北次之。

从企业类型来看，1 家属于医疗器械行业传统企业，创新审查通过 1 项产品，通过率为 9.1%；11 家为医疗器械行业新入企业，创新审查通过 15 项产品，通过率为 29.4%。这说明新入企业创新审查通过率高于传统企业。

表6 2018～2023 年人工智能独立软件创新产品企业情况

单位：项，家

	北京	广东	上海	浙江	湖北	其他	合计
2 项产品	1	1	0	1	1	0	4
1 项产品	3	1	2	0	0	2	8
产品数量	5	3	2	2	2	2	16
企业数量	4	2	2	1	1	2	12

（三）人工智能独立软件创新产品注册情况

1．产品情况

截至 2023 年 7 月，在 16 项人工智能独立软件创新医疗器械产品中，共有 10 项产品注册上市，在创新产品中占比 62.5%，其中 2020 年共注册 5 项产品，占比 50%（见表7）。

表7 2020～2023 年人工智能独立软件创新产品注册情况

单位：项，%

	2020 年	2021 年	2022 年	2023 年	合计
产品数量	5	0	3	2	10
占比	50	0	30	20	100

从预期用途来看，涉及 3 种类型，其中辅助诊断类软件（40%）、辅助识别与检测类软件（40%）多于辅助分诊和评估类软件（20%）。

从病变部位来看，涉及 5 种类型，其中腹部软件（30%）、眼部软件（30%）较多，心脏软件（20%）次之，肺部软件（10%）、头颈部软件（10%）较少。

从数据类型来看，涉及 3 种类型，CT 图像类软件（40%）略多于眼底图像类软件（30%）、内窥镜图像类软件（30%），三者大体相当。

结合上述三类分类维度，10 项软件共分为 6 种类型（见表 8）。其中，眼部眼底图像辅助诊断类软件（3 项）、腹部内窥镜图像辅助识别与检测类软件（3 项）的产品数量较多。

表 8　2020~2023 年人工智能独立软件已注册创新产品类型情况

单位：项

病变部位	CT 图像	眼底图像	内窥镜图像	合计
眼部	0	3 （x3）	0	3 （x3）
腹部	0	0	3 （e3）	3 （e3）
心脏	2 （t1x1）	0	0	2 （t1x1）
肺部	1 （e1）	0	0	1 （e1）
头颈部	1 （t1）	0	0	1 （t1）
合计	4 （t2e1x1）	3 （x3）	3 （e3）	10 （t2e4x4）

注：t 代表辅助分诊和评估，e 代表辅助识别与检测，x 代表辅助诊断，数字代表相应产品数量。

2. 企业情况

已注册创新产品涉及 9 家企业，其中 1 家企业注册 2 项创新产品，8 家企业各注册 1 项创新产品（见表 9）。

从所在地域来看，广东创新产品注册数量较多，北京、上海次之，浙江

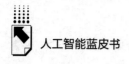

等地区较少。

从企业类型来看，1 家属于医疗器械行业传统企业，注册 1 项创新产品；8 家为医疗器械行业新入企业，注册 9 项创新产品。这说明新入企业创新产品注册数量多于传统企业。

表 9　2020~2023 年人工智能独立软件已注册创新产品企业情况

单位：项，家

	广东	北京	上海	浙江	其他	合计
2 项产品	1	0	0	0	0	1
1 项产品	1	2	2	1	2	8
产品数量	3	2	2	1	2	10
企业数量	2	2	2	1	2	9

（四）小结

人工智能独立软件创新申请数量自 2022 年起开始回落，主要原因在于随着人工智能独立软件产品注册数量的快速增加，企业关注点已由上市前注册转移到上市后临床应用落地、定价、医保准入。

人工智能独立软件创新申请的种类（31 种）和数量（62 项）较多，主要有两方面的表现：一是部分产品数量较为集中，眼底图像辅助诊断类软件、腹部内窥镜图像辅助识别与检测类软件、细胞病理显微镜图像辅助诊断类软件、乳腺超声图像辅助诊断类软件 4 种产品共计 25 项，占比 40.3%，后续此类产品的审评需要重点关注尺度统一问题，并需尽快制定相应的审评指导原则或审评要点；二是部分产品种类较为分散，CT 图像类软件种类达到 13 种，占比 41.9%，后续此类产品的审评需要重点关注产品自身特性问题，并需加强相应监管科学研究工作。

人工智能独立软件创新产品现有 8 种 16 项，均为第三类深度学习独立软件，其中眼底图像辅助诊断类软件、腹部内窥镜图像辅助识别与检测类软件的产品数量较多。CT 图像类软件的产品种类仍最多，产品的种类和数量进一步集中。创新审查通过率与全部医疗器械的整体情况大体相当，审查未通过的主要原因在于产品介绍不清晰、验证资料不充分和临床应用价值不显著。

人工智能独立软件创新申请企业主要来自北京、广东、上海、浙江、湖北等地区，这与医疗器械产业和人工智能技术集聚地相匹配。医疗器械行业新入企业是人工智能独立软件创新申请的主力军，无论是企业数量还是产品数量，创新审查通过情况亦是如此。由于新入企业对于医疗器械监管法规要求的理解和认识不够全面深入，后续需要加强培训工作。

创新医疗器械申报资料若内容不详细、描述不清晰，如把辅助识别与检测类软件当作辅助诊断类软件，则会导致专家在审查过程中难以判定产品类型，无法保证产品类型判定的准确性。创新医疗器械在产品注册过程中，可能由于证据不足而修改产品预期用途，如由辅助诊断类软件改为辅助识别与检测类软件，会出现创新审查所声称的预期用途与产品注册证信息不一致的情况，相关数据可能存在高估问题。另外，产品分类维度仅限于预期用途、病变部位和数据类型，若将这三个分类维度细化则会增加产品种类，故产品种类存在低估问题。

二 第三类人工智能独立软件产品注册情况分析

在国家药品监督管理局医疗器械数据查询网页输入产品注册证编号关键字进行查询。关键字为"'国械注'+注册形式+首次注册年份+'3'+'21'"，其中"国械注"代表由国家药品监督管理局直接审批，注册形式包括"准""进""许"，分别代表境内产品、进口产品、港澳台产品，首次注册年份包括"2020""2021""2022""2023"，"3"代表第三类医疗器械，"21"代表独立软件。①

---

① 彭亮、刘枭寅：《第三类深度学习独立软件产品注册情况分析》，《中国数字医学》2023年第5期。

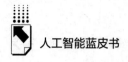

查询结果再经国家药品监督管理局医疗器械技术审评中心内部审评系统进行确认，避免因注册证载明信息不规范而出现遗漏问题。

（一）产品注册情况

2020 年 1 月至 2023 年 7 月，第三类人工智能独立软件共注册 60 项产品，其中 2020 年、2021 年、2022 年、2023 年（前 7 个月）分别注册 9 项、13 项、23 项、15 项。境内产品共注册 58 项，进口产品仅注册 2 项，2020 年注册 1 项，2023 年变更注册 1 项（见表 10）。另外，创新医疗器械注册 10 项，占比 16.7%，高于医疗器械整体水平。

表 10　2020~2023 年第三类人工智能独立软件产品注册情况

单位：项

	2020 年	2021 年	2022 年	2023 年*	合计
境内产品	8	13	23	14	58
进口产品	1	0	0	1	2
合计	9	13	23	15	60

注：2023 年仅为前 7 个月的数据。

第三类人工智能独立软件产品注册数量快速增长，2022 年产品数量是 2020 年的 2.6 倍，2023 年预计产品注册数量将超过 30 项，尤其是境内产品发展迅猛。进口产品数量偏少，不意味着进口企业研发进展落后于境内企业。主要有三方面的原因：一是进口企业以医疗器械行业传统企业为主，产品形式主要为人工智能软件组件；二是中外存在人种、流行病学特征、临床诊疗规范等方面的差异，进口产品需要重新训练方能满足中国临床需求，注册存在延迟问题；三是部分进口产品转产中国，以境内产品形式进行注册。

（二）产品类型分析

第三类人工智能独立软件产品类型主要从预期用途、病变部位和数据类型三个维度进行统计（见表 11）。

表11 2020~2023年第三类人工智能独立软件产品注册类型情况

单位：项

病变部位	CT图像	眼底图像	X射线图像	内窥镜图像	显微镜图像	MR图像	心电数据	合计
肺部	18 (t7e11)		1 (t1)					19 (t8e11)
心脏	6 (t4x2)		1 (x1)				5 (x5)	12 (t4x8)
眼部		8 (x8)						8 (x8)
骨骼	5 (t2e3)		3 (t2e1)					8 (t4e4)
头颈部	5 (t5)					1 (x1)		6 (t5x1)
腹部				3 (e3)				3 (e3)
乳腺			2 (e2)					2 (e2)
细胞病理					1 (x1)			1 (x1)
血液					1 (e1)			1 (e1)
合计	34 (t18e14x2)	8 (x8)	7 (t3e3x1)	3 (e3)	2 (e1x1)	1 (x1)	5 (x5)	60 (t21e21x18)

注：t代表辅助分诊与评估，e代表辅助识别与检测，x代表辅助诊断，数字代表相应产品数量。

从预期用途来看，辅助分诊与评估类软件21项，占比35%；辅助识别与检测类软件21项，占比35%；辅助诊断类软件18项，占比30%。目前尚无辅助治疗类软件注册。

从病变部位来看，肺部软件19项，占比31.7%；心脏软件12项，占比20%；眼部、骨骼软件各8项，各占比13.3%；头颈部软件6项，占比10%；腹部软件3项，占比5%；乳腺软件2项，占比3.3%；血液、细胞病理软件各1项，占比1.7%。

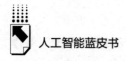

从数据类型来看，图像类软件 55 项，占比 91.7%；波形数据类软件 5 项，占比 8.3%。在图像类软件中，CT 图像类软件 34 项，占比 61.8%；眼底图像类软件 8 项，占比 14.6%；X 射线图像类软件 7 项，占比 12.7%；内窥镜图像类软件 3 项，占比 5.5%；显微镜图像类软件 2 项，占比 3.6%；MR 图像类软件 1 项，占比 1.8%。波形数据类软件均为心电数据类软件。

产品类型结合上述三个维度可分为 18 种，典型产品主要有肺结节 CT 图像辅助识别与检测软件（11 项）、糖尿病视网膜病变眼底图像辅助诊断软件（6 项）、肺炎 CT 图像辅助分诊与评估软件（6 项），占比 38.3%；冠脉 CT 造影图像血管狭窄辅助评估软件、颅内出血 CT 图像辅助分诊软件、心电分析软件、结肠息肉内窥镜图像辅助检测软件各有 3 项产品，占比 20%。

从预期用途来看，辅助分诊与评估、辅助识别与检测、辅助诊断三类产品数量大体相当，分布较为合理。从病变部位来看，肺部、心脏两类软件是重点产品，骨骼、眼部、头颈部、腹部四类软件产品较多，整体而言分布较为集中。

从数据类型来看，图像类软件是主流产品，其中 CT 图像类软件的种类和数量均居于首位，尤其是肺部 CT 图像类软件的产品集中度很高，X 射线图像类软件、眼底图像类软件的种类与数量居中，其他类软件偏少，分布不太合理；波形数据类软件均为心电数据类软件，分布亦不合理。

（三）企业情况

企业情况主要从注册产品数量、所在地域和企业类型三个维度进行统计。

共有 34 家企业注册产品，其中境内企业 32 家，注册 58 项产品，平均每家注册 1.8 项产品（见表 12）；进口企业 2 家，注册 2 项产品。

对于境内企业，从注册产品数量来看，注册 9 项、6 项产品的各有 1 家，注册 4 项产品的有 2 家，注册 3 项产品的有 1 家，注册 2 项产品的有 5 家，注册 1 项产品的有 22 家。

从企业类型来看，5 家属于医疗器械行业传统企业，注册 10 项产品，平均每家注册 2 项产品，其中 1 家注册 4 项产品；其余 27 家为医疗器械行业新入企业，注册 48 项产品，平均每家注册 1.8 项产品，其中 1 家注册 9 项产品，1 家注册 6 项产品，1 家注册 4 项产品，1 家注册 3 项产品。

从所在地域来看，北京有 10 家企业，注册 22 项产品，其中 1 家注册 9 项产品，1 家注册 4 项产品；上海有 6 家企业，注册 10 项产品，其中 1 家注册 4 项产品；广东有 5 家企业，均位于深圳，注册 8 项产品，其中 1 家注册 3 项产品；浙江有 2 家企业，均位于杭州，注册 8 项产品，其中 1 家注册 6 项产品；江苏有 2 家企业，注册 3 项产品；福建有 2 家企业，注册 2 项产品；其他地区有 5 家企业，每家注册 1 项产品。

代表企业主要有语坤（北京）网络科技有限公司（注册 9 项产品）、杭州深睿博联科技有限公司（注册 6 项产品）、推想医疗科技股份有限公司（注册 4 项产品）、上海联影智能医疗科技有限公司（注册 4 项产品）、腾讯医疗健康（深圳）有限公司（注册 3 项产品）。不过，企业信息以产品注册证为准，不能及时反映商业并购活动的影响。

表 12　2020~2023 年第三类人工智能独立软件境内企业注册情况

单位：项，家

	北京	上海	广东	浙江	江苏	福建	其他	合计
9 项产品	1							1
6 项产品				1				1
4 项产品	1	1						2
3 项产品			1					1
2 项产品	1	1	1	1				5
1 项产品	7	4	3		1	2	5	22
产品数量	22	10	8	8	3	2	5	58
企业数量	10	6	5	2	2	2	5	32

对于境内企业，从注册产品数量来看，注册 3 项及以上产品的重点企业占比 15.6%，注册 2 项产品的企业占比 15.6%，注册 1 项产品的企

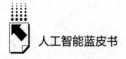

业占比68.8%，大体呈梯度分布。从所在地域来看，企业主要位于北京、上海、广东、浙江，与我国医疗器械产业和人工智能技术集聚地的分布大体相同。从企业类型来看，医疗器械行业传统企业数量较少，平均每家注册产品数量相对较多，具有集中的特点，而新入企业数量较多，重点企业数量也多，产品总数多，平均每家注册产品数量相对较少，具有分散的特点。

（四）小结

第三类人工智能独立软件产品注册情况与创新申请情况存在明显差异：一是创新申请的产品种类（31种）多于注册的产品种类（18种），二是创新申请的重点产品（4种）不同于注册的重点产品（3种），共有产品仅眼底图像辅助诊断类软件。这说明一是有相当数量的产品未申请创新医疗器械而直接申请注册，可能是相关企业不了解创新医疗器械政策而未申请；二是预示后续将有大量新产品申请注册，需要加强监管科学研究，提前做好技术储备。

我国人工智能医疗器械产业已进入快速发展阶段，呈现良好的发展态势，境内产品是主流产品，不过产品种类和数量均偏少，部分产品集中度较高，产品分布尚不合理，预示还有很大的发展空间，后续将不断涌现新产品新技术。

我国人工智能医疗器械监管工作虽取得阶段性成果，近年来已发布5项审评指导原则、7项审评要点和4项行业标准，但还需进一步完善监管要求以应对新产品新技术的监管挑战。

首先，在现有工作的基础上结合创新申请和注册的重点产品，加速制定相应的审评指导原则和审评要点以及行业标准，持续推进人工智能医疗器械指导原则体系和标准体系构建工作，以满足产业发展需求。①

① 彭亮、刘枭寅：《第三类深度学习独立软件产品注册情况分析》，《中国数字医学》2023年第5期。

其次，针对创新申请审查通过的全新产品，及时开展相应的监管科学研究，提前做好技术储备，以应对其监管挑战。

再次，加强信息化建设工作。规范产品注册证载明信息，加强人工智能软件组件的标识工作，准确反映人工智能医疗器械的产品注册情况，待时机成熟时提供产品列表。①

最后，大力开展行业培训工作。人工智能医疗器械指导原则体系所形成的知识系统概念众多、关系复杂，需要大力开展培训宣贯工作，以加深人们对行业的理解和认识，促进行业可持续高质量发展。

三 第三类人工智能独立软件典型产品审评概述

第三类人工智能独立软件产品的种类较多，本报告特选取三种典型产品简介其审评关注点，以加深对行业的理解和认识。

其一，肺结节 CT 图像辅助检测软件，是当前人工智能独立软件注册数量最多的产品，相应的审评指导原则已发布实施；②其二，糖尿病视网膜病变眼底图像辅助诊断软件，是创新申请和注册数量均较多的重点产品，相应的审评指导原则亦发布实施；③ 其三，病理图像人工智能分析软件，是创新申请数量较多但注册数量偏少的产品，已有两份审评要点发布实施。④

---

① 彭亮、刘枭寅：《第三类深度学习独立软件产品注册情况分析》，《中国数字医学》2023 年第 5 期。

② 《肺结节 CT 图像辅助检测软件注册审查指导原则（2022 年第 21 号）》，国家药品监督管理局医疗器械技术审评中心网站，2022 年 5 月 26 日，https：//www.cmde.org.cn//flfg/zdyz/zdyzwbk/20220606085622107.html。

③ 《糖尿病视网膜病变眼底图像辅助诊断软件注册审查指导原则（2022 年第 23 号）》，国家药品监督管理局医疗器械技术审评中心网站，2022 年 6 月 2 日，https：//www.cmde.org.cn//flfg/zdyz/zdyzwbk/20220606085742154.html。

④ 《国家药监局器审中心关于发布影像超声人工智能软件（流程优化类功能）技术审评要点等 4 个审评要点的通告（2023 年第 23 号）》，国家药品监督管理局医疗器械技术审评中心网站，2023 年 7 月 10 日，https：//www.cmde.org.cn/xwdt/shpgzgg/gztg/20230710154952109.html。

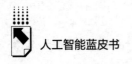
（一）肺结节 CT 图像辅助检测软件

1. 产品概述

肺结节 CT 图像辅助检测软件的产品分类编码为 21 医用软件-04 决策支持软件-02 计算机辅助诊断/分析软件。

此类产品基于深度学习技术，通常用于胸部 CT 图像的显示、处理、测量和分析，可对 4mm 及以上肺结节进行自动识别，供经培训合格的医师使用，不能单独用作临床诊疗决策依据。

对于胸部有慢性阻塞性肺疾病（COPD）、弥漫性肺部疾病、肺部术后改变的患者，以及 CT 扫描存在图像质量问题，如严重的呼吸伪影与金属伪影，或者使用者认为图像质量有问题的数据，需慎重使用此软件。

2. 产品注册情况

此类软件自 2020 年 11 月首款产品注册以来，共注册 11 项，均为境内产品。2020 年、2021 年、2022 年、2023 年（前 7 个月）分别注册 2 项、3 项、5 项、1 项，占比分别为 18.2%、27.3%、45.5%、9.1%。

共有 11 家企业注册产品，每家注册 1 项产品。从所在地域来看，北京有 3 家企业，上海有 3 家企业，杭州有 2 家企业，其他地区共有 3 家企业。

3. 审评关注点

该类产品适用于《肺结节 CT 图像辅助检测软件注册审查指导原则》，该指导原则基于《人工智能医疗器械注册审查指导原则》，明确肺结节 CT 图像辅助检测软件具体审评要求。重点关注综述资料、产品技术要求、算法研究资料以及临床评价资料等要求。①

---

① 《人工智能医疗器械注册审查指导原则（2022 年第 8 号）》，国家药品监督管理局医疗器械技术审评中心网站，2022 年 3 月 9 日，https://www.cmde.org.cn/flfg/zdyz/zdyzwbk/20220309091014461.html；《肺结节 CT 图像辅助检测软件注册审查指导原则（2022 年第 21 号）》，国家药品监督管理局医疗器械技术审评中心网站，2022 年 5 月 26 日，https://www.cmde.org.cn/flfg/zdyz/zdyzwbk/20220606085622107.html；《人工智能医疗器械 肺部影像辅助分析软件 算法性能测试方法》（YY/T 1858—2022）。

（1）综述资料

综述资料需结合用户界面图示详细介绍临床功能、量化分析的具体内容、自动操作、手动及半自动操作/预定义的默认设置。明确软件输出报告、特殊声称、服务器部署、产品接口和联合使用设备等信息。

（2）产品技术要求

产品技术要求需明确产品处理对象及数据接口信息，包括成像模态和特定软硬件名称及型号；明确软件功能及指标，如输入图像的质量要求、结节检出、结节密度分类、结节位置、结节标记方式、结节分割方式、测量功能、随访评估功能、结节的 3D 或 MIP 可视化等。使用限制明确应用场景、患者、CT 设备、CT 扫描参数、放射学检查条件、CT 图像质量要求、结节检出的尺寸范围、结节密度分类。运行在不同计算机系统的产品模块需分别描述其运行环境、服务器部署信息。附录明确体系结构图、用户界面关系图与主界面图示、物理拓扑图等信息。

（3）算法研究资料

算法研究资料包括算法基本信息、算法需求规范、数据质控、算法训练、算法验证与确认、算法性能综合分析等要求。

其中，算法基本信息需提供算法流程图及注释，明确算法名称、版本、软件平台的相关特性。描述算法每个阶段（如肺结节检出、肺结节分类、肺结节分割、肺结节测量）的设计和功能，通过文献论述算法类型。

算法需求规范需明确数据库信息、算法性能评价指标及制定依据、性能的拟定目标及制定依据，并提供术语定义。

数据质控需评估数据采集、数据整理、数据标注、数据集构建情况。

算法训练需结合训练数据量–评估指标曲线验证算法训练数据量的充分性。

算法验证与确认阶段，对于肺结节检出算法需分层统计算法对于不同大小和不同密度的肺结节的检出效能，以及不同性别、年龄、设备厂家、重建方式、层厚/层间距、管电流、管电压、剂量的肺结节检出算法效能。

算法性能综合分析需结合算法训练、算法性能评估、临床评价等结果开

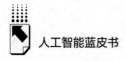

展算法性能综合评价，针对训练样本量和测试样本量过少、测试结果明显低于算法设计目标、算法性能变异度过大等情况，对产品的适用范围、使用场景、核心功能进行必要限制。

需对算法测试产生的错误结果进行分析，评估算法在检出、分类等任务中出现的假阳性、假阴性结果的含义与危险程度，形成定量报告。

（4）临床评价资料

该类产品主要通过临床试验路径进行临床评价，一般可选择平行对照或多病例多阅片者的设计，有效性指标常选择灵敏度、特异度、ROC或其衍生曲线（FROC、LROC、AFROC等）等；还可考虑时间效率、软件易用性/可操作性评价、软件稳定性等。① 安全性指标一般包括器械故障、不良事件、严重不良事件等。试验报告一般还会给出根据结节大小、密度类型等方面划分的亚组的统计数据。

针对临床试验受试病例，可以基于定义明确的入选和排除标准，前瞻性地收集患者数据或采用临床已有数据，入组人群需与适用范围相匹配。

金标准方面，可以考虑采用高年资医师组成的阅片专家组综合意见作为金标准，专家组培训时间和接受标准宜显著高于试验组。

样本量根据产品预期性能、试验设计类型、评价指标、界值差异等经统计学计算合理设置。

（二）糖尿病视网膜病变眼底图像辅助诊断软件

1. 产品概述

糖尿病视网膜病变眼底图像辅助诊断软件的产品分类编码为21医用软件-04决策支持软件-02计算机辅助诊断/分析软件。

此类产品的核心功能是采用深度学习等人工智能算法对由眼底相机拍摄的彩色眼底照片进行分析，临床通常用于辅助医师发现Ⅱ期及Ⅱ期以上糖

---

① 王泽华：《肺结节 AI 辅助检测产品的临床应用效果及影响因素分析概述》，《中国医疗设备》2021 年第 12 期。

尿病视网膜病变（简称"糖网"），并提出进一步就医检查的建议。彩色眼底照片仅限于采用照相技术、用于眼底摄影成像的常规眼底照相机，不包括采用激光、荧光等特殊方式的眼底照片。糖网Ⅰ期和Ⅱ期的分界线决定着患者需要转诊到专业眼科机构进行诊疗，还是留在基层医疗机构定期复查。临床不能仅凭算法诊断结果进行临床决策，需要由医师对图像拍摄质量和诊断结果进行综合判断，确认签字后报告生效，必要时需重新拍摄分析和/或修改结果。

产品的核心功能通常是对单张眼底照片进行糖网二分类，有些产品会进一步对患者双眼多张照片分析结果进行简单逻辑运算后给出综合结论。有些产品还包含图像质量判定、糖网分期、眼底病灶识别等辅助功能，采用深度学习算法或传统模式识别算法实现，但截至目前，批准的产品最多含有图像质量判断，其他功能由于未提供充分的验证资料未予批准。不同产品支持的拍摄方式（散瞳或免散瞳）、拍摄范围（包含视场角、是否拼接、眼底后极部包括黄斑区和视盘区的单张照片，分别以黄斑区和视盘区为中心的 2 张眼底照片等情形）、相机种类/型号等有所区别。也有将本产品作为一个功能集成在包含多个病种的眼底图像辅助诊断软件中的情况，但算法架构有不同方案，主要分为每个病种一个独立的分类算法或多病种采用一个统一的多分类算法两种技术方案。

2. 产品注册情况

此类软件自 2020 年 8 月首款产品注册以来，共注册 6 项，均为境内产品。2020 年、2021 年、2022 年分别注册 2 项、1 项、3 项，占比分别为33.3%、16.7%、50.0%。

共有 6 家企业注册产品，每家注册 1 项产品。从所在地域来看，北京有 2 家企业，上海、深圳各有 1 家企业，其他地区共有 2 家企业。

另有 1 家北京企业注册 1 项眼底病变眼底图像辅助诊断软件产品，该产品为双病种辅助诊断软件，包含糖网和青光眼。

3. 审评关注点

该类产品适用于《糖尿病视网膜病变眼底图像辅助诊断软件注册审查

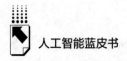
指导原则》，该指导原则基于《人工智能医疗器械注册审查指导原则》，明确糖尿病视网膜病变眼底图像辅助诊断软件的具体审评要求。重点关注算法研究资料、人机交互研究资料、临床评价资料、说明书等要求。[①]

（1）算法研究资料

算法研究资料包括算法基本信息、算法需求规范、数据质控、算法验证与确认等内容。

其中，算法基本信息、算法需求规范、数据质控结合产品特点给出了需要突出体现的内容，特别是针对此类产品的影响因素如相机种类/型号、拍摄方式（散瞳与否）、拍摄范围、合并相似/相关的疾病/症状等因素，兼顾人群分布（性别、年龄、地域、基础疾病等）、来源医院等，明确需求和数据集划分的主要考虑因素。由于产品二分类通常划分在糖网Ⅰ期、Ⅱ期之间，需保证糖网Ⅰ期、Ⅱ期样本的数量。

算法验证部分重点关注算法性能影响因素分析、算法性能综合评价要求。已识别的主要性能影响因素包括机型、散瞳与否、图像质量、相似/相关的疾病/症状。需通过建立子测试集分别测试，各集合需保证具有足够的样本量，可以合并标注规则相同而来源不同的数据。性能评估结果给出中心值和置信区间，子测试集测试结果置信区间下限不应低于预期性能，否则需将该因素作为产品的使用限制。算法性能综合评价将各验证环节视为性能评估场景，要求在简述数据集构建的基础上比较不同性能评估场景的性能差异，对于影响程度不同的因素，在适用范围、软件界面、说明书等不同位置添加不同的注意事项。

（2）人机交互研究资料

人机交互研究资料要求制定用户培训方案，特别要包括软件的使用限制

---

① 《人工智能医疗器械注册审查指导原则（2022年第8号）》，国家药品监督管理局医疗器械技术审评中心网站，2022年3月9日，https://www.cmde.org.cn/flfg/zdyz/zdyzwbk/20220309091014461.html；《糖尿病视网膜病变眼底图像辅助诊断软件注册审查指导原则（2022年第23号）》，国家药品监督管理局医疗器械技术审评中心网站，2022年6月2日，https://www.cmde.org.cn//flfg/zdyz/zdyzwbk/20220606085742154.html；刘枭寅等：《糖尿病视网膜病变辅助诊断软件安全有效性评价方法研究》，《中国医疗设备》2021年第12期。

和注意事项，并验证培训方案的可行性，以证明实际用户经过培训后使用产品时人机交互性能良好。

（3）临床评价资料

该类产品主要通过临床试验路径进行临床评价，一般可选择前瞻性、多中心、单组的设计。金标准方面，可以采用资深医师依据临床诊疗规范的阅片专家组综合意见作为金标准。主要评价指标选择该产品辅助诊断眼底 II 期或 II 期以上的糖尿病视网膜病变的灵敏度、特异度。次要评价指标可选择辅助诊断准确率、阳性预测值、阴性预测值、信息采集准确率、辅助诊断平均时间、诊断准确率增益率、日人均诊断量增益率和诊断平均时间增益率等。试验报告一般还会给出根据糖网分期差异、与糖网体征相似的其他眼病差异、不同级别医院、不同科室等方面划分的亚组的统计数据。

样本量根据产品预期性能、试验设计类型、评价指标、界值差异等经统计学计算合理设置。

（4）说明书

说明书要求明确需要重点关注的注意事项，如使用人员和机构的资质、能力、培训要求，算法结果需由医师结合患者病史、主诉等综合给出诊断意见。

（三）病理图像人工智能分析软件

1. 产品概述

病理图像人工智能分析软件的产品分类编码为 21 医用软件-04 决策支持软件-02 计算机辅助诊断/分析软件。

该类产品主要通过软件读取细胞涂片数字病理图像后，采用深度卷积神经网络算法对数字病理图像中的细胞核进行分割，通过细胞核的位置进而选取得到细胞图像，再对细胞图像进行分类，实现对细胞学病理图像中异常细胞的计数和定位识别功能；通过决策算法对细胞图像块的分类结果进行分析，实现对病理图像的辅助诊断功能。

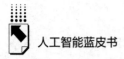

该类产品预期在医疗机构使用，对数字病理图像进行全片分析，对疑似病变细胞进行自动识别和标记并给出诊断提示，其结果供执业细胞学病理医师参考，阅片病理医师不应仅针对提示的疑似病变细胞进行审查，还需针对全部数字图片进行审查。该软件为执业细胞学病理医师进行细胞学检查时的辅助诊断工具，其提示的诊断结果和标记的疑似病变细胞不能作为临床诊断决策的唯一依据。

2. 产品注册情况

目前已有 1 家南京企业于 2023 年 3 月注册 1 项宫颈细胞学数字病理图像计算机辅助分析软件产品，该产品适用于采用液基薄层细胞学技术进行宫颈细胞学检查的人群（经历过放疗治疗的患者和经历过宫颈全切手术治疗的患者除外），预期使用者/目标用户为经过培训的执业细胞学病理医师。

3. 审评关注点

该类产品适用于《病理图像人工智能分析软件性能评价审评要点》《病理图像人工智能分析软件临床评价审评要点》。上述两个审评要点基于《人工智能医疗器械注册审查指导原则》《医疗器械临床评价技术指导原则》，明确病理图像人工智能分析软件具体审评要求，包括性能评价、临床评价两方面的要求。①

（1）软件研究资料

此类产品风险管理重点关注临床使用中的风险，主要包括图像分析过程中的识别、标记错误，非病理医师使用和样本采集错误等，造成的假阴

---

① 《人工智能医疗器械注册审查指导原则（2022 年第 8 号）》，国家药品监督管理局医疗器械技术审评中心网站，2022 年 3 月 9 日，https://www. cmde. org. cn//flfg/zdyz/zdyzwbk/20220309091014461. html；《国家药监局器审中心关于发布影像超声人工智能软件（流程优化类功能）技术审评要点等 4 个审评要点的通告（2023 年第 23 号）》，国家药品监督管理局医疗器械技术审评中心网站，2023 年 7 月 10 日，https://www.cmde. org. cn//xwdt/shpgzgg/gztg/20230710154952109. html；《国家药监局关于发布医疗器械临床评价技术指导原则等 5 项技术指导原则的通告（2021 年第 73 号）》，国家药品监督管理局网站，2021 年 9 月 28 日，https://www.nmpa. gov. cn/xxgk/ggtg/ylqxggtg/ylqxqtggtg/20210928170338138. html；徐超等：《病理图像人工智能分析软件临床评价思考》，《中国数字医学》2023 年第 5 期。

性和假阳性错误。算法风险主要包括过拟合和欠拟合、数据扩增和数据偏移等。

数据采集按照说明书规定的流程、试剂和设备（型号及参数）进行细胞制作，考虑细胞分期、疾病分级及年龄分布等，考虑样本质量要求（细胞涂片的保存时限、玻片完整性等）、图像质量要求（包含图像区域、清晰度等要求），数据采集主要在临床机构实施。数据标注的标注人员和仲裁人员需为病理医师，标注人员不少于2人。

（2）算法研究资料

算法研究资料包括需求分析及风险管理、数据采集、数据预处理、数据标注、数据集构建、算法选择、算法训练、算法调优、算法性能评估等研究资料，证实该产品算法性能均能满足设计要求。其中，算法性能评估需考虑泛化能力测试、压力测试、对抗测试、重复性与再现性测试、敏感性与特异性测试、分析效率测试、算法性能影响因素分析等要求。

（3）临床评价资料

该类产品主要通过临床试验方式进行临床评价。审评重点关注试验机构、试验目的、试验设计、临床试验参考标准、评价指标、样本量估算、统计分析、偏倚控制和质量控制等内容。考虑到机构和阅片医师病理图像判读容易产生差异，产品临床试验建议采用多中心临床进行，临床试验机构数量建议不少于3家。入组受试者为有相关症状或体征、需要进行细胞学检查的人群。临床试验中以说明书规定的细胞学制备方法制备相应细胞学涂片，并采用说明书规定的病理切片扫描仪对细胞学涂片进行数字化扫描生成细胞学数字病理图像。每张涂片进行三种方式阅片：病理医师显微镜阅片、软件辅助数字阅片以及单独数字阅片。临床试验以病理医师显微镜阅片诊断结果为参考标准，评价软件辅助数字阅片和单独数字阅片的时间效率以及判读准确性。

（4）说明书

说明书需明确产品适用范围，明确产品适用的显微镜和图像采集设备的名称和型号，明确图像参数及质量。明确细胞涂片的制备流程及试剂厂家信

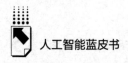
息。明确软件报告内容。对产品带来的假阳/假阴性风险进行提示。根据算法影响因素分析报告，明确产品使用限制和必要的警示提示信息。列明算法训练总结和算法性能评估总结以及临床评价总结。

四 结论

第三类深度学习独立软件目前是人工智能医疗器械的典型产品，亦是行业关注的重点产品。

此类产品创新申请较为活跃，目前产品的种类和数量分别达到31种和62项，其中眼底图像辅助诊断类软件、腹部内窥镜图像辅助检测类软件、细胞病理显微镜图像辅助诊断类软件、乳腺超声图像辅助诊断类软件的产品数量较多；CT图像类软件的产品种类最多，X射线图像类软件、显微镜图像类软件、超声图像类软件的产品种类较多。通过创新审查产品的种类和数量分别为8种和16项，其中眼底图像辅助诊断软件、腹部内窥镜图像辅助检测软件的产品数量较多。通过率为25.8%，与医疗器械整体情况相当。创新产品已有10项注册上市，涉及6种类型。

此类产品注册的种类和数量现已分别达到18种和60项，呈现良好的发展态势，境内产品是主流产品，不过产品种类和数量均偏少，部分产品集中度较高，产品分布尚不合理，而且产品种类和重点产品与创新申请产品均存在明显差异，预示还有很大的发展空间，后续将不断涌现新产品新技术。

此类产品创新申请和产品注册的企业主要来自北京、上海、广东、浙江、江苏等地区，与医疗器械产业和人工智能技术的集聚地相匹配。医疗器械行业新入企业是此类产品创新申请和产品注册的主力军，需要加强法规培训工作。

我国人工智能医疗器械监管工作已取得阶段性成果，一方面针对人工智能共性技术问题发布通用类审评指导原则和审评要点，另一方面针对肺结节CT图像辅助检测软件、糖尿病视网膜病变眼底图像辅助诊断软件、病理图像人工智能分析软件等重点产品发布多项产品类审评指导原则和审评要点，初步建成人工智能医疗器械指导原则体系，整体而言监管要求与国际先进水平基本相当，在重点产品评价方面处于领先水平。[①] 今后还需进一步加强监管科学研究，完善监管要求，以应对人工智能医疗器械新产品新技术的监管挑战，同时加强信息化建设工作，大力开展行业培训工作，促进行业可持续高质量发展。

参考文献

《关于发布深度学习辅助决策医疗器械软件审评要点的通告（2019 年第 7 号）》，国家药品监督管理局医疗器械技术审评中心网站，2019 年 7 月 3 日，https：// www. cmde. org. cn//xwdt/shpgzgg/gztg/20190703141714991. html。

《关于发布〈肺炎 CT 影像辅助分诊与评估软件审评要点（试行）〉的通告（2020 年第 8 号）》，国家药品监督管理局医疗器械技术审评中心网站，2020 年 3 月 5 日，https：//www. cmde. org. cn/xwdt/shpgzgg/gztg/20200305143300485. html。

《医疗器械软件注册审查指导原则（2022 年修订版）（2022 年第 9 号）》，国家药品监督管理局医疗器械技术审评中心网站，2020 年 3 月 9 日，https：//www. cmde. org. cn/flfg/zdyz/zdyzwbk/20220309091706965. html。

《医疗器械网络安全注册审查指导原则（2022 年修订版）（2022 年第 7 号）》，国家药品监督管理局医疗器械技术审评中心网站，2022 年 3 月 9 日，https：//www. cmde. org. cn/flfg/zdyz/zdyzwbk/20220309085900737. html。

《国家药监局器审中心关于发布口咽部新型冠状病毒核酸采样设备技术审评要点（试行）的通告（2022 年第 33 号）》，国家药品监督管理局医疗器械技术审评中心网站，2022 年 8 月 26 日，https：//www. cmde. org. cn/xwdt/shpgzgg/gztg/20220826150421104. html。

《国家药监局关于发布 YY/T 1833. 1-2022〈人工智能医疗器械　质量要求和评价　第 1 部分：术语〉等 18 项医疗器械行业标准的公告（2022 年第 52 号）》，国家药品监督管理局网站，2022 年 7 月 6 日，https：//www. nmpa. gov. cn/xxgk/ggtg/ylqxggtg/ylqxhybzhgg/20220706104425173. html。

《人工智能医疗器械质量要求和评价　第 2 部分：数据集通用要求》（YY/T 1833. 2—2022）。

---

① 彭亮等：《人工智能医疗器械国际监管比较研究》，《中国数字医学》2023 年第 5 期。

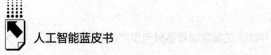

《人工智能医疗器械质量要求和评价　第3部分：数据标注通用要求》（YY/T 1833.3—2022）。

彭亮、孙磊：《人工智能医疗器械监管研究进展》，《中国食品药品监管》2022年第2期。

B.3
中国医疗人工智能产品现状调查报告

李政隆　李庆　江生亮　陈校云*

摘　要： 为调查了解企业产品和产业现状，把握行业发展趋势，本报告采用问卷调查法和文献分析法，对我国医疗人工智能企业进行调查，并回收数据。本次调查回收问卷51份，有效问卷42份，其中，52.38%为医疗人工智能领域新创公司，33.33%为开展智能化升级的传统医疗信息化企业，其余为跨行业创业企业和其他企业。全国更多省份积极成立医疗人工智能企业；企业研发团队数量没有显著增长；融资企业占比下降，融资金额增加；生成式大模型成为医疗AI技术应用的亮点。建议加快制定医疗人工智能产品服务价格和医保支付政策，分类制定医疗人工智能产品数据管理规范和相关标准，积极探索在医疗服务流程中的产品应用衔接、质量监管和效果评价，完善产业环境、产业生态政策和相关伦理法规，在融资、上市方面给予医疗人工智能企业更多的扶持。

关键词： 医疗人工智能　AI大模型　AI技术

人工智能在医疗领域的发展是行业关注的热点之一。需求牵引和市场驱动是我国近年来医疗人工智能发展的主要动力，调查了解企业产品和产业现状，更有利于把握行业发展趋势。

---

* 李政隆，北京中医药大学管理学院硕士研究生，主要研究方向为互联网医疗与数字健康；李庆，北京中医药大学管理学院硕士研究生，主要研究方向为区域卫生发展政策和数字健康；江生亮，中国发展战略学研究会战略思维与领导力专业委员会副秘书长，主要研究方向为政治学、国际政治、领导科学；陈校云，国家卫生健康委医院管理研究所研究员，区域卫生发展研究室主任，主要研究方向为医院管理、区域卫生政策和数字健康发展。

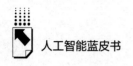
一 调查开展情况

（一）问卷设计和调查实施

为深入了解我国医疗人工智能企业和产品应用现状，本报告采取问卷调查法。为使调查问卷更贴近企业的实际情况，本报告课题组在对代表性医疗人工智能企业进行实地访谈和调研的基础上，设计调查问卷初稿，经过预调查和专家修改，从企业基本情况、产品现状、应用情况等方面开展本次调查。

本次问卷调查采用"问卷星"平台进行发放和回收。课题组成员通过微信、邮件等方式向我国医疗人工智能企业相关人群推送问卷，实时关注问卷回收情况、监测答卷质量。

（二）问卷回收情况

本次调查回收问卷51份，有效问卷42份，有效率为82.35%。本次调查为署名调查，61.90%的问卷填写者是企业的高层管理者，包括董事长、总经理、业务总监等，30.95%是企业的中层管理者，7.14%是企业的部门职员（见图1），调查数据质量较高。根据收回的有效问卷，参与本次调查的医疗人工智能企业中来自北京、浙江、上海、江苏、广东的占比较高，分别为35.71%、14.29%、9.52%、7.14%、7.14%。

二 调查结果

（一）企业基本情况

1.企业成立情况

企业参与人工智能业务的模式。参与本次调查的企业中，52.38%为医疗人工智能领域新创公司，33.33%为开展智能化升级的传统医疗信息化企业，

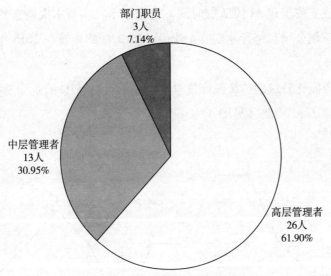

图1   调查问卷填写人群职位分布

9.52%为跨行业创业企业（指由其他行业进入医疗行业），4.76%为其他企业（如"传统医药出版行业向数字化业务发展"等）（见图2）。从以上数据可以看出，本次调查的绝大部分企业原本就是医疗行业的相关企业，占85.71%。

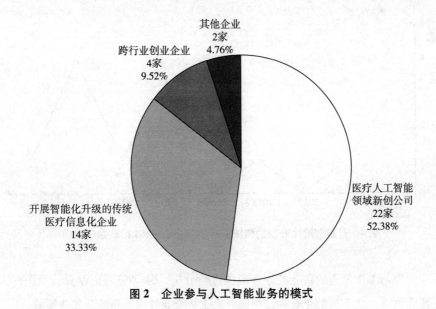

图2   企业参与人工智能业务的模式

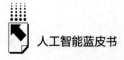
企业成立或组建 AI 团队的时间。数据显示，参与本次调查的医疗人工智能领域新创公司和跨行业创业企业中，76.92%的企业在 2015 年及以后成立（见图 3）。

开展智能化升级的传统医疗信息化企业中，78.57%的企业是在 2016 年及以后创建了 AI 团队（见图 4）。

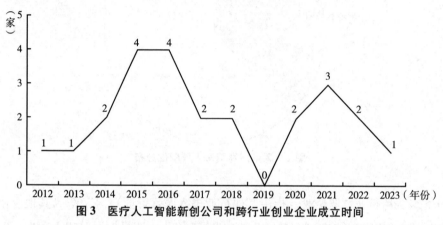

图 3　医疗人工智能新创公司和跨行业创业企业成立时间

说明：仅标出 2012 年及以后成立或组建 AI 团队的企业，2012 年之前成立或组建 AI 团队的 2 家未标出。

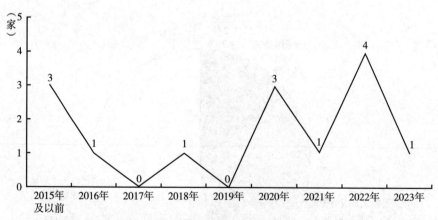

图 4　开展智能化升级的传统医疗信息化企业 AI 团队组建时间

对参与本次调查的企业的业务范围进行分析，64.29%的企业只涉及医疗人工智能领域，35.71%的企业除开展医疗人工智能业务以外还涉及其他领域。

2. 投融资情况

对企业在医疗人工智能领域的投资情况进行分析，共有 22 家企业参与此项调查，平均投资金额为 11796.5 万元。

参与调查企业的融资情况分析。52.38% 的企业进行了融资，47.62% 的企业没有融资。已融资的企业中，18.18% 的企业融资阶段为天使轮，平均融资金额为 1600 万元；9.09% 的企业融资阶段为 A 轮，平均融资金额为 4500 万元；45.45% 的企业融资阶段为 B、C、D、E 轮，平均融资金额为 55216.67 万元；27.27% 的企业融资阶段为 IPO，平均融资金额为 255500 万元（见图 5）。

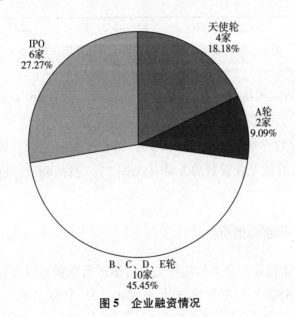

图 5　企业融资情况

3. 研发团队情况

医疗 AI 研发团队或部门设立情况调查。数据显示，38 家企业设有医疗 AI 研发团队或部门，平均人数为 44 人，4 家企业没有专门的医疗 AI 研发团队或部门。

医疗 AI 研发团队/部门研发人员的学历结构情况。有 26 家企业填写了博士学历员工人数，共计 104 人；有 25 家企业填写了硕士学历员工人数，

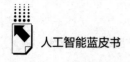

共计289人；有26家企业填写了本科学历员工人数，共计505人；有18家企业填写了本科以下学历员工人数，共计35人（见图6）。

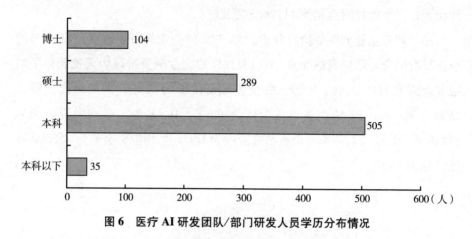

图6　医疗AI研发团队/部门研发人员学历分布情况

医疗AI研发团队/部门研发人员专业结构。共有26家企业填写了计算机和医学相关背景的人数情况，有9家企业填写了其他专业背景情况。拥有计算机相关背景的人数为698人，拥有医学相关背景的人数为196人，还有拥有其他专业背景的人员（见图7），包括电子、自动化、心理学等专业。

（二）产品整体情况

对参与本次调查的企业的医疗人工智能产品数量进行分析，共收集到42家企业的182个人工智能产品，其中，21个为三类证产品，占比为11.54%。

参与调查的企业的医疗人工智能产品应用场景分类情况。调查问卷根据产品应用机构共划分6类应用场景：面向医院，包括辅助医护人员、辅助患者、辅助医院管理者；面向基层医疗卫生机构；面向个体主动健康，如智能健康助手、健康数据智能采集、智能健康预警；面向第三方机构，如检验检测机构、体检机构等；面向公共卫生，如传染病预警筛查等；其他，如医药研发等。由于同一产品可能会运用到多个场景，本

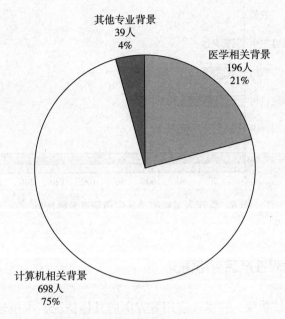

图 7 AI 研发团队/部门专业结构

次调查共统计出 306 个应用场景。本报告统计不同产品的应用占比时以 182 个人工智能产品为分母，所以产品在各应用场景的占比总和会超过 100%。产品中面向医院的最多，为 162 个，占总数的 89.01%，其中，辅助医护人员、辅助患者和辅助医院管理者分别占 51.65%、21.96%、15.38%；其次为面向个体主动健康的产品，共 50 个，占总数的 27.47%，其中，智能健康助手、健康数据智能采集、智能健康预警类产品各占 6.59%、6.59%、14.29%；再次为面向基层医疗卫生机构的产品，如智慧家医平台，为 45 个，占总数的 24.73%；面向第三方机构如检验检测机构、体检机构等的产品数量为 26 个，占总数的 14.29%；面向公共卫生如传染病预警筛查等的产品为 19 个，占总数的 10.44%；其他产品包括面向视光中心、药房、保险公司以及智慧科研（如临床研究、论文撰写等）与区域协同（如医企平台、药物研发）等方面的产品，为 4 个，占总数的 2.20%（见图 8）。

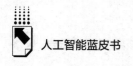

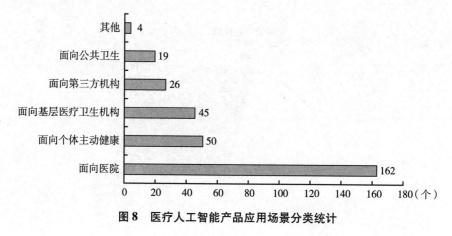

图8　医疗人工智能产品应用场景分类统计

（三）代表性产品应用情况

为了解产品功能、技术、应用等方面的具体情况，本报告对其中53个产品进行了详细调查，结果如下。

1.产品名称和主要功能

（1）代表性产品名称分析

将出现两次及以上的词纳入词频分析表，通过词频分析，发现"平台""系统""检测"这三个词出现的频率较高，分别占所有词数的9.8%、8.82%、7.84%，其他出现频率较高的词为"AI""辅助""医疗""数据""临床"等。

（2）对代表性产品的应用场景所属分类情况进行分析

各企业的代表性产品按照应用场景分为6类，包括面向医院、面向基层医疗卫生机构、面向公共卫生、面向第三方机构、面向个体主动健康以及其他。由于一个产品可能会运用到多个场景，根据统计结果，53个代表性产品共有120个应用场景，具体应用场景的占比以53个代表性产品为分母来计算。其中面向医院的代表性产品最多，占到总数的86.79%，面向基层医疗卫生机构、面向公共卫生、面向第三方机构和面向个体主动健康的代表性产品占比分别为50.94%、30.19%、26.42%和20.75%，在其他方面的应用

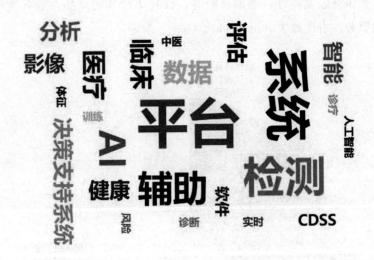

图9 医疗人工智能代表性产品名称分析

占总数的 11.32%（见图 10）。与图 8 总体情况比较，面向个人主动健康的代表性产品略有下降。

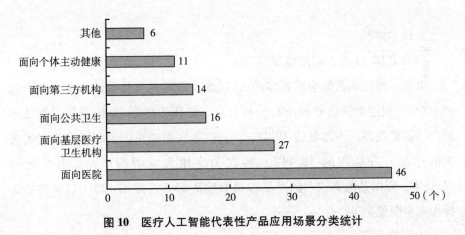

图10 医疗人工智能代表性产品应用场景分类统计

（3）代表性产品功能情况分析

通过调查数据分析发现，60.38%的代表性产品在业务流程中提供决策建议，16.98%的产品在业务流程中提供提醒服务，15.09%的产品提供其他服务，如康复患者训练、辅助诊断等，仅有 7.55% 的产品在业务流程中提供咨询服务，占比最少（见图 11）。

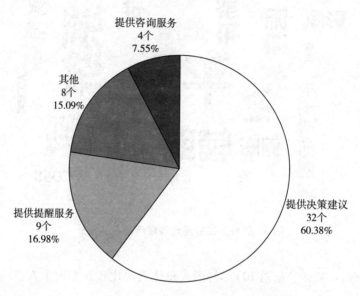

图 11　医疗人工智能代表性产品功能情况

2. 技术情况

（1）具体 AI 技术应用情况

由于一种产品可能会用到多种 AI 技术，最终各类技术的占比总和会超过 100%。通过对调查数据进行分析发现，使用深度学习/机器学习类技术的产品数量最多，占总数的 75.47%；其次为应用知识图谱和语音语义类技术的产品，占总数的 58.49%；再次为应用大模型的产品，占总数的 47.17%；应用其他类技术的产品占总数的 7.55%（见图 12），包括参数选择和概率图模型等。

（2）技术自主性情况

完全自主技术的产品最多，占所有代表性产品的 73.58%，其次为基于开源技术的产品，占所有代表性产品的 20.75%，再次为基于第三方技术的产品，占所有代表性产品的 5.66%（见图 13）。

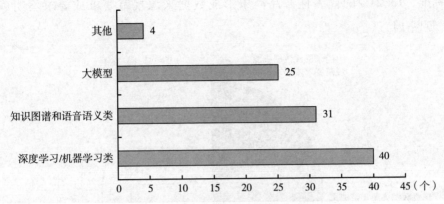

图 12 医疗人工智能代表性产品应用的具体 AI 技术

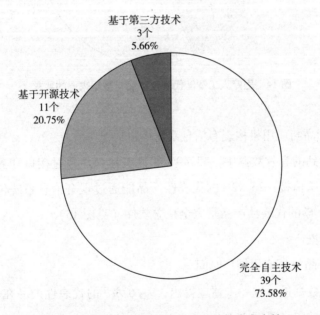

图 13 医疗人工智能代表性产品的技术自主性

3. 数据来源和系统部署

（1）数据来源要求

调查发现 56.60%的代表性产品形成了明确的数据来源规范要求或行业标准，30.19%的代表性产品形成数据来源规范要求，但没有形成技术标准，13.21%的代表性产品尚未形成数据来源规范要求或要求不明确（见图14）。

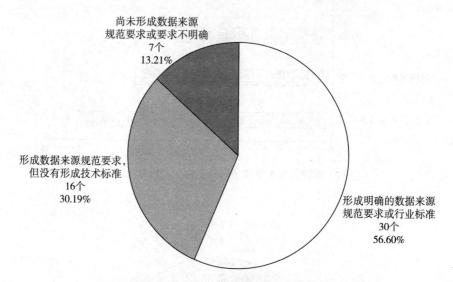

尚未形成数据来源
规范要求或要求不明确
7个
13.21%

形成数据来源规范要求，
但没有形成技术标准
16个
30.19%

形成明确的数据来源
规范要求或行业标准
30个
56.60%

图14 医疗人工智能代表性产品对数据来源的要求

（2）产品与应用机构现有信息系统衔接情况

在收集到的有效数据中，43.40%的代表性产品通过接口和界面弹窗与现有信息系统衔接，26.42%的代表性产品能通过现有信息系统传输和汇集数据，30.19%的代表性产品是完全独立软件（见图15）。

4. 应用推广

（1）产品最早应用推广时间

通过对数据进行进一步整理得出，91.67%[①]的代表性产品在2015年之后最早应用推广（见图16）。

（2）产品应用的机构数量情况

代表性产品在三级医院的应用最多，为73.58%；其次为二级医院，为49.06%；再次为基层医疗卫生机构，为37.74%；应用到第三方机构的代表

————————

① 剔除无效数据后计算。

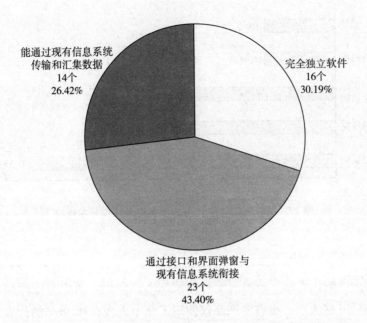

图15 医疗人工智能代表性产品与应用机构现有信息系统衔接情况

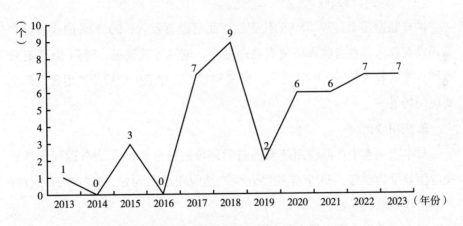

图16 医疗人工智能代表性产品最早应用推广时间

说明：2013年之前应用推广的产品未列出。

性产品占比为16.98%；应用到其他方面（如学校和保险公司等）的代表性产品占比为16.98%（见图17）。

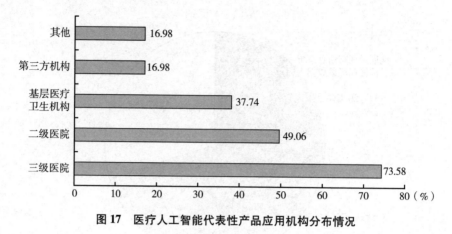

图 17 医疗人工智能代表性产品应用机构分布情况

（3）产品的使用人次

75.47%的代表性产品填写了具体使用人次数据，其中有些产品的使用人次高达 16 亿人次，也有些产品仅使用了几十人次；16.98%的代表性产品未统计详细的使用人次；7.55%的代表性产品还未使用。

（4）是否有产品收入

调查数据显示，79.25%的代表性产品已经有收入，20.75%的代表性产品还没有收入。在有收入的代表性产品中，剔除无效数据，得到 30 个有效数据，平均收入超过 12447 万元。医院和基层医疗卫生机构是产生收入的主要应用场景。

5. 应用效果

对本次调查中产品应用效果的自我评价进行分析，62.26%的代表性产品应用效果为很好，33.96%的代表性产品应用效果为好，3.77%的代表性产品应用效果为一般。

对本次调查中代表性产品的市场地位评价进行分析，49.06%的企业认为他们的代表性产品在市场中处于领先地位，47.17%的企业认为他们的代表性产品在市场中处于龙头（或独角兽）地位，1.89%的企业认为他们的代表性产品在市场中处于中等地位，有 1.89%的企业认为他们的代表性产品在市场中正在跟随其他产品发展。

（四）发展规划与展望

1. 企业产品应用和可持续发展的瓶颈

调查企业产品应用和可持续发展的瓶颈时，共有 40 家企业回答了该问题，调查发现主要的困难与瓶颈包括"产品规模化应用和市场推广困难""融资困难""医疗数据标准化和接口问题""技术攻关能力不足"等几个方面（见图 18）。

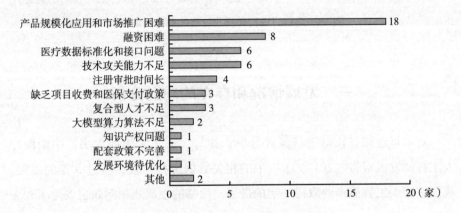

图 18　企业产品应用和可持续发展的瓶颈

2. 对政策和行业发展的期待和需求

共有 36 家企业填写了对政策和行业发展的期待及需求，主要集中在"加大政策扶持力度，促进规模使用""制定行业标准规范，促进临床应用""制定收费标准，完善医保支付政策""加大对企业的资金支持力度"这几个方面（见图 19）。

3. 产品未来技术发展规划

对问卷中各企业填写的产品未来技术发展规划进行分析，发现各企业未来技术发展规划主要包括"在原有基础上继续完善创新""提升大模型的应用水平""促进临床应用"。

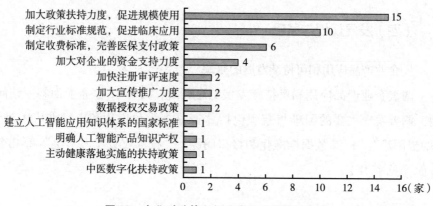

图19 企业对政策和行业发展的期待及需求

三 发展情况和存在的问题分析

对本年度调查数据进行深入分析，并与《人工智能蓝皮书：中国医疗人工智能发展报告（2019）》① 中的相关数据进行比较，经过 5 年的发展，我国医疗人工智能产业取得一定的进展，面临的发展瓶颈问题也发生了较大的变化。

（一）进展

1. 全国更多省份积极成立医疗人工智能企业

依据《人工智能蓝皮书：中国医疗人工智能发展报告（2019）》，2019年，共收到企业有效问卷46份，由于所采用的调查问卷有一定的延续性，主要调查数据具有可比性。数据显示：2019年，超过90%的医疗人工智能企业位于北京、上海、广东、浙江、江苏等发达省份，其中北京集聚了超过50%的企业。2023年，位于北京、上海、广东、浙江、江苏等地区的医疗人工智能企业依然超过80%，北京集聚了35.71%的企业，河南、天津等地医疗人工

---

① 张旭东主编《人工智能蓝皮书：中国医疗人工智能发展报告（2019）》，社会科学文献出版社，2019。

智能企业开始增加，说明有更多省份开始关注这一领域的发展，医疗人工智能企业呈现向全国扩展的趋势。

2. 企业研发团队数量没有显著增长

两次调查均显示，2015年和2016年是我国医疗人工智能新创公司和跨行业创业企业成立的高峰时段。AI研发团队人员在50人以下的企业占比接近70%，超过100人的研发团队占比不到20%。2023年，企业AI研发团队的平均人数为44人（38家企业参与该项调查）。2019~2023年企业的研发团队数量基本没变化。深入分析研发团队人员的学历和专业结构，与2019年对比，2023年的本科学历人数占比升高，硕士和博士学历人数占比下降，计算机相关背景人数占比升高。分析原因，可能是参与调查的企业以应用型企业为主，企业控制成本的意愿强，更注重产品维护，对原始创新研发的投入不足。[①]

3. 融资企业占比下降，融资金额增加

2019年报告显示，超过75%的企业处于不同的融资阶段，只有25%的企业不需要融资。2023年，参与调查的企业中，52.38%的企业进行了融资，47.62%的企业没有融资，参与融资企业的占比下降。在融资金额方面，2019年，在参与融资的企业中只有32.61%的企业累计融资金额在1亿元以上，2023年，46.67%的企业累计融资金额在1亿元以上。调查数据同时显示，进入B轮以后融资的企业占比上升，有6家企业已进入IPO阶段，反映出医疗人工智能产业更加稳健，更加注重发展的可持续性。[②]

4. 生成式大模型成为医疗AI技术应用的亮点

2023年，使用深度学习/机器学习类技术的产品数量最多，占总数的75.47%，2019年该数据接近80%；应用知识图谱和语音语义类技术的产品

---

① 卢昕玥等：《政策工具视角下我国医疗人工智能的政策文本分析》，《中国卫生信息管理杂志》2021年第6期；史新立等：《如何积极推进高端创新医疗器械发展》，《中国医疗器械信息》2020年第21期。

② 滕依杉等：《人工智能医疗器械产业发展现状分析》，《保健医学研究与实践》2023年第5期；A. Kassam, and N. Kassam, "Artificial Intelligence in Healthcare: A Canadian Context," *Healthc Manage Forum* 33 (2020): 5-9.

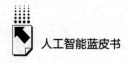

占 58.49%；应用大模型的产品占总数的 47.17%，这与 2022 年底 ChatGPT 的快速兴起有关系。① 可以预见，AI 大模型在我国医疗领域的应用也将快速发展。②

（二）问题分析

2019 年，市场上尚无人工智能医疗器械三类证企业，③ 做好数据收集和标注以提供注册审评依据是当时面临的最大问题。当年的问卷调查显示：缺少医学人工智能复合型人才、医学数据标注及数据共享困难、缺少多病种病症的国家标准数据库进行模型验证、商业模式及各方权责不明确、缺少合作的医疗机构等，是制约行业发展的主要问题。④

据问卷调查开展期间的不完全统计（截至 2023 年 9 月底），经过 5 年的发展，深度学习类独立医学软件三类证企业已达 53 家（不包括软件作为组件的产品），制约企业发展的主要问题也发生了很大的变化。"产品规模化应用和市场推广困难"已经成为企业可持续发展的最大瓶颈。⑤ 融资困难、医疗数据标准化和接口问题依然存在，⑥ 技术攻关能力不足问题⑦也有所凸显。市场对"加大政策扶持力度，促进规模使用""制定行业标准规范，促进临床应用""制定收费标准，完善医保支付政策""加大对企业的资金支持力度"等政策的期待持续加强，应积极关注市场培育和企业可持续发展。

① 吴英华、罗家锋、林成创：《迈入人工智能新时代：ChatGPT 在智慧医疗应用场景研究与思考》，《数据通信》2023 年第 4 期；J. Li, A. Dada, and B. Puladi, "ChatGPT in Healthcare: A Taxonomy and Systematic Review," *Computer Methods and Programs in Biomedicine* 245 (2024)：108013。

② 李佩芳等：《ChatGPT 在医学领域的应用进展及思考》，《华西医学》2023 年第 10 期。

③ 彭亮、刘枭寅：《第三类深度学习独立软件产品注册情况分析》，《中国数字医学》2023 年第 5 期。

④ 张旭东主编《人工智能蓝皮书：中国医疗人工智能发展报告（2019）》，社会科学文献出版社，2019。

⑤ 叶选挺等：《场景驱动视角下我国智能医疗产业演化研究》，《科技进步与对策》2023 年第 24 期。

⑥ 陈凯、王桃清：《数字健康产业发展现状及对策建议》，《科技中国》2023 年第 8 期。

⑦ 陈美伊：《人工智能技术在医疗系统中的应用》，《电子技术》2023 年第 9 期。

四　政策建议

习近平总书记谈人工智能时强调，"充分发挥我国海量数据和巨大市场应用规模优势，坚持需求导向、市场倒逼的科技发展路径，积极培育人工智能创新产品和服务，推进人工智能技术产业化，形成科技创新和产业应用互相促进的良好发展局面"。① 经过多年的市场培育和发展，特别是在三类证企业日益增多的情况下，我国应该在政策配套和促进产业持续发展上加大力度。②

加快制定医疗人工智能产品服务价格和医保支付政策。③ 目前医疗人工智能产品的应用尚未形成商业闭环，多数产品以附加服务甚至赠送的方式进入医疗机构，应该对市场呼吁做出更加积极的响应，加强全国统筹发展，加快医保支付政策的落实。

分类制定医疗人工智能产品数据管理规范和相关标准。人工智能产品的发展依托数据的范围和质量。④ 人工智能产品的泛化能力受数据规范性的制约，在医疗健康大数据互通共享的基础上，应针对不同类型医疗人工智能产品的需求，制定数据管理规范和标准。⑤

积极探索在医疗服务流程中的产品应用衔接、质量监管和效果评价。⑥ 医院是目前我国医疗人工智能产品的主要应用场景，我国对医疗 AI 技术的

---

① 《习近平总书记关于数字经济和实体经济融合发展重要论述》，安康市人民政府网站，2023年12月31日，https://www.ankang.gov.cn/Content-2669057.html。
② 王海旭、陈艳萍、赵凯：《中国人工智能医疗产业发展的现状及国际经验借鉴》，《卫生经济研究》2020年第9期。
③ 滕依杉等：《人工智能医疗器械产业发展现状分析》，《保健医学研究与实践》2023年第5期；蒋璐伊、王贤吉、金春林：《人工智能在医疗领域的应用和准入》，《中国卫生政策研究》2018年第11期。
④ 王浩等：《人工智能医疗器械标准体系设计探索》，《中国医疗设备》2021年第12期；T. Davenport, R. Kalakota, "The Potential for Artificial Intelligence in Healthcare," *Future Healthc Journal* 6 (2019): 94-98。
⑤ 郑欣雅等：《医学人工智能标准体系：历史与现状》，《协和医学杂志》2023年第6期。
⑥ 肖非易等：《医疗人工智能技术评估与监管的国际经验及启示》，《中国卫生质量管理》2023年第7期；胡可慧：《我国医疗人工智能相关政策实施效果的评价指标体系研究》，硕士学位论文，北京中医药大学，2020。

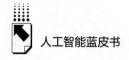

评审与监管仍处于起步阶段，尚未形成明确的、成熟的、标准化的评审流程及相关过程质量管理指南等，① 相关政策实施效果评价研究也相对较少。相关管理部门应对智能化产品应用的系统部署进行规定，并持续监测应用质量和效果，加强监管，以持续改进产品，与产品开发者和注册审评机构形成合力。

完善产业环境、产业生态政策和相关伦理法规。医疗人工智能在发展的同时，亟须解决隐私保护、算法解释和数据溯源困难、医疗资源分配不公、道德责任界定和分配模糊等伦理问题。② 产业生态的协同构建，对单一人工智能产品的可持续发展影响重大。③ 政府应在产业外部发展环境和法制保障上加强引导和规制。④

在融资、上市方面给予医疗人工智能企业更多的扶持。设立人工智能医疗产业发展与应用专项基金，通过直接资助、股权投资、贷款贴息、风险补偿等多元化扶持手段，重点支持人工智能医疗关键核心技术研发与产业化落地，提高全产业链发展水平和竞争能力；在上市方面给予医疗人工智能企业更多的政策扶持。⑤

五　研究不足

本次调查受采取企业主动填报方式的影响，样本的数量和随机性不足，可能会影响本报告对我国医疗人工智能发展整体情况的分析。

---

① 肖非易等：《医疗人工智能技术评估与监管的国际经验及启示》，《中国卫生质量管理》2023 年第 7 期。
② 叶卓俊等：《医学人工智能领域伦理治理重点研究》，《中国医学伦理学》2024 年第 1 期。
③ 林东、孟光兴：《我国医药产业共性技术发展研究》，《合作经济与科技》2019 年第 12 期。
④ 王海旭、陈艳萍、赵凯：《中国人工智能医疗产业发展的现状及国际经验借鉴》，《卫生经济研究》2020 年第 9 期。
⑤ 王海旭、陈艳萍、赵凯：《中国人工智能医疗产业发展的现状及国际经验借鉴》，《卫生经济研究》2020 年第 9 期；M. Ramezani, A. Takian, and A. Bakhtiari, "The Application of Artificial Intelligence in Health Financing: A Scoping Review," *Cost Eff Resour Alloc* 21 （2023）：83.

医疗人工智能产品应用成熟度评价

王士博　陈校云*

摘　要： 医疗人工智能产品的应用成熟度是对产品在应用中各方面表现的集中评价，反映了目前我国人工智能产品在卫生领域中的发展情况，对推动健康科技创新、推进健康中国建设具有重要意义。本报告基于文献研究法、专家访谈法和层次分析法，引入成熟度模型，对指标进行筛选和完善，确定各指标权重，构建了由 3 个一级指标和 10 个二级指标构成的医疗人工智能产品应用成熟度评价模型，并设置每个指标的判定标准，将应用成熟度划分为初始级、重复级、定义级、管理级、优化级五个等级。该模型可从应用范围与程度、应用效果、发展稳定性与持续性三方面对应用成熟度进行评价，为评价医疗人工智能产品的应用成熟度提供科学的量化工具，以期为推动其应用水平不断提高提供参考。

关键词： 医疗人工智能产品　应用成熟度　成熟度评价

一　背景

2015 年以后，人工智能产业发展进入"快车道"，基于人工智能（AI）技术的产品与医疗领域的融合越来越深。尤其是新冠疫情以来，临床需求和人工智能技术的优势，为医疗人工智能产品提供了真实世界的落地场景，这

---

* 王士博，北京中医药大学硕士研究生，主要研究方向为医院管理、医疗人工智能、卫生政策研究；陈校云，国家卫生健康委医院管理研究所研究员，区域卫生发展研究室主任，主要研究方向为医院管理、区域卫生政策、数字健康等。

一现实需求让更多的利益相关方认识到了其潜力，也刺激了生产企业的研发动力，促进了技术和产品的进步。再加上，中国 AI 医疗技术近年来发展迅速，在 2018 年上半年就已成为全球医疗 AI 交易第二活跃的国家。在需求推动人工智能发展的大环境下，成熟度高的产品在交易市场中更能占据有利地位，抢占发展先机。

我国政府重视对人工智能产品应用与发展趋势的把握，国务院《新一代人工智能发展规划》中强调，要加强对人工智能技术发展的预测、研判和跟踪研究，坚持问题导向，准确把握技术和产业发展趋势。[①] 在医疗卫生领域，多家单位对人工智能进行深入研究，发布了《数字疗法产业发展白皮书 2023》《人工智能蓝皮书：中国医疗人工智能发展报告（2020）》《人工智能医疗器械产业发展白皮书》等，分别从人工智能医疗器械、数字疗法、医疗人工智能产品等不同角度分析技术发展情况和发展方向。[②]

总体来看，医疗人工智能产品应用的成熟度高低集中反映了我国卫生领域人工智能发展的现状与方向。如果能判断某项产品或某类产品的应用成熟度，就能够清晰地识别该产品的优势与不足，从而在技术、应用等方面不断改进与提高，提高医疗人工智能产品的整体成熟度水平，推动健康中国建设。本报告将构建医疗人工智能产品应用成熟度评价模型，从三个维度分析和判断不同医疗人工智能产品的应用成熟度。

二　研究综述

"成熟度"的概念起源于能力成熟度模型，是研究对象当前状态与其最

---

① 《国务院关于印发新一代人工智能发展规划的通知》，中国政府网，2017 年 7 月 20 日，https：//www.gov.cn/zhengce/content/2017-07/20/content_ 5211996. htm。

② 人工智能医疗器械创新合作平台数字疗法工作组、中国信息通信研究院云计算与大数据研究所：《数字疗法产业发展白皮书 2023》，2023；张旭东主编《人工智能蓝皮书：中国医疗人工智能发展报告（2020）》，社会科学文献出版社，2020；人工智能医疗器械创新合作平台智能化医疗器械产业发展研究工作组、中国信息通信研究院：《人工智能医疗器械产业发展白皮书》，2023。

佳状态的相对值。[①] 成熟度是一个量化的概念，以一个相对量化的指标体系为参照模式，以便准确地度量自身与标准的差距，为制订自我改善计划与策略提供决策支持。国内外研究者从成熟度出发，针对评价对象的特点构建了不同的成熟度评价模型，如技术成熟度模型、软件能力成熟度模型、项目管理成熟度模型和知识管理成熟度模型等，但还没有学者对医疗人工智能产品应用成熟度评价进行研究。本报告基于医疗人工智能产品的特征，借鉴广泛应用的成熟度评价思维与方法来构建医疗人工智能产品应用成熟度评价模型。成熟度评价模型的构建主要有两种视角。

第一种是将评价对象所具有的特征与成熟度各阶段的状态描述做对比，判断其成熟度。美国卡内基-梅隆大学软件工程研究所（CMUSEI）推出软件能力成熟度模型（Capability Maturity Model for Software），用来评估软件能力和成熟度，将成熟度划分成 5 个等级，即初始级、可重复级、已定义级、已管理级和优化级。[②] 除了能快速确定成熟度阶段外，这种模型还蕴含着"阶梯式进化"的思路（见图1），在国内外得到广泛借鉴，从而衍生出人力资源管理能力成熟度评估模型（People Capability Maturity Model，P-CMM）、项目管理成熟度模型（Project Management Maturity Model，PMMM）、知识管理成熟度模型（Knowledge Management Maturity Model，KMMM）、数据管理能力成熟度模型（Data Management Capability Maturity Model，DCMM）等。[③] 英国商务部提出的项目组合、项目群和项目管理成熟度模型（Portfolio，Programme and Project Management Maturity Model，P3M3），在划分五级成熟度的基础上，还将管理过程划分为项目、项目集和项目组织三个层次，以调动各个层级的积极性，适应项目管理需求。[④] 美国国家航天局还将技术发展

---

① 何新贵：《软件能力成熟度模型 CMM 的框架与内容》，《计算机应用》2001 年第 3 期。

② 何新贵：《软件能力成熟度模型 CMM 的框架与内容》，《计算机应用》2001 年第 3 期。

③ 曲颖等：《基于人力资源能力成熟度模型的公立医院人力资源管理质量评价》，《中国医院管理》2022 年第 3 期；五百井俊宏、李忠富：《项目管理成熟度模型（PMMM）研究与应用》，《建筑管理现代化》2004 年第 2 期；蔡韬：《知识管理成熟度模型研究初探》，《情报杂志》2006 年第 4 期。

④ 陈伟：《S 公司基于成熟度模型的项目管理优化研究》，硕士学位论文，吉林大学，2019。

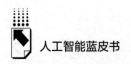

的程度与成熟度状态进行对比并判断级别，提出了技术成熟度（Technology Readiness Level，TRL），将技术系统从基础理论研究到最后成功运行分成九个阶段，覆盖整个技术生命周期。①

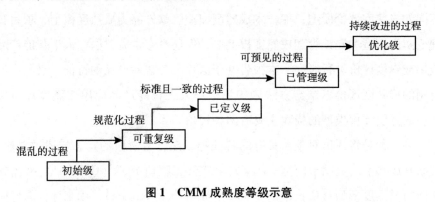

图1　CMM 成熟度等级示意

第二种是将评价对象从诞生到成熟的发展过程视为一个成熟度动态变化过程，判断其所处的成熟度阶段，并对未来的发展进行评估和预测。美国著名信息技术研究与咨询顾问公司高德纳（Gartner）的技术成熟度曲线（Hype Cycle）就是典型的评估方法，它是一条反映新技术在媒体上的曝光度随时间推移而变化的曲线，描述了新兴技术从引发兴趣到实际应用的过程，包括技术萌芽期、期望膨胀期、泡沫化的谷底期、稳步爬升的光明期和实质生产的高峰期。② 这种技术成熟度曲线在评价时，十分关注公众期望值，并且较缺乏数学模型的计算支持。

以上两种思路，在卫生领域的成熟度评价中均有过实践，并根据卫生管理实际和评价对象进行了改进。

第一种思路的成熟度评价应用较多。世界卫生组织提出了卫生信息化成熟度测评标准（IS4H-MM），它是一个参考框架，将卫生信息化水平的成熟度分为五个级别（见图2），根据模型中每个级别的战略目标的关键能力特征来评估，战略目标分别是数据管理和信息技术（DMIT）、管理和治理

---

① 郭道劝：《基于 TRL 的技术成熟度模型及评估研究》，《国防科技》2017 年第 3 期。

② 吉久明等：《Gartner 趋势预测报告与科学研究相关性实证分析》，《图书馆杂志》2016 年第 2 期。

（MAGO）、知识管理和共享（KMSH）、创新（INNO）。① 国家卫健委卫生健康信息标准专业委员会制定了医院信息互联互通标准化成熟度测评方案，对信息互联互通标准化的符合性测试和测评方案实际应用效果进行评价，成熟度共分为五级七等，每个等级有相应的等级要求，根据等级要求定分定级（见表1）。② 卫生领域还有其他以评级思路来判断应用水平的卫生管理实践。美国医疗信息与管理系统学会（Healthcare Information and Management Systems Society，HIMSS）建立的电子病历应用模型（EMR Adoption Model，EMRAM），根据实现功能的不同将电子病历的应用水平划分为 8 个等级（0~7 级）。③ 我国电子病历、智慧服务、智慧管理"三位一体"的智慧医

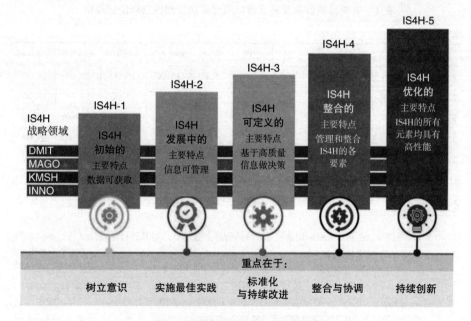

图 2　IS4H-MM 成熟度评价等级

---

① 景慎旗等：《医院信息互联互通标准化成熟度测评实践与思考》，《中国数字医学》2017 年第 2 期。

② 《国家卫生健康委统计信息中心关于印发医院信息互联互通标准化成熟度测评方案（2020年版）的通知》，国家卫生健康委网站，2020 年 8 月 6 日，http://www.nhc.gov.cn/mohwsbwstjxxzx/s8553/202008/e80dafa1334c44c38f644602406a4973.shtml。

③ 董军、李军、刘东洋：《HIMSS 评审促进医院信息化建设》，《中国卫生质量管理》2016 年第 3 期。

院信息系统建设广泛应用了评级思路,我国电子病历系统应用水平划分为"8级9等"(见表2),医院智慧服务划分为"5级6等"(见表3),医院智慧管理划分为"5级6等"(见表4)。[①] 国内外卫生领域的学者在借鉴该思路的基础上构建了其他成熟度评价模型,Williams等学者构建了数字医院基础设施成熟度评估框架,明确定义了数字医院基础设施的五个技术领域的164项个人能力和八个成熟度级别;[②] 曲颖等学者在P-CMM的基础上,结合卫生人力资源实际将P-CMM本土化,以推动卫生人力资源管理质量的提升;[③] 刘文豪等学者基于CMM探索了"三方共管"医联体模式的实践。[④]

表1 中国医院信息互联互通标准化成熟度测评指标达标要求

单位:分

测评指标	一级	二级	三级	四级乙等	四级甲等	五级乙等	五级甲等
2.1 数据集标准化情况	10.00	15.00	15.00	15.00	15.00	15.00	15.00
2.2 共享文档标准化情况	—	—	13.00	14.00	14.00	14.00	15.00
3.1 技术架构情况	—	—	6.00	7.40	8.10	9.80	10.00
3.2 互联互通交互服务情况	—	—	10.50	12.50	19.10	25.00	25.00
3.3 平台运行性能情况	—	—	—	—	—	—	—

---

① 《关于印发电子病历系统应用水平分级评价管理办法(试行)及评价标准(试行)的通知》,国家卫生健康委网站,2018年12月7日,http://www.nhc.gov.cn/yzygj/s7659/201812/3cae6834a65d48e9bfd783f3c7d54745.shtml;《国家卫生健康委办公厅关于印发医院智慧服务分级评估标准体系(试行)的通知》,国家卫生健康委网站,2019年3月18日,http://www.nhc.gov.cn/yzygj/s3593g/201903/9fd8590dc00f4feeb66d70e3972ede84.shtml;《国家卫生健康委办公厅关于印发医院智慧管理分级评估标准体系(试行)的通知》,国家卫生健康委网站,2021年3月15日,http://www.nhc.gov.cn/yzygj/s3594q/202103/10ec6aca99ec47428d2841a110448de3.shtml。

② P. A. Williams, B. Lovelock, T. Cabarrus, "Improving Digital Hospital Transformation: Development of an Outcomes-Based Infrastructure Maturity Assessment Framework," *JMIR Medical Informatics* 1 (2019).

③ 曲颖等:《基于人力资源能力成熟度模型的公立医院人力资源管理质量评价》,《中国医院管理》2022年第3期。

④ 刘文豪等:《基于成熟度模型的医联体"三方共管"模式实践与思考》,《中国医院》2023年第10期。

测评指标	一级	二级	三级	四级乙等	四级甲等	五级乙等	五级甲等
4.1 硬件基础设施情况	—	—	3.00	3.90	4.30	4.60	6.00
4.2 网络及网络安全情况	—	—	4.50	5.30	5.48	5.49	5.50
4.3 信息安全情况	—	—	1.80	2.90	3.07	3.21	4.10
4.4 业务应用系统建设情况	—	—	1.20	1.50	1.80	2.10	2.40
5.1 应用建设情况及利用情况	—	—	4.00	5.10	6.20	7.20	7.70
5.2 平台联通业务范围	—	—	1.00	2.40	2.95	3.60	4.30
等级分数	10.00	15.00	60.00	70.00	80.00	90.00	95.00

表2 中国电子病历系统应用水平等级

等级	内容
0级	未形成电子病历系统
1级	独立医疗信息系统建立
2级	医疗信息部门内部交换
3级	部门间数据交换
4级	全院信息共享,初级医疗决策支持
5级	统一数据管理,中级医疗决策支持
6级	全流程医疗数据闭环管理,高级医疗决策支持
7级	医疗安全质量管控,区域医疗信息共享
8级	健康信息整合,医疗安全质量持续提升

表3 中国医院智慧服务等级

等级	内容
0级	医院没有或极少应用信息化手段为患者提供服务
1级	医院应用信息化手段为门急诊或住院患者提供部分服务
2级	医院内部的智慧服务初步建立
3级	联通医院内外的智慧服务初步建立
4级	医院智慧服务基本建立
5级	基于医院的智慧医疗健康服务基本建立

表4　中国医院智慧管理等级

等级	内容
0 级	无医院管理信息系统
1 级	开始运用信息化手段开展医院管理
2 级	初步建立具备数据共享功能的医院管理信息系统
3 级	依托医院管理信息系统实现初级业务联动
4 级	依托医院管理信息系统实现中级业务联动
5 级	初步建立医院智慧管理信息系统

第二种思路的成熟度评价应用，典型的是中国医院协会信息管理专业委员会在 2008 年借鉴 Hype Cycle 的方法，将技术发展划分成五个阶段，绘制了中国健康信息技术的成熟度曲线（见图3）。①

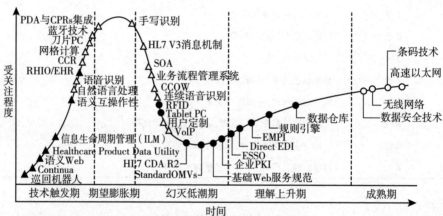

图3　中国健康信息技术的成熟度曲线

因第二种方法在评价中较注重社会期待，难以满足本报告中应用成熟度评价的要求，本报告主要基于第一种对比确定成熟度等级的思路，根据医疗人工智能产品的特性，分析并构建医疗人工智能产品应用成熟度评价模型。

---

① 李包罗、马琏、赵艳伟：《护理信息系统发展趋势》，《中国护理管理》2008 年第 12 期。

三 医疗人工智能产品应用成熟度评价模型

（一）应用成熟度评价指标体系

1. 应用成熟度评价指标的制定依据

已有研究中关于人工智能的成熟度评价、卫生信息化水平的评估、技术成熟度评估的文献，对于指导不同行业的智能化产品水平评价有重要意义，也是本报告运用文献研究法确定医疗人工智能产品应用成熟度评价维度的重要依据。本报告根据医疗人工智能应用的案例、成熟度评价的相关论文、卫生信息和智慧医疗相关的分级评价成功实践，梳理医疗人工智能产品的应用维度，具体如下。

首先，卫生信息和智慧医疗相关的应用分级评价指标。医疗人工智能产品本身是作为一项现代化技术产品应用到医疗卫生实践过程中的，因此从医院智慧服务分级评估、医院信息互联互通标准化成熟度测评、电子病历系统应用水平评价、EMRAM 等的研究成果和实践经验维度，分析其在构建评价模型时指标选取的思路，为本报告应用成熟度评价的要素构建提供参考。分析发现，对卫生领域信息化现代化技术产品的应用评价，都包含了应用数量/范围、应用效果、安全性这三个评价维度，这三个维度既体现了对医疗质量的重视，又突出了对"应用"的评价。

其次，医疗人工智能产品的应用情况分析。目前已有学者对医疗领域的人工智能应用进行研究，试图根据应用确定评价体系，或者总结医疗人工智能在应用中遇到了哪些挑战，选取与本研究相关性较强的评价指标统计频次（见表5）。根据分析结果，可发现应用评价指标可归纳为伦理与满意度、安全与隐私、成本与经济性、技术先进与创新、有效性（效率与准确）、应用场景数量与范围、临床可用性与可及性、数据质量与可解释性这几点，在构建评价指标体系时，这几方面是重要内容。

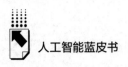

表5　相关研究中评价指标频次统计

作者	指标
赵飞等	数据质量、创新进度、应用场景(与医疗流程深度融合、伦理和患者信任)、技术人才、政策法规
王士泉等	AI性能、软件算法性能、可解释性、安全性、先进性、易用性、使用周期、成本和依赖性、可靠性、实用性
孟晓媛等	AI技术理论研究、数据基础(数据质量和数据安全)、应用场景(患者信任)、医疗伦理与主体责任
徐向东等	创新性、有用性、易用性、安全与隐私性、普适性
梁艺琼、徐向东	基础共性、基础技术支撑、技术风险模型、产品与服务、医疗健康领域应用实践、安全伦理(隐私保护、医疗伦理、应用安全)、应用评估
田楚伟等	伦理、数据质量和数量、可解释性、个性化诊疗需求
刘克军等	技术特性、创新性、伦理公平性、安全性、有效性、效率、经济性
李清等	安全性、有效性、临床需求、经济性、可及性、适宜性、创新性
王汉松等	功能性、可靠性、应用的对象及数量、场景范围、基本性能和效果
田雪晴等	有效性、可及性、可负担性、满意度、应用效果(服务效率、经济效益、社会效益)、政策评估
统计频次	伦理(6次)、安全与隐私(6次)、成本可负担与经济性(5次)、技术(5次)、有效性(4次)、创新和先进性(5次)、应用场景的患者信任和满意度(3次)、可解释性(2次)、数据质量(3次)、应用范围和普适性(3次)、临床需求和实用性(3次)、易用性(2次)、可及性(2次)、效率(2次)、政策法规(2次)、AI性能(2次)、可靠性(2次)、软件算法性能(1次)、使用周期(1次)、基础共性(1次)、产品与服务(1次)、应用评估(1次)、个性化诊疗需求(1次)、适宜性(1次)、功能性(1次)、社会效益(1次)

资料来源：赵飞等：《我国人工智能在健康医疗领域应用发展现状研究》，《中国卫生信息管理杂志》2018年第3期；王士泉等：《医疗人工智能产品应用效果的评估框架与流程研究》，《医疗卫生装备》2020年第1期；孟晓媛、张艳、陈智慧：《人工智能在中医药领域的应用与发展》，《吉林中医药》2023年第5期；徐向东、梁艺琼、李辰：《190例医疗健康人工智能应用案例分析》，《中国卫生信息管理杂志》2020年第3期；梁艺琼、徐向东：《医疗健康人工智能应用标准体系框架研究》，《中国卫生信息管理杂志》2021年第6期；田楚伟、陈翔淑、朱桓毅：《机器学习在创伤骨科中的应用与展望》，《中国修复重建外科杂志》2023年第12期；刘克军、肖月、邱英鹏：《我国人工智能医疗技术临床应用评估指南研究与应用》，《医学信息学杂志》2023年第10期；李清、邱英鹏、吴迪：《基于利益相关者理论的人工智能医疗技术临床应用评估需求分析》，《中国卫生经济》2023年第5期；王汉松、袁加俊、董斌：《医疗健康人工智能基地建设与应用评估框架研究》，《中国卫生信息管理杂志》2022年第3期；田雪晴、汤昊宬、程龙：《辅助诊疗类医学人工智能应用评估体系架构研究》，《医学信息学杂志》2020年第10期。

最后，成熟度评价的相关论文。综合分析上述已有的成熟度评价经典模型和国内外结合 CMM 构建的成熟度评价模型，本报告将医疗人工智能产品成熟度等级分为五级，分别是初始级、重复级、定义级、管理级和优化级。同时，为了使指标更具客观性和可用性，将每个指标划分为五个层次，并用可量化的语言进行描述。

2. 应用评价指标的拟定与修改

根据上述构建指标体系的思路，结合本报告评价对象的特征，指标体系可分为三方面，分别是应用范围与程度、应用效果、发展稳定性和持续性。其中应用范围与程度包括应用机构、应用标准化程度、产品与医疗流程的结合程度，应用效果包括处理效率、准确度与精度、成本分析、满意度，发展稳定性和持续性包括技术更新与迭代、数据可靠性和隐私保护、可持续发展。

在该指标体系中，应用范围与程度旨在评价产品的利用情况、在不同应用场景的易用性和在医疗实践中的实际可用性，因此该一级指标下设置应用机构、应用标准化程度、产品与医疗流程的结合程度 3 个二级指标。应用效果是应用成熟度评价的重要内容，既要考虑客观质量和新技术应用后的医疗成本，又要考虑使用者满意度，所以应用效果下设 4 个二级指标，即处理效率、准确度与精度、成本分析和满意度。发展稳定性和持续性主要针对高科技产品未来的技术先进性、数据性和可持续发展情况进行评价，归纳为技术更新与迭代、数据可靠性和隐私保护、可持续发展 3 个指标。

基于初步拟定的评价指标体系，运用专家访谈法，邀请来自与医疗人工智能相关的高校、审评部门、医院、企业的 12 名专家，分别进行面对面的非结构性访谈，以征求专家的建议，并在初步拟定的指标体系的基础上加以改进，形成最终的指标体系。

经过与专家的探讨，对指标体系进行了一定的修改。一级指标专家一致通过，无须修改。对于二级指标的表述，有专家提出一些建议，应用范围与程度中将"应用机构"修改为"应用数量"；应用效果中将"处理效率"改为"效率"、"准确度与精度"改为"准确度"；发展稳定性和持续性中将"技术更新与迭代"改为"算法模型更新与迭代"、"数据可靠性和隐私保护"

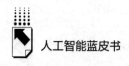

改为"数据安全和隐私保护"。综合专家的建议，进行上述修改后，形成最终的评价指标体系，包含3个一级指标和10个二级指标（见表6）。

表6　修改后的医疗人工智能产品应用成熟度评价指标体系

一级指标	二级指标
应用范围与程度	应用数量
	应用标准化程度
	产品与医疗流程的结合程度
应用效果	效率
	准确度
	成本分析
	满意度
发展稳定性和持续性	算法模型更新与迭代
	数据安全和隐私保护
	可持续发展

（二）应用成熟度评价模型等级

基于CMM评价模型和国内外结合CMM构建的成熟度评价模型，本报告初步将医疗人工智能产品应用成熟度等级分为初始级、可重复级、可定义级、可管理级和优化级。通过专家访谈，最终确定五级成熟度等级为初始级、重复级、定义级、管理级和优化级，并确定了等级特征描述内容。各等级及特征见图4。

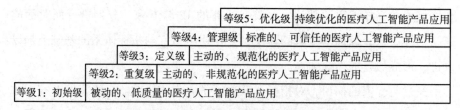

等级5：优化级　持续优化的医疗人工智能产品应用
等级4：管理级　标准的、可信任的医疗人工智能产品应用
等级3：定义级　主动的、规范化的医疗人工智能产品应用
等级2：重复级　主动的、非规范化的医疗人工智能产品应用
等级1：初始级　被动的、低质量的医疗人工智能产品应用

图4　医疗人工智能产品应用成熟度等级及特征

具体来说，每个二级指标在5个发展等级均具有不同的特征，指标释义及等级评价内容见表7。

表7　医疗人工智能产品应用成熟度评价指标释义及等级评价内容

一级指标	二级指标	指标释义	等级评价内容
1. 应用范围与程度	1.1 应用数量	要求产品应用场景明确,主要评价产品在多少家机构应用,以及具体的应用次数	等级1:产品仅在内部试用,应用次数在100次以下
			等级2:产品在1家机构应用,应用次数在100~500次
			等级3:产品在2~5家机构应用,平均应用次数在500~1000次
			等级4:产品在6~10家机构应用,平均应用次数在1000~2000次
			等级5:产品在10家以上机构应用,平均应用次数在2000次及以上
	1.2 应用标准化程度	对数据来源有明确的规范要求,形成相关技术规范标准,符合行业伦理规范	等级1:数据来源需求不明确,尚无技术规范,产品应用经过了规范的伦理审批
			等级2:对数据来源有规定,有技术规范要求,产品应用经过了规范的伦理审批
			等级3:有明确的数据来源规范和标准,形成了内部技术规范,产品应用经过了规范的伦理审批
			等级4:有明确的数据来源规范和标准,形成了行业技术规范共识,产品应用经过伦理审批,并形成了相适应的伦理审批要求
			等级5:有明确的数据来源规范和标准,形成了行业技术标准,形成了与产品应用相适应的伦理审批规范
	1.3 产品与医疗流程的结合程度	产品能够与机构现有的信息系统衔接,并能融入现有的业务环节	等级1:产品为完全独立系统,与现有系统不衔接
			等级2:产品通过接口与机构相关信息系统衔接,通过界面整合,需定制开发
			等级3:产品通过接口与机构相关信息系统衔接,通过界面整合,无须定制开发
			等级4:产品在一定范围内通过信息系统传输和收集数据,须定制开发
			等级5:产品能通过机构信息系统传输和收集数据,无须定制开发
2. 应用效果	2.1 效率	产品有利于缩短业务处理时间,提高速度	等级1:使用产品后,同类业务处理速度提高50%以内
			等级2:使用产品后,同类业务处理速度提高50%~100%
			等级3:使用产品后,同类业务处理速度提高1~2倍
			等级4:使用产品后,同类业务处理速度提高2~5倍
			等级5:使用产品后,同类业务处理速度提高5倍及以上

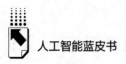

续表

一级指标	二级指标	指标释义	等级评价内容
2. 应用效果	2.2 准确度	在辅助决策支持等方面,产品生成结果与金标准的一致性和精准程度,或与人工比较的优劣	等级 1:产品生成结果与金标准的误差在 15% 以上或远低于普通人工水平
			等级 2:产品生成结果与金标准的误差在 10%~15% 或略低于普通人工水平
			等级 3:产品生成结果与金标准的误差在 5%~10% 或与普通人工水平相当
			等级 4:产品生成结果与金标准的误差在 2%~5% 或与专家水平相当
			等级 5:产品生成结果与金标准的误差在 2% 及以下或高于专家水平
	2.3 成本分析	产品可以帮助患者(客户)减少时间成本和降低经济成本	等级 1:相关成本降低 25% 以下
			等级 2:相关成本降低 25%~50%
			等级 3:相关成本降低 50%~75%
			等级 4:相关成本降低 75%~100%
			等级 5:相关成本降低 100% 及以上
	2.4 满意度	用户对于产品使用过程中的质量、效果、便捷等体验的满意程度	等级 1:用户对产品使用的满意度低于 70%
			等级 2:用户对产品使用的满意度为 70%~75%
			等级 3:用户对产品使用的满意度为 75%~80%
			等级 4:用户对产品使用的满意度为 80%~90%
			等级 5:用户对产品使用的满意度为 90% 及以上
3. 发展稳定性和持续性	3.1 算法模型更新与迭代	是否定期更新和改进算法模型、产品性能,以适应医学领域的新发展和需求	等级 1:很少或几乎没有进行算法模型更新与迭代,产品严重滞后于医学进展
			等级 2:3 年左右进行算法模型更新与迭代,未能及时应对医学领域的变化
			等级 3:2 年左右进行算法模型更新与迭代,部分适应医学领域发展
			等级 4:1 年左右进行算法模型更新与迭代,适应医学领域发展
			等级 5:半年内适时进行算法模型更新与迭代,紧密跟随医学领域的最新发展

一级指标	二级指标	指标释义	等级评价内容
3. 发展稳定性和持续性	3.2 数据安全和隐私保护	在处理医学数据时所采取的数据安全和隐私保护措施的合规性、有效性	等级1：在处理相关数据时几乎没有数据安全和隐私保护措施，存在严重的数据安全和隐私风险
			等级2：在处理相关数据时，数据安全可能存在一些问题，隐私保护措施相对不足
			等级3：在处理相关数据时，采取了一定程度的措施，确保数据基本安全，实施了隐私保护
			等级4：在处理相关数据时，采取了较强的数据安全和隐私保护措施，保障数据安全和隐私
			等级5：在处理相关数据时，采取了严格的数据安全和隐私保护措施，确保数据安全和隐私保密
	3.3 可持续发展	是否制订了长期发展计划，包括技术更新、人才引进和培养、资金支持、市场推广、产业生态融合策略等，确保企业良性运行和可持续发展	等级1：缺乏长期发展计划，几乎没有技术更新和改进，缺乏有效的市场策略，可能导致产品迅速失效
			等级2：缺乏明确的长期发展计划，技术更新和改进较少，市场推广和用户培训有限，可能影响产品的长期使用
			等级3：有一定的长期发展计划，偶尔进行技术更新和改进，有融资方案，提供基本的市场推广和用户培训，以维持产品的基本稳定
			等级4：具有较完善的长期发展计划，定期进行技术更新和改进，融资计划明确且落实到位，重视人才培养，市场推广持续发展，保障产品性能和用户体验
			等级5：具有完善的长期发展计划，及时进行技术更新和改进，资金充裕，人才梯队合理，人才储备充分，市场持续发展，主动打造产业生态，用户体验良好

（三）成熟度评价指标算法设计

本报告通过专家访谈法，已确定了评价医疗人工智能产品应用成熟度的指标，接下来要确定各项指标的权重，以反映各项指标在应用成熟度评价中的重要程度，使评价更具科学性和实用性。

本报告拟采用层次分析法（Analytic Hierarchy Process，AHP），运用

YAAHP 软件，构建层次分析模型，进行群决策分析，确定各项指标权重。层次分析法是美国匹兹堡大学运筹学家 A. L. Saaty 于 20 世纪 70 年代提出来的一种定性与定量相结合的系统化、层次化分析方法，它的基本原理是依据研究问题所涉的各因素及其相互关系，构建一个有序的层次分析结构，并通过经验判断和科学计算确定各个要素的相对重要性，为决策提供参考，适用于具有复杂层次结构的多目标决策问题。[①] YAAHP 软件是一款基于层次分析法基本思想的可视化建模与计算软件，能够在软件中绘制直观可见的层次模型、输入判断矩阵数据、进行一致性检验、计算总目标或子目标排序权重等，适用于涉及多位专家调查的群决策。在对判断矩阵进行一致性检验时，对于不一致的情况，YAAHP 软件能够在最大限度地保留专家决策数据的前提下自动修正，具有数据处理精准、操作便捷的优点。[②]

本报告邀请了来自高校、科研机构、医院和企业等单位的 12 位医疗人工智能领域的专家，采用 1~9 标度法（见表 8）对指标体系中的各指标进行两两比较，并构建判断矩阵，通过计算获得各指标权重值。基于本报告的评价指标体系，在专家问卷中构建了 4 个判断矩阵，对一级指标进行两两比较，还对"应用范围与程度"、"应用效果"和"发展稳定性和持续性"下的二级指标分别进行两两比较。

表 8　1~9 标度法

重要性标尺	含义
1	表示两个因素相比，具有同样的重要性
3	表示两个因素相比，前者比后者稍微重要
5	表示两个因素相比，前者比后者明显重要

---

① 张炳江编著《层次分析法及其应用案例》，电子工业出版社，2014。
② 陈岱琪、孙思浓、王连民：《基于 YAAHP 软件构建量化社会保障评价指标体系》，《黑龙江科技信息》2016 年第 21 期。

重要性标尺	含义
7	表示两个因素相比,前者比后者强烈重要
9	表示两个因素相比,前者比后者极端重要
2,4,6,8	表示上述相邻判断的中间值
1~9 的倒数	表示相应两个因素交换次序比较的重要性

计算权重时,先计算出应用成熟度评价指标判断矩阵的最大特征根(λ_{max})和矩阵的特征向量,然后对矩阵进行一致性检验,判断矩阵的最大特征根,见公式(1):

$$\lambda_{max} = \sum_{i=0}^{n} \frac{(AW)_i}{m W_i} \tag{1}$$

其中,W 代表特征向量,A 代表判断矩阵,m 代表矩阵行数,n 代表矩阵列数,i 代表第 i 个特征向量且小于列数。

用一致性检验判断专家问卷结果的判断矩阵一致性,当随机一致性比率(CR)小于 0.1 时,即认为判断矩阵具有满意的一致性,否则就需要调整判断矩阵,使之具有满意的一致性,见公式(2)和公式(3):

$$CI = \frac{\lambda_{max} - n}{n - 1} \tag{2}$$

$$CR = \frac{CI}{RI} \tag{3}$$

其中,n 代表判断矩阵中的指标数,即 n 阶。

对于本报告采用的 1~9 阶判断矩阵,公式(3)中平均随机一致性指标(RI)的值见表9。

表9　平均随机一致性指标

1	2	3	4	5	6	7	8	9
0.00	0.00	0.58	0.90	1.12	1.24	1.32	1.41	1.45

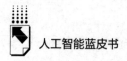

根据上述公式，12 位专家问卷结果的判断矩阵一致性均通过了检验。CR 和 λ_{max} 的值见表 10。

表 10　专家问卷结果判断矩阵一致性检验情况

专家	一级指标		应用范围与程度		应用效果		发展稳定性与持续性	
	CR	λ_{max}	CR	λ_{max}	CR	λ_{max}	CR	λ_{max}
专家一	0.0000	3.0000	0.0000	3.0000	0.0579	4.1545	0.0370	3.0385
专家二	0.0000	3.0000	0.0000	3.0000	0.0579	4.1545	0.0000	3.0000
专家三	0.0279	3.0291	0.0279	3.0291	0.0579	4.1545	0.0772	3.0803
专家四	0.0000	3.0000	0.0370	3.0385	0.0888	4.2370	0.0000	3.0000
专家五	0.0000	3.0000	0.0279	3.0291	0.0989	4.2640	0.0000	3.0000
专家六	0.0000	3.0000	0.0624	3.0649	0.0432	4.1155	0.0279	3.0291
专家七	0.0000	3.0000	0.0370	3.0385	0.0432	4.1155	0.0370	3.0385
专家八	0.0000	3.0000	0.0000	3.0000	0.0742	4.1981	0.0370	3.0385
专家九	0.0000	3.0000	0.0000	3.0000	0.0579	4.1545	0.0000	3.0000
专家十	0.0000	3.0000	0.0000	3.0000	0.0523	4.1397	0.0000	3.0000
专家十一	0.0000	3.0000	0.0370	3.0385	0.0742	4.1981	0.0000	3.0000
专家十二	0.0000	3.0000	0.0579	4.1545	0.0579	4.1545	0.0772	3.0803

计算各指标对系统目标的合成权重，进行总排序，以确定指标体系中最底层各元素在总目标中的重要程度。

经过 YAAHP 软件计算，最终各项指标的权重结果见表 11。

表 11　医疗人工智能产品应用成熟度评价指标权重

一级指标	权重	二级指标	权重
应用范围与程度	0.33	应用数量	0.10
		应用标准化程度	0.08
		产品与医疗流程的结合程度	0.15
应用效果	0.40	效率	0.08
		准确度	0.15
		成本分析	0.07
		满意度	0.10
发展稳定性和持续性	0.27	算法模型更新与迭代	0.09
		数据安全和隐私保护	0.12
		可持续发展	0.06

考虑到评价时的可操作性和可解释性，本报告在打分时借鉴李克特五级量表的评分思路。根据指标的 5 个成熟度等级，在 0~10 分区间打分，可得到每个指标的成熟度得分。完成各指标评分后，根据计算公式，计算某医疗人工智能产品应用成熟度评价得分，并确定成熟度等级，见公式（4）：

$$C = \sum C_{ij} W_{ij} \tag{4}$$

其中，C 代表成熟度分值，W 代表权重，i 代表一级指标，$i = 1$，2，3，j 代表二级指标，$j = 1$，2，3，4，例如 C_{21} 表示"效率"的分值。

医疗人工智能产品应用成熟度等级分数设置情况见表 12。

表 12　医疗人工智能产品应用成熟度等级分数设置

应用成熟度等级	分数
等级 1：初始级	0<得分≤2
等级 2：重复级	2<得分≤4
等级 3：定义级	4<得分≤6
等级 4：管理级	6<得分≤8
等级 5：优化级	8<得分≤10

四　医疗人工智能产品应用成熟度评价模型的特点与不足

（一）医疗人工智能产品应用成熟度评价模型的特点

具有一定的创新性。基于应用的视角，首次构建了关于医疗人工智能产品应用的成熟度评价模型。本报告构建的应用成熟度评价模型，设置了阶梯式的 5 个等级，蕴含了对应用的动态评价思维，不只是对应用现状的评价和思考。从应用的角度出发，设置了应用范围与程度、应用效果、发展稳定性和持续性三个方面的指标，考虑的维度较为全面。

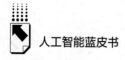
具有一定的科学性。在模型构建的过程中，先后运用文献研究法、专家访谈法、层次分析法和YAAHP软件，确定了指标及权重。结合了定性和定量方法的优势，既吸收了已有的研究基础和专家的宝贵经验，又在一定程度上降低了主观性影响，使最后的评价模型更为科学和客观，具有一定的实用性和可解释性。已有的关于医疗人工智能的评价指标体系，多是思考与展望可能出现的挑战，提出需重视的问题。本报告有针对性地对该类产品的应用情况进行综合考量，每个指标的评价内容较为量化，评价过程易操作，评价结果可解释。实用性和可解释性具体体现在以下几点：一是可以确定某产品在应用中总的成熟度等级，明确发展空间；二是根据二级指标得分，分辨优势与不足，找出该产品未来的改进方向；三是根据指标体系中不同指标的权重，清晰地确定应关注的应用重点。

（二）医疗人工智能产品应用成熟度评价模型的不足

本应用成熟度评价模型的构建受调研范围等影响仍存在一些不足之处。评价指标体系在筛选时主要考虑通用型产品，没有对细分领域的医疗人工智能产品设置不同的评价指标。因而，在对专用型软件进行应用成熟度评价时，可能存在评价不全面的情况。后续研究中，会考虑各类型医疗人工智能产品的应用情况，进一步完善应用成熟度评价指标体系。

本报告着重进行了医疗人工智能产品应用成熟度评价模型的构建，暂未进行实证分析。对某种医疗人工智能产品进行应用成熟度评价，既能对产品本身的应用成熟度进行一定的判断，指出未来产品升级的方向，又能对该评价模型进行检验，发现模型本身的优势与可改进之处。

医学人工智能科技投入产出
与技术前沿研究

周毅 刘迷迷 赵霞 傅昊阳 王哲*

摘　要： 本报告基于官方统计数据和实际调查数据，对我国医学人工智能科研资金投入和科研课题立项方面进行了全面的统计、分析与综合评价。同时，以高校、科研机构和企业技术力量为研究对象，从科技论文产出和专利产出两个角度深入分析了当前我国医学人工智能领域的科技产出情况。在分析科技投入和产出状况的基础上，建立了针对我国医学院校和相关科研机构的医学人工智能科技投入和产出分析模型。此外，对我国医学人工智能领域人才培养与学科建设情况进行了统计分析，综合反映了我国医学人工智能领域的人才培养状况。利用科学计量与信息可视化方法对医学人工智能领域的研究文献进行处理，分析医学人工智能领域相关技术的发展脉络，并探测当前该领域的研究热点。

关键词： 医学人工智能　科技投入　科技产出　智慧医疗

一　高校医学人工智能科研机构建设

随着人工智能技术的飞速发展，医学领域正迎来一场深刻的变革。人工

---

* 周毅，博士，教授，博士生导师，中山大学中山医学院，主要研究方向为医学大数据与人工智能；刘迷迷，博士，讲师，重庆医科大学医学信息学院，主要研究方向为健康医疗数据分析挖掘与智能应用；赵霞，博士，高级工程师，中国人民解放军南部战区总医院；傅昊阳，教授级高工，广东省中医院主任；王哲，中山大学中山医学院博士研究生。

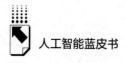
智能为医疗健康领域带来了新的可能性和前所未有的机遇。在这一背景下，国内高校纷纷积极投身医学人工智能科研机构的建设，以推动医学与人工智能技术的融合，为人类健康事业注入新的活力。

北京大学、清华大学、复旦大学、上海交通大学、浙江大学、中山大学等国内"双一流"高校长期以来都扮演着科技创新的重要角色，医学人工智能科研机构的建设则是其在科技领域持续创新的生动体现。通过搭建跨学科的研究平台，将医学专业知识与人工智能技术相结合，这些高校建立的医学人工智能科研机构为培养高水平人才、推动前沿研究和促进技术创新等作出了巨大的贡献。

这些医学人工智能科研机构涵盖了多个研究领域，如医学影像分析、药物研发、临床决策支持、健康管理等。借助先进的技术手段，这些机构致力于解决医疗领域面临的难题，提高医疗服务的质量和效率。例如，通过深度学习技术，医学影像分析相关科研机构开发了自动识别病变、辅助医生诊断的智能系统；在药物研发领域，相关机构借助大数据分析和模拟技术，加速新药分子的筛选和设计过程；在健康管理方面，人工智能相关科研机构开发了智能监测系统，帮助个体实时监测健康状态，预测潜在疾病风险。

国内高校医学人工智能科研机构的建设旨在引领医学领域的技术革新与创新。通过融合医学知识和人工智能技术，这些机构为提高医疗水平、促进医疗健康事业的可持续发展做出了重要贡献。在未来，这些机构将继续努力，为人类健康事业探索出更多新的可能性。

（一）发展历程

中国高校医学人工智能科研机构的发展历程可分为三个阶段。起步阶段（2010 年前），部分高校开始开展人工智能与医学的交叉研究。初步发展阶段（2010~2015 年），计算机科学与医学院系合作设立研究小组，探索人工智能在医学中的应用。蓬勃发展阶段（2015 年至今），政府的政策支持和资金投入促使高校设立独立医学人工智能科研机构，拓展研究领域，如医学影像分析、临床决策支持、药物研发等。通过合作与创新，这些机构培养了一批优秀人才，将人工智能技术逐渐深入应用于医学领域，并取得了重要成果，推动了中国医疗健康事业的智能化发展。

（二）建设情况

本报告围绕关键词"医学+AI"对国内 158 所高校建设医学人工智能相关科研机构的情况进行调查与资料汇总。其中 147 所为"双一流"高校，其余 11 所为 2023 年软科排名前 20 的医学类高校，分别为首都医科大学、哈尔滨医科大学、南方医科大学、重庆医科大学、安徽医科大学、温州医科大学、中国医科大学、河北医科大学、大连医科大学、福建医科大学以及广西医科大学。本报告所收集的关于高校医学人工智能科研机构建设情况的资料均来源于各大高校网站以及各高校所在省、市公开信息网站。

公开数据显示，158 所高校中，共有 65 所高校建设了医学人工智能相关科研机构，占比 41%。表 1 列举了医学人工智能相关科研机构数量排名前 20 的高校。可见，清华大学、浙江大学、吉林大学、哈尔滨工业大学、中山大学以及上海交通大学拥有 4 所以上的医学人工智能相关科研机构。下文将对清华大学和浙江大学医学人工智能相关科研机构建设情况展开详细的叙述。

表 1　国内各高校建立医学人工智能相关科研机构数量（数量排名前 20）

单位：所

序号	学校	数量	序号	学校	数量
1	清华大学	6	11	苏州大学	3
2	浙江大学	6	12	北京航空航天大学	3
3	吉林大学	6	13	北京理工大学	3
4	哈尔滨工业大学	6	14	华中科技大学	3
5	中山大学	5	15	武汉大学	3
6	上海交通大学	5	16	东南大学	3
7	北京大学	4	17	南开大学	3
8	中南大学	4	18	复旦大学	3
9	大连理工大学	3	19	中国科学与技术大学	2
10	天津大学	3	20	厦门大学	2

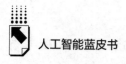
1. 清华大学医学人工智能相关科研机构

公开资料显示，清华大学共建设了 6 所医学人工智能相关科研机构，分别为清华大学精准医学研究院、清华大学医学院医学数据技术研究中心、清华大学智慧医疗研究院、清华大学医院管理研究院健康医疗大数据与循证医学研究中心、医学人工智能研究与验证实验室（首都医科大学共建）以及中山三院—清华珠三角研究院医学人工智能联合研究中心。以清华大学精准医学研究院为例，该研究院成立于 2016 年，专注于五大主要疾病领域，包括肝胆胰疾病、消化系统疾病、神经系统疾病、肿瘤和免疫性疾病。该研究院通过理学、工学、生命科学等领域在基础医学与临床医学之间架起紧密的桥梁，形成了一体化的产学研创新联盟。正通过运用现代科技，推动医学领域的创新发展，提升健康医疗服务的效能，从而塑造全新的医学发展格局。

2. 浙江大学医学人工智能相关科研机构

公开资料显示，浙江大学共建设了 6 所医学人工智能相关科研机构，分别为浙江大学健康医疗大数据国家研究院、浙江大学睿医人工智能研究中心、浙江大学温州研究院医学人工智能研发中心、浙江大学温州研究院智慧健康评估中心、浙江大学山东工业技术研究院医学人工智能研究中心以及浙江—芬兰儿童健康人工智能联合实验室。以浙江大学健康医疗大数据国家研究院为例，该研究院成立于 2018 年 6 月 30 日，致力于构建一系列前沿研究平台，主要包括数智健康实验室、心理认知与行为健康研究中心、妇幼健康研究中心以及 AI 与营养大数据研究中心。通过这些平台，研究院将攻克健康医疗大数据融合与辨析的难题，推动大数据在健康研究中的应用。同时，该研究院引入了多学科人才，涉及健康医疗大数据和大样本库构建、可变风险因素分析、新型生物标志物挖掘、环境与健康研究、风险预测与医学人工智能应用、传染病防控等领域。

（三）重点研究领域

根据本报告所收集的资料，分析发现国内高校医学人工智能相关科研机构主要关注以下几个研究领域。

医学影像分析：人工智能在医学影像重建、识别、分割和分析方面取得了突破，如肿瘤检测、疾病早期诊断等。代表科研机构有北京大学健康医疗大数据国家研究院智能医学影像中心、吉林大学白求恩医学部医学影像人工智能重点实验室等。

临床决策支持：通过分析大量的患者数据，利用人工智能辅助医生进行临床决策，提高诊断的准确性和效率。代表科研机构有清华大学智慧医疗研究院、清华大学精准医学研究院等。

药物研发：利用人工智能加速药物分子的筛选和设计过程，为新药研发提供新的思路。代表科研机构有电子科技大学医学院特需药物与人工智能融合创新平台、南京大学人工智能生物医药技术研究院等。

基因组学与个性化医疗：基于个体基因信息的个性化医疗正在成为趋势，人工智能在该领域的应用可以更好地预测疾病风险、制定个性化治疗方案等。相关代表科研机构有中山大学精准医学科学中心、上海交通大学张江高等研究院人工智能生物医药中心等。

健康管理与预测：结合大数据和人工智能技术，实现对个体健康状况的实时监测和预测，提前干预潜在疾病。代表科研机构有华南理工大学智能医疗与辅助装置研究中心、中山六院—佳都医疗 AI 研究院等。

医疗机器人与智能医疗设备：医疗机器人与智能医疗设备的发展也是研究的重点之一，如手术机器人、护理机器人等。代表科研机构有北京航空航天大学医学科学与工程学院大数据精准医疗高精尖创新中心、北京理工大学医工融合研究院精准医学系统智能控制与决策实验室等。

（四）建设的机遇与挑战

随着人工智能技术的迅猛发展，中国高校医学人工智能科研机构的建设正迎来前所未有的机遇与挑战。这些机构在推动医学领域的创新和变革方面发挥着重要作用，然而也面临诸多需要克服的挑战。

从发展机遇来看，医学人工智能科研机构的建设为高校提供了一个跨学

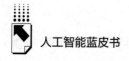
科合作的平台。计算机科学、医学、生物学等不同领域的专家可以会聚在一起，共同探索医学与人工智能的交叉点，促进知识交流与合作，创造出更具前瞻性和创新性的研究成果。医学人工智能科研机构在改善医疗服务和健康管理方面具有巨大潜力。利用人工智能技术，可以实现医学影像的自动分析、辅助临床决策、精准的个性化治疗等，提高医疗效率和准确性，从而改善患者的就医体验和健康状况。此外，医学人工智能科研机构的建设也有助于推动技术创新和产业发展。研究成果的转化和应用将促进医疗器械、药物研发等领域的创新，推动医学科技产业的升级和发展。

医学人工智能科研机构建设也面临一些挑战。首先，医学数据的隐私保护和安全问题需要得到妥善解决。医学研究涉及大量的个人隐私数据，如何保护数据安全，确保数据的合法使用成为亟待解决的问题。其次，跨学科合作的难度和沟通成本也是两大挑战。医学和人工智能领域的专业知识复杂多样，不同领域的专家需要进行有效的合作和交流，以取得更好的研究成果。最后，医学人工智能技术在临床应用中还需要充分地验证和监管，以确保其安全性和有效性。同时，培训医疗人员使用这些技术也是一个挑战，需要建立相应的培训体系和指导标准。

总之，中国高校医学人工智能科研机构在短时间内取得了显著的进展，为医疗健康领域的创新提供了新的机遇，但仍然需要克服一系列技术、伦理和管理等方面的挑战。同时，还需要与医疗实践更加紧密地结合，确保研究成果能够真正地应用于临床，造福患者。通过持续的努力，中国高校医学人工智能科研机构有望在未来取得更为重大的突破，为人类健康事业做出更大贡献。

二　医学人工智能人才培养与学科建设

根据教育部网站公布的专业备案或审批结果资料以及高校网站招生信息，调查统计我国高校目前开设人工智能相关专业的名称、学制、学位类型、培养学生数量、师资力量、博硕点开设学科等人才培养数据。由于大多数高校网站不公开开设专业名称、学制、学位类型、培养学生数量、师资力量、博硕点开设学科等人才培养数据，因此本报告主要根据教育部网站公布的专业备案或审批结果资料分析我国高校目前开设人工智能相关专业的情况。本报告对 2010~2022 年中国高校开设人工智能相关专业的情况进行了统计汇总，所有专业学制均为 4 年，毕业时均授予工学学位。

（一）智能科学与技术专业和人工智能专业建设

与人工智能密切相关的专业包括智能科学与技术专业和人工智能专业。其中智能科学与技术专业的专业代码于 2013 年进行了修改，原专业代码为 080627S，现专业代码为 080907T，该专业于 2003 年由北京大学智能科学系提出成立。

图 1 描绘了 2010~2022 年中国高校设立智能科学与技术专业的趋势，可以看出对于智能科学与技术专业，各高校在 2016 年之前设立热度并不明显，而在 2016 年后开设该专业的高校数量大幅提升，2018 年达到当年开设高校数量顶峰，这可能与中国《新一代人工智能发展规划》等人工智能相关国家政策、战略规划的发布和实施有关。2018 年之后的 4 年间开设该专业的高校数量又逐步回落至个位数，这可能与 2018 年开始开设新的、与智能科学与技术专业相近的人工智能专业有关，各高校开设该专业的意向减弱。

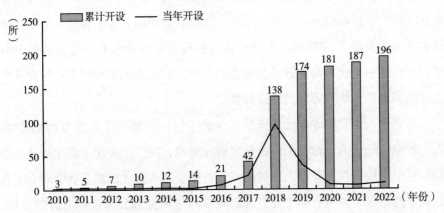

图 1　2010~2022 年中国开设智能科学与技术专业的高校数量

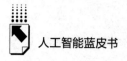

人工智能专业是 2018 年新开设并进行招生的专业，专业代码为080717T。图 2 描述了 2018~2022 年中国新开设人工智能专业的高校数量，从图中可以看出各高校对于设立人工智能专业非常积极。

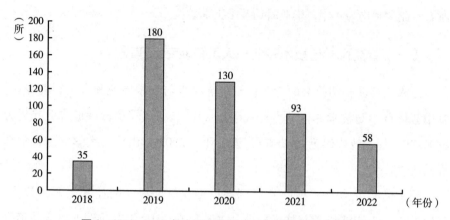

图 2　2018~2022 年中国新开设人工智能专业的高校数量

具体而言，2018 年上海交通大学、同济大学、南京大学、浙江大学、四川大学、重庆大学等共 35 所高校同时开设了人工智能专业。2019 年中国人民大学、复旦大学、华中科技大学、首都师范大学等共 180 所高校同时开设了该专业。2020 年清华大学、中山大学、中南大学、湖南大学等共 130 所高校开设了人工智能专业。值得注意的是，在 2021 年和 2022 年，也分别有 93 所和 58 所高校开设了这一专业。仅仅在 5 年内，人工智能专业从一个新专业迅速发展至 2022 年共有 496 所高校同时开设的专业。尤其是在 2019 年，开设这一专业的高校数量激增至 180 所，显示出人工智能专业在近几年人才培养和科学研究方面的热点特性。

总之，人工智能专业的快速发展反映了这一领域的巨大潜力和重要性。人工智能已经成为全球范围内的重要研究领域，并广泛应用于各个行业和领域。对于高校而言，开设人工智能专业有助于培养人才以满足社会对人工智能人才的需求，同时有助于促进各高校在科学研究和技术创新方面的发展。上述数据表明，人工智能将是未来学术和职业发展的关键领域之一。

（二）智能控制和智能制造类专业建设

除了智能科学与技术专业和人工智能专业之外，还有其他与人工智能相关的专业。这些专业涵盖了人工智能技术应用的各个领域，包括智能制造工程、智能建造、电气工程与智能控制、智能感知工程、智能车辆工程等。虽然与智能科学与技术专业和人工智能专业相比，这些专业的开设数量较少，但同样发挥着重要的作用，并培养了一批在相关领域具备专业知识和技能的人才。

通过对 2010~2022 年的数据进行统计，发现中国高校共开设了 23 个涉及人工智能技术应用但与人工智能不十分相关的智能控制和智能制造类专业。这些专业的设置旨在培养学生在智能制造和智能控制领域的技术应用能力。具体来看，有 309 所高校开设了智能制造工程专业，有 110 所高校开设了智能建造专业，有 74 所高校开设了建筑电气与智能化专业，有 45 所高校开设了电气工程与智能控制专业，有 44 所高校开设了智能电网信息工程专业，有 32 所高校开设了智能感知工程专业，有 31 所高校开设了智能车辆工程专业，有 16 所高校开设了农业智能装备工程专业，有 14 所高校开设了智能采矿工程专业，有 10 所高校开设了智能交互设计专业，有 9 所高校开设了工业智能专业，有 4 所高校开设了智能无人系统技术专业。此外，分别有 7 所高校开设了智能材料与结构专业、智能装备与系统专业、智能影像工程专业；分别有 5 所高校开设了智能工程与创意设计专业、智能测控工程专业；分别有 3 所高校开设了智慧交通专业、电机电器智能化专业；分别有 2 所高校开设了智能运输工程专业、智能体育工程专业；分别有 1 所高校开设了建筑设施智能技术专业、智能飞行器技术专业、智能地球探测专业。虽然与开设人工智能相关专业的高校数量相比较少，但它们在推动人工智能技术应用和发展中发挥着重要的作用。这些专业通过培养具备人工智能应用相关专业知识和技能的人才，为人工智能行业的发展和创新贡献力量。

图 3 描述了 2010~2022 年中国设立智能控制和智能制造类专业的高校

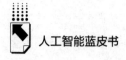
数量。从图中可以看出，2010~2017 年，设立智能控制和智能制造类专业的高校数量总体呈增加态势。而 2018~2020 年，开设该类专业的高校数量快速上升。虽然 2021 年开设数量有所回落，但 2022 年又重新上涨至顶峰。

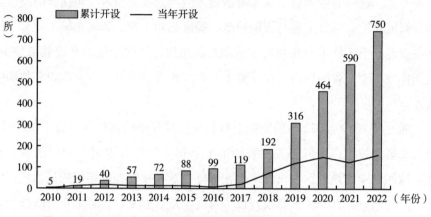

图 3　2010~2022 年中国开设智能控制和智能制造类专业的高校数量

（三）智能医学工程专业建设

对于医学人工智能方向专业，图 4 描述了 2017~2022 年中国新开设智能医学工程专业的高校数量。根据《教育部关于公布 2017 年度普通高等学校本科专业备案和审批结果的通知》（教高函〔2018〕4 号），天津大学、南开大学两所高校首次开设智能医学工程专业，专业代码为 101011T，学制 4 年，毕业时授予工学学位，计划 2018 年开始本科招生。2018 年，东北大学、重庆大学、西安电子科技大学、天津医科大学、大连东软信息学院、新乡医学院三全学院、重庆医科大学等 7 所院校也相继开设智能医学工程专业。2019~2021 年开设该专业的高校数量总体呈增加态势，其中 2020 年哈尔滨医科大学、广东药科大学、南方科技大学、北京航空航天大学等 23 所高校同时开设该专业。2023 年 12 月 2 日，教育部联合多所高校启动智能医学工程专业"101 计划"，计划依托全国智能医学工程教育联合体，统筹组织国内外相关高校，共同建设一流核心课程、教材和实践项目，打造一支高水平核心师资团队，构建学科、学制、课程、科教融通的长周期培养体系，推动智能医学拔尖人才培养中国方案落地见效。

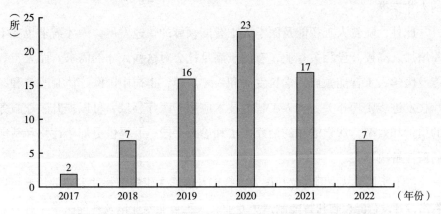

图4　2017~2022年中国新开设智能医学工程专业的高校数量

2017~2020年，中国开设智能医学工程专业的高校数量呈现明显的增长趋势。这一趋势反映了医学领域对人工智能技术应用的迫切需求。随着人工智能在医学领域的快速发展，智能医学工程专业的建设将为培养掌握医学知识和人工智能技术的交叉人才提供更好的平台。

智能医学工程专业的学生学习医学基础知识、人工智能算法与技术、医疗数据处理与分析等课程，能够运用人工智能技术开发智能医疗设备、优化医疗流程，并能利用大数据和机器学习等技术从海量医疗数据中提取有用的信息，为医务人员提供决策支持。同时，开设智能医学工程专业的高校通过与医疗机构和企业的合作，开展医学人工智能的研究与应用。这种校企合作模式不仅促进了专业知识与实践的结合，也为学生提供了更多的实习与就业机会。

（四）人才培养与学科建设总体情况

随着科技的不断进步和社会对人工智能应用的需求不断增长，人工智能已经成为国家发展战略。在这一背景下，中国高校积极响应国家号召，加强相关专业的建设与发展，致力于推动人工智能及医学人工智能领域的人才培养、学科建设和前沿研究。这些专业的开设促进了学科间的融合与合作，培养出具备跨学科背景的人才，为人工智能技术的创新与产业应用提供了坚实的人才支撑。

此外，随着人工智能及医学人工智能领域的快速发展，人才需求也在不断增加。高校开设相关专业，有助于满足社会对这些人才的需求。而人工智能及医学人工智能领域的学科发展和人才培养，也与中国医疗体制改革和医疗技术进步密切相关。将人工智能技术应用于医疗领域，可以提升医疗服务的质量和效率，探索潜在的治疗方法和诊断手段，并提供更加个性化和精准的医疗解决方案。

综上所述，从中国高校开设人工智能及医学人工智能相关专业的情况可以看出，开设智能控制和智能制造类专业、人工智能专业以及智能医学工程专业的高校数量在2010~2022年总体呈增加态势。尤其是在2017年7月国务院发布《新一代人工智能发展规划》之后，2018年开设人工智能专业的高校数量有了显著增长。人工智能及医学人工智能领域的专业开设和发展在中国高校得到了广泛的关注和重视，将成为未来学科发展、人才培养和科学研究的重要热点。政府、高校和企业应该加强合作，共同推动人工智能及医学人工智能领域的发展，培养更多高素质的人才，为中国科技创新和社会发展做出更大的贡献。

三　医学人工智能科技投入情况

科学研究立项是国家及地方政府支持基础研究和应用基础研究的主要经费来源，反映了国家及地方政府对科研院所、高校等机构的科研基金投入情况，在很大程度上间接反映了科研院所、高校等机构对科学研究的投入。本报告从国家自然科学基金管理信息系统、国家科技管理信息系统等网站，以及广东省、浙江省、江苏省、北京市、上海市等地方政府、科技厅、科技委员会或科技局等网站中收集医学人工智能相关科研项目立项数据，以此为基础分析目前在医学人工智能领域各机构承担的科研课题情况，以及国家和地方政府在医学人工智能领域的科研基金投入情况。

（一）国家自然科学基金课题立项情况

国家自然科学基金是医学人工智能科技投入的主要渠道之一，国家自然科学基金按照资助类别可分为面上项目，重点项目，重大项目，国家杰出青年科学基金，海外、港澳青年学者合作研究基金，创新研究群体科学基金，国家基础科学人才培养基金，专项项目，联合资助基金项目，以及国际（地区）合作与交流项目等。通过亚类说明、附注说明，还可将一些资助类别进一步细化。

表2展示了2000~2022年各机构承担国家自然科学基金医学人工智能领域科研项目的情况，其中2022年为不完全统计数据。本报告截取了承担项目数量排名前30的机构，从表中可以看出，北京大学、西安交通大学、上海交通大学、清华大学、华中科技大学、浙江大学、东南大学和重庆医科大学等机构承担的国家自然科学基金医学人工智能领域科研项目数量较多。因此，这些机构是中国医学人工智能领域的核心研究机构。

表2　2000~2022年各研究机构承担国家自然科学基金医学人工智能领域科研项目情况

单位：项

序号	机构名称	项目数量	序号	机构名称	项目数量
1	北京大学	22	12	华南师范大学	5
2	西安交通大学	17	13	哈尔滨医科大学	5
3	上海交通大学	13	14	中国人民解放军总医院	5
4	清华大学	10	15	杭州电子科技大学	5
5	华中科技大学	8	16	南开大学	4
6	浙江大学	8	17	中国药科大学	4
7	东南大学	8	18	四川大学	4
8	重庆医科大学	7	19	陕西师范大学	4
9	首都医科大学	6	20	西南大学	4
10	电子科技大学	6	21	山西大学	4
11	中国科学院深圳先进技术研究院	6	22	信阳师范学院	4

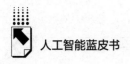
续表

序号	机构名称	项目数量	序号	机构名称	项目数量
23	复旦大学	3	27	南方医科大学	3
24	华东师范大学	3	28	中国人民解放军第四军医大学	3
25	中国科学院数学与系统科学研究院	3	29	中国科学技术大学	3
26	国家纳米科学中心	3	30	哈尔滨工业大学	3

图5是2008~2022年国家自然科学基金医学人工智能领域科研项目立项数量,其中2022年为不完全统计数据。可以看出2008~2010年立项数量逐年减少,2011~2013年立项数量呈快速增长趋势,2014年立项数量有所减少,2015~2018年立项数量总体呈现增长趋势,突破30项,2020年的立项数量达到峰值53项。

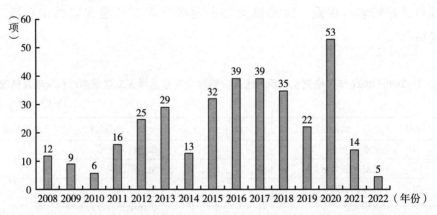

图5 2008~2022年国家自然科学基金医学人工智能领域科研项目立项数量

(二)国家重点研发计划课题立项情况

本报告统计了科技部国家科技管理信息系统发布的2015~2022年国家重点研发计划重点专项等医学人工智能领域科研项目立项情况。其中"数字诊疗装备研发"重点专项66项,"主动健康和老龄化科技应对"重点专项 21 项，"智能机器人"重点专项 18 项，"中医药现代化研究"重点专项 15 项，"科技冬奥"重点专项 5 项，"变革性技术关键科学问题"重点专项和"精准医学研究"重点专项各 4 项，国家火炬计划项目共 3 项，"生殖健康及重大出生缺陷防控研究"重点专项、"合成生物学"重点专项、"纳米科技"重点专项和"云计算和大数据"重点专项各 2 项，"发育编程及其代谢调节"重点专项、"国家质量基础的共性技术研究与应用"重点专项、"重大慢性非传染性疾病防控研究"重点专项和国家新一代人工智能开放创新平台各 1 项（见表 3）。

表 3　2015~2022 年国家重点研发计划重点专项等医学人工智能领域科研项目立项情况

单位：项

项目来源	项目数量	项目来源	项目数量
"数字诊疗装备研发"	66	"生殖健康及重大出生缺陷防控研究"	2
"主动健康和老龄化科技应对"	21	"合成生物学"	2
"智能机器人"	18	"纳米科技"	2
"中医药现代化研究"	15	"云计算和大数据"	2
"科技冬奥"	5	"发育编程及其代谢调节"	1
"变革性技术关键科学问题"	4	"国家质量基础的共性技术研究与应用"	1
"精准医学研究"	4	"重大慢性非传染性疾病防控研究"	1
国家火炬计划项目	3	国家新一代人工智能开放创新平台	1

分析国家重点研发计划重大专项等医学人工智能领域科研项目牵头承担单位，在牵头承担项目数量排名前 20 的单位中，北京大学牵头承担 5 项，首都医科大学、上海交通大学和中山大学各牵头承担 4 项，中国人民解放军总医院、中国科学院、华中科技大学、清华大学和中国中医科学院各牵头承担 3 项，湖南明康中锦医疗科技有限公司、北京医院、中南大学、南方医科大学、苏州大学、中国医学科学院、山东大学、南京大学、北京理工大学、浙江大学和北京中医药大学各牵头承担 2 项（见表 4）。其中承担一项的单位较多，因此不再赘列。

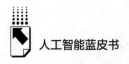

表4 各机构承担国家重点研发计划重点专项等医学人工智能领域科研项目情况

单位：项

序号	机构名称	项目数量	序号	机构名称	项目数量
1	北京大学	5	11	北京医院	2
2	首都医科大学	4	12	中南大学	2
3	上海交通大学	4	13	南方医科大学	2
4	中山大学	4	14	苏州大学	2
5	中国人民解放军总医院	3	15	中国医学科学院	2
6	中国科学院	3	16	山东大学	2
7	华中科技大学	3	17	南京大学	2
8	清华大学	3	18	北京理工大学	2
9	中国中医科学院	3	19	浙江大学	2
10	湖南明康中锦医疗科技有限公司	2	20	北京中医药大学	2

（三）部分省市科研课题立项情况

图6统计了2015～2022年北京市、上海市、广东省、浙江省、江苏省医学人工智能领域科研项目立项情况。可以看出2015～2022年各省市医学人工智能领域科研项目立项数量总体呈增加态势。其中，广东省医学人工智

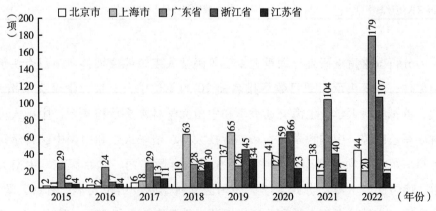

图6 2015～2022年北京市、上海市、广东省、浙江省、江苏省
医学人工智能领域科研项目立项情况

能领域科研项目立项数量最多，2015~2020 年数量较少，2021 年和 2022 年迅速增加，均超过 100 项。

表 5 统计了 2015~2022 年北京市、上海市、广东省、浙江省、江苏省医学人工智能领域科研项目立项数量排名前 30 的机构。从表中可以看出，中山大学、浙江大学、复旦大学、南方医科大学、上海交通大学、华南理工大学、中国科学院、首都医科大学、深圳大学、暨南大学、温州医科大学、浙江工业大学、北京大学和浙江中医药大学等机构承担所在省市医学人工智能领域科研项目数量较多。因此，这些机构是目前各地区医学人工智能领域的核心研究机构。

表 5　2015~2022 年北京市、上海市、广东省、浙江省、江苏省医学人工智能领域科研项目立项数量排名前 30 的机构

单位：项

序号	机构名称	项目数量	序号	机构名称	项目数量
1	中山大学	156	16	天津大学	12
2	浙江大学	103	17	南京医科大学	12
3	复旦大学	39	18	中国医学科学院北京协和医院	11
4	南方医科大学	39	19	中国医学科学院	10
5	上海交通大学	32	20	广州医科大学	10
6	华南理工大学	31	21	浙江理工大学	10
7	中国科学院	20	22	中国医学科学院肿瘤医院	9
8	首都医科大学	19	23	浙江省肿瘤医院	9
9	深圳大学	19	24	宁波大学	9
10	暨南大学	18	25	汕头大学	8
11	温州医科大学	17	26	苏州大学	7
12	浙江工业大学	16	27	广东工业大学	7
13	北京大学	14	28	北京理工大学	6
14	浙江中医药大学	14	29	中国人民解放军海军军医大学	6
15	天津医科大学	13	30	华南师范大学	6

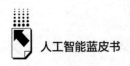

（四）国家自然科学基金课题的资金投入情况

表 6 统计了 2000～2022 年在国家自然科学基金医学人工智能领域承担科研项目获得的科研资金排名前 30 的机构。可以看出，中国科学院自动化研究所、重庆医科大学、北京大学、上海交通大学等机构获得的科研资金较多。其中，中国科学院自动化研究所承担的医学人工智能领域的科研项目获得的资金超过 8600 万元。

表 6　2000～2022 年在国家自然科学基金医学人工智能领域
获得的科研资金排名前 30 的机构

单位：万元

序号	机构名称	金额	序号	机构名称	金额
1	中国科学院自动化研究所	8609	16	华中科技大学	746
2	重庆医科大学	6608	17	北京煤炭总医院	736
3	北京大学	4342	18	中国人民解放军东部战区总医院	718
4	上海交通大学	2143	19	电子科技大学	691
5	中国药科大学	1285	20	合肥工业大学	626
6	许昌市建安区卫生健康委员会	1258	21	西安交通大学	624
7	北京航空航天大学	1208	22	清华大学	520
8	四川大学	1194	23	中国人民解放军总医院	512
9	浙江大学	1108	24	肥乡区县医院	465
10	华南师范大学	953	25	杭州电子科技大学	431
11	哈尔滨医科大学	948	26	武汉大学	414
12	首都医科大学	850	27	中国科学院深圳先进技术研究院	410
13	中国人民解放军第四军医大学	837	28	东南大学	386
14	厦门医学院附属口腔医院	817	29	华南理工大学	383
15	首都医科大学附属北京朝阳医院	772	30	中国科学院大学	354

图 7 是 2008～2022 年国家自然科学基金医学人工智能领域科研资金投入情况，其中 2022 年为不完全统计数据。可以看出 2008～2010 年的科研资金投入较少，科研资金投入总额仅为 565.50 万元。2011 年和 2012 年科研资金投入爆炸式增长，从 2010 年的 54.50 万元增长至 2012 年的 10840.30 万元，2011～2012 年的科研资金投入总额约为 1.80 亿元。2013 年科研资金投入较 2012 年下降明显，2014～2017 年总体呈增长趋势，2018 年大幅下降，为 2303.50 万元，自 2020 年起科研资金投入呈现下滑趋势。2011～2022 年国家自然科学基金医学人工智能领域科研资金投入起伏较大，与中国医学及人工智能相关国家政策、战略规划的发布和实施密切相关，也可能与本报告缺乏地方科研项目立项数据有关。

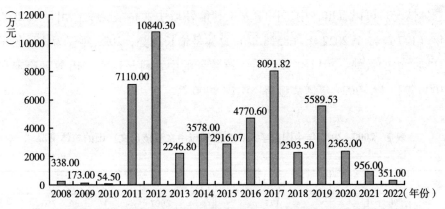

图 7 2008～2022 年国家自然科学基金医学人工智能领域科研资金投入情况

此外，分析 2008～2022 年国家自然科学基金医学人工智能领域科研项目立项数量和资金投入，其中 2022 年为不完全统计数据，发现科研项目立项数量与资金投入不是呈绝对正比关系。2011～2012 年立项数量之和仅为 41 项，而资金投入高达约 1.80 亿元。相反 2020～2021 年立项数量之和为 67 项，但资金投入仅约为 0.33 亿元。2016 年和 2018 年立项数量之和多达 74 项，资金投入却仅约为 0.71 亿元。这主要因为 2011～2012 年的医学人工智能领域科研项目多为重大科技项目，而 2016 年、2018 年和 2020～2021 年的医学人工智能领域科研项目多为普通科学研究项目。

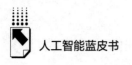

四　医学人工智能中文科技论文产出情况

（一）数据来源与方法

在中国知网（CNKI）数据库中对医学人工智能领域产出的中文科技论文进行专业检索、数据收集和统计分析。经文献调研和分析确定检索式，①检索截止日期为 2023 年 6 月 30 日，最终获得 941983 条检索结果，将检索结果限定在医药卫生科技文献分类目录下，共有 48688 条检索结果，代表了医学人工智能领域的中文科技论文产出的总体情况。

表 7 统计了 2000～2023 年中国医学人工智能领域中文科技论文产出的总体情况。可以看出，中国医学人工智能领域中文科技论文产出量从 2000 年（177 篇）至 2022 年（8526 篇）总体呈增长态势，2023 年仅为统计截止日期之前的数据。2013 年及以后，该领域的中文科技论文产出数量稳定在 1000 篇以上，2021 年增势显著，突破 8000 篇。

表 7　2000～2023 年中国医学人工智能领域中文科技论文产出的总体情况

单位：篇

年份	发文量	年份	发文量
2000	177	2007	756
2001	212	2008	720
2002	252	2009	749
2003	276	2010	816
2004	365	2011	929
2005	557	2012	965
2006	648	2013	1015

---

① SU=人工智能+深度学习+机器学习+神经网络+支持向量机+智能机器人+遗传算法+机器视觉+图像搜索+模糊逻辑+人机交互+智能搜索+语音识别+图像识别+自动识别+知识推理+专家系统+自然语言处理+神经计算+人脸识别+监督学习+复杂网络+人工神经元+贝叶斯网络+模式识别+特征提取+模糊控制+随机森林+智能筛查+智能诊断+人工神经网络。

年份	发文量	年份	发文量
2014	1042	2019	4798
2015	1277	2020	6671
2016	1650	2021	8168
2017	2319	2022	8526
2018	3085	2023	2715

（二）中文科技论文产出的总体情况

图 8 显示了 2000～2023 年中国医学人工智能领域中文科技论文的累计增长曲线，可以整体体现中国医学人工智能领域的发展概况。2015 年累计发文量突破 1 万篇，达 10756 篇。2015 年以后我国医学人工智能领域中文科技论文发文量增速显著，2023 年累计发文量相较于 2015 年增长了 3 倍多，达到 48688 篇，总体呈现加速发展趋势。这说明近年来，医学人工智能在中国的发展越来越受瞩目，已成为热点研究领域。当前无法统计 2023 年全年中文科技论文产出情况，故图中 2022～2023 年的增长情况仅供参考。

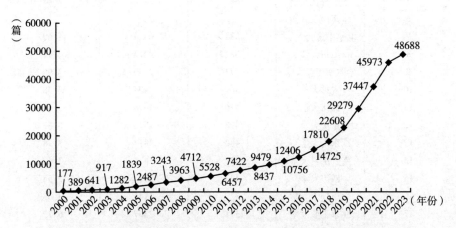

图 8　2000～2023 年中国医学人工智能领域中文科技论文产出的总体情况

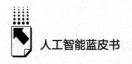

（三）各机构的中文科技论文产出情况

表 8 统计了 2000～2023 年中国各机构医学人工智能领域中文科技论文发文量及被引情况，本报告截取发文量排名前 20 的机构，统计维度包括发文量、总被引频次和平均被引频次，这三项指标通常用于评估机构的科研水平。图 9、图 10 和图 11 分别展示了发文量、总被引频次及平均被引频次排名前 20 的机构。结合统计结果进行分析，可以发现，目前浙江大学的发文量排名第一，说明在医学人工智能领域，浙江大学的科研水平相对领先；而在总被引频次、平均被引频次方面，北京中医药大学排名第一，说明其在医学人工智能领域发表的中文科技论文质量较高。

表 8　2000～2023 年中国各机构医学人工智能领域中文科技论文发文量及被引情况

单位：篇，次

序号	机构	发文量	总被引频次	平均被引频次
1	浙江大学	763	5224	6.85
2	电子科技大学	719	2316	3.22
3	上海交通大学	652	4278	6.56
4	天津大学	652	3520	5.40
5	华中科技大学	645	2236	3.47
6	华南理工大学	591	2013	3.41
7	北京中医药大学	584	6824	11.68
8	山东大学	582	2274	3.91
9	哈尔滨工业大学	573	2280	3.98
10	吉林大学	569	2494	4.38
11	郑州大学	516	1998	3.87
12	重庆大学	498	2772	5.57
13	东南大学	480	1812	3.78
14	南方医科大学	431	1475	3.42
15	四川大学	420	2327	5.54
16	太原理工大学	377	1141	3.03
17	北京工业大学	371	2307	6.22
18	解放军总医院	369	2662	7.21
19	中国科学院大学	368	1956	5.32
20	杭州电子科技大学	367	1165	3.17

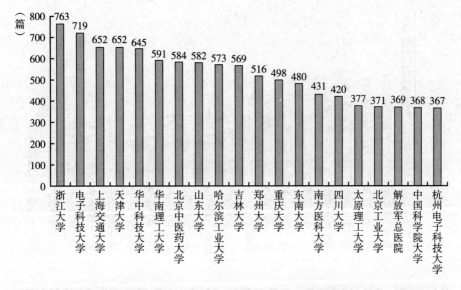

图 9　2000~2023 年中国医学人工智能领域中文科技论文发文量排名前 20 的机构

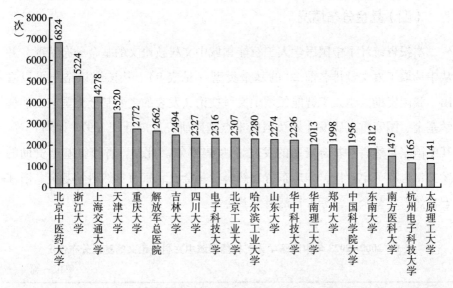

图 10　2000~2023 年中国医学人工智能领域中文科技论文总被引频次排名前 20 的机构

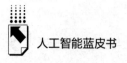

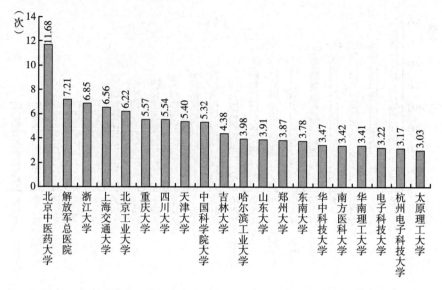

图 11　2000~2023 年中国医学人工智能领域中文科技论文平均被引频次排名前 20 的机构

（四）基金分布情况

本报告统计了中国医学人工智能领域中文科技论文的基金分布情况，并从中选取了发文量排名前 20 的基金类型（见表 9）。从该统计结果可以看出，我国资助医学人工智能领域中文科技论文发表的主要基金为国家自然科学基金、国家重点研发计划及国家重点基础研究发展计划（973 计划）等，其中国家自然科学基金资助的发文量达 8937 篇。此外，省市级基金资助的发文量也有一定占比，如广东省自然科学基金、北京市自然科学基金、浙江省自然科学基金、江苏省自然科学基金等。

表 9　2000~2023 年中国医学人工智能领域中文科技论文的基金分布情况

单位：篇

序号	基金类型	发文量
1	国家自然科学基金	8937
2	国家重点研发计划	1430
3	国家重点基础研究发展计划（973 计划）	375

序号	基金类型	发文量
4	广东省自然科学基金	310
5	国家高技术研究发展计划（863 计划）	304
6	北京市自然科学基金	296
7	中央高校基本科研业务费专项资金	264
8	国家科技支撑计划	248
9	浙江省自然科学基金	248
10	中国博士后科学基金	244
11	江苏省自然科学基金	240
12	河北省自然科学基金	221
13	国家社会科学基金	196
14	河南省科技攻关计划	154
15	山西省自然科学基金	149
16	山东省自然科学基金	143
17	广东省科技计划	133
18	高等学校博士学科点专项科研基金	132
19	湖南省自然科学基金	124
20	上海市自然科学基金	122

（五）学科分布情况

本报告统计了中国医学人工智能领域中文科技论文的学科分布情况，并从中截取了发文量排名前 30 的学科（见表 10）。从该统计结果可以看出，中国医学人工智能领域产出中文科技论文的主要学科为临床医学、控制工程、计算机、基础医学与信息通信等。其中，临床医学发文量占比最大，发文量为 24240 篇。据此可以分析得出，当前人工智能在医学领域的主要应用为临床实践、控制技术、基础科研等方向。

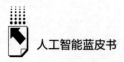

表10 2000～2023年中国医学人工智能领域中文科技论文发文量排名前30的学科

单位：篇

序号	学科	发文量
1	临床医学	24240
2	控制工程	12069
3	计算机	11252
4	基础医学	10855
5	信息通信	3950
6	公共卫生与预防医学	3859
7	中医与中西医结合	2897
8	中药与方剂	2359
9	特种医学	1692
10	药学	1528
11	护理	607
12	数学	577
13	仪器仪表	421
14	化学	399
15	教育	244
16	图书情报档案	177
17	社会	156
18	生物	147
19	物理	133
20	通信经济	130
21	统计	112
22	电子技术	105
23	保险	85
24	体育	78
25	工业经济	46
26	通用技术	41
27	新闻传播	40
28	公共管理	36
29	环境	34
30	心理	33

（六）研究层次情况

本报告统计了中国医学人工智能领域中文科技论文的研究层次情况，并从中截取了发文量排名前 10 的研究层次（见表 11）。从该统计结果可以看出，中国医学人工智能领域中文科技论文的研究层次主要为工程技术（自然科学）、基础与应用基础研究（自然科学）和高级科普（自然科学），发文量分别达到了 17731 篇、12391 篇和 10567 篇。医学领域的人工智能研究在技术应用与基础科研方面并行，共同推动了中国医学人工智能的发展。

表 11　2000~2023 年中国医学人工智能领域中文科技论文发文量排名前 10 的研究层次

单位：篇

序号	研究层次	发文量
1	工程技术（自然科学）	17731
2	基础与应用基础研究（自然科学）	12391
3	高级科普（自然科学）	10567
4	行业技术指导（自然科学）	1306
5	专业实用技术（自然科学）	1287
6	政策研究（自然科学）	505
7	基础研究（社会科学）	404
8	行业指导（社会科学）	286
9	大众科普	188
10	政策研究（社会科学）	163

（七）研究主题情况

本报告统计了中国医学人工智能领域中文科技论文的研究主题情况，并从中截取了发文量排名前 20 的研究主题（见表 12）。从该统计结果可以看出，中国医学人工智能领域中文科技论文的研究主题丰富，包括深度学习（7173 篇）、人工智能（5469 篇）、卷积神经网络（4151 篇）、机器学习（3748 篇）、神经网络（2702 篇）、支持向量机（2651 篇）等，反映了中国

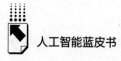
科研人员在医学领域研究和应用的人工智能相关技术十分多样化，具有广阔的科学研究前景。

表12 2000~2023年中国医学人工智能领域中文科技论文发文量排名前20的研究主题

单位：篇

序号	主题	发文量
1	深度学习	7137
2	人工智能	5469
3	卷积神经网络	4151
4	机器学习	3748
5	神经网络	2702
6	支持向量机	2651
7	特征提取	2615
8	数据集	1903
9	机器人	1864
10	人工神经网络	1619
11	预测模型	1354
12	图像分割	1273
13	卷积核	1222
14	注意力机制	1196
15	数据挖掘	1161
16	模式识别	1108
17	脑电信号	1096
18	MRI	1077
19	分类器	1038
20	影像组学	996

五　医学人工智能外文科技论文产出情况

（一）数据来源与方法

在 Web of Science 数据库中对医学人工智能领域产出的外文科技论文进

行检索、数据收集和统计分析，数据来源包括 Web of Science 核心合集、BIOSIS Previews、Derwent Innovations Index、Inspec、KCI-Korean Journal Database、MEDLINE、Russian Science Citation Index、SciELO Citation Index 与中国科学引文数据库，对其进行高级检索。经文献调研和分析确定检索式，① 检索截止日期为 2023 年 6 月 30 日，最终获得 121646 条检索结果，代表了医学人工智能领域的外文科技论文产出的总体情况。去除 TS =（Medical or Healthcare）的限定条件，则共有 1274425 条检索结果，代表人工智能领域的总体外文科技论文发表情况。

表 13 统计了 2000~2023 年我国医学人工智能领域外文科技论文产出的总体情况。可以看出，我国医学人工智能领域外文科技论文产出量在 2000~2005 年缓步增长，2006 年及以后增长显著，尤其是近十年来发展迅速，至 2022 年已达到 22229 篇。

表 13　2000~2023 年中国医学人工智能领域外文科技论文产出的总体情况

单位：篇

年份	发文量	年份	发文量
2000	169	2006	1362
2001	265	2007	1756
2002	389	2008	2301
2003	442	2009	2982
2004	625	2010	3650
2005	831	2011	3318

---

① TS =（Artificial Intelligence or Deep Learning or Machine Learning or Neural Network or Support Vector Machine or Intelligent Robot or Genetic Algorithm or Machine Vision or Image Search or Fuzzy Logic or Human-Computer Interaction or Intelligent Search or Speech Recognition or Image Recognition or Automatic Recognition or Knowledge Reasoning or Expert System or Natural Language Processing or Neural Computing or Face Recognition or Supervised Learning or Complex Network or Artificial Neuron or Bayesian Network or Pattern Recognition or Feature Extraction or Fuzzy Control or Random Forest or Intelligent Screening or Intelligent Diagnosis or Artificial Neural Network）and AD = China and TS =（Medical or Healthcare）.

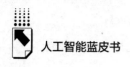

续表

年份	发文量	年份	发文量
2012	3121	2018	5690
2013	3559	2019	12231
2014	3861	2020	14420
2015	4208	2021	18409
2016	4505	2022	22229
2017	4713	2023	6610

（二）外文科技论文产出的总体情况

图 12 显示了 2000~2023 年中国医学人工智能领域外文科技论文的累计增长曲线，可以看出，中国医学人工智能领域外文科技论文发文量在 2000~2023 年一直呈现线性增长趋势。2009 年中国医学人工智能领域外文科技论文发文量突破 1 万篇，达到 11122 篇，2012 年迅速增长至 21211 篇，2012 年以后，呈现加速增长趋势，截至 2022 年，中国医学人工智能领域外文科技论文产出量达到 115036 篇。该数据显示，中国学者在医学人工智能领域的研究进展迅速，外文科技论文发文量不断攀升，医学人工智能已成为热点研究领域。当前无法统计 2023 年全年论文产出情况，故图中 2022~2023 年的增长情况仅供参考。

（三）外文科技论文类型及期刊分布情况

表 14 展示了中国医学人工智能领域外文科技论文的文献类型情况，可以看出，中国医学人工智能外文科技论文的类型主要为期刊论文及会议论文，其中以期刊论文为主，达 86427 篇。

表 15 显示了中国医学人工智能领域的外文科技论文主要集中发表的期刊情况。中国学者主要在 *Lecture Notes in Computer Science*、*Proceedings of SPIE*、*IEEE Access*、*PloS One* 等上发表医学人工智能领域相关论文，其中发表在 *Lecture*

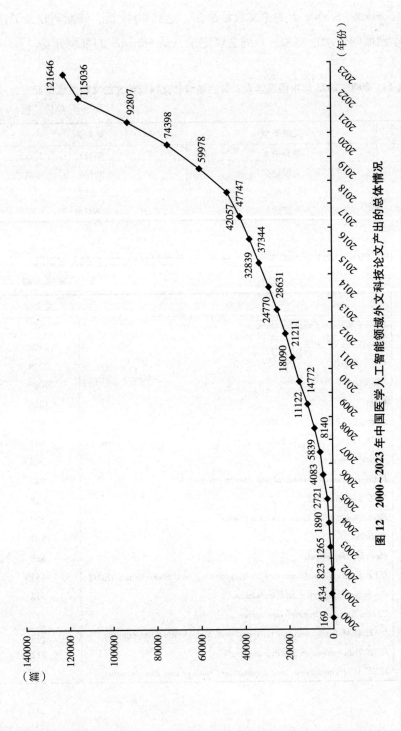

图 12　2000~2023 年中国医学人工智能领域外文科技论文产出的总体情况

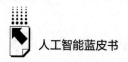

Notes in Computer Science 上的论文数量最多，达到 4041 篇，该期刊收录了计算机科学领域的学术论文和一系列会议记录，是 Springer 的重要分支。

表 14　2000~2023 年中国医学人工智能领域外文科技论文的文献类型情况

单位：篇

序号	文献类型	发文量
1	期刊论文	86427
2	会议论文	39956
3	其他	25657
4	综述	6922

表 15　2000~2023 年中国医学人工智能领域外文科技论文的期刊分布情况

单位：篇

序号	来源	发文量
1	*Lecture Notes in Computer Science*	4041
2	*Proceedings of SPIE*	2122
3	*IEEE Access*	2029
4	*PLoS One*	1080
5	*arXiv*	1050
6	*Computers in Biology and Medicine*	976
7	*IEEE Engineering in Medicine and Biology Society Conference Proceedings*	961
8	*Scientific Reports*	946
9	*IEEE Journal of Biomedical and Health Informatics*	944
10	*BMC Bioinformatics*	928
11	*Biomedical Signal Processing and Control*	870
12	*Medicine*	864
13	*Medicine Hagerstown*	860
14	*IEEE International Conference on Bioinformatics and Biomedicine(BIBM)*	853
15	*Computer Engineering and Application*	812
16	*Lecture Notes in Artificial Intelligence*	717
17	*IEEE ACM Transactions on Computational Biology and Bioinformatics*	716
18	*IEEE Transactions on Medical Imaging*	712
19	*IEEE ACM Transactions on Computational Biology and Bioinformatics*	707

（四）外文科技论文会议分布情况

本报告统计了医学人工智能领域外文科技论文的会议分布情况，并从中截取了发文量排名前 10 的会议（见表 16）。统计分析得出，中国医学人工智能领域外文科技论文较多在国际医学图像计算和计算机辅助介入大会（MICCAI）、生物信息学与生物医学国际会议上交流或发表，其中，在第 43 届国际医学图像计算和计算机辅助介入大会上交流或发表的论文数量最多，达 1181 篇。

表 16　2000~2023 年中国医学人工智能领域外文科技论文发文量排前 10 的会议

单位：篇

序号	会议	发文量
1	43rd International Conference on Medical Image Computing and Computer Assisted Intervention	1181
2	Annual International Conference of the Ieee Engineering in Medicine and Biology Society IEEE Engineering in Medicine and Biology Society	1073
3	25th International Conference on Medical Image Computing and Computer Assisted Intervention（MICCAI）	516
4	10th International Workshop on Machine Learning in Medical Imaging（MLMI）;22nd International Conference on Medical Image Computing and Computer Assisted Intervention（MICCAI）	486
5	23rd International Conference Medical Image Computing and Computer Assisted Intervention（MICCAI）	453
6	IEEE International Conference on Bioinformatics and Biomedicine（IEEE BIBM）	386
7	22nd International Conference Medical Image Computing and Computer Assisted Intervention（MICCAI）	383
8	2022 IEEE International Conference on Bioinformatics and Biomedicine（BIBM）	341
9	2021 IEEE International Conference on Bioinformatics and Biomedicine（BIBM）	290
10	2019 IEEE International Conference on Bioinformatics and Biomedicine（BIBM）	247

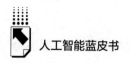

（五）各机构的外文科技论文产出情况

表 17 统计了各机构在医学人工智能领域的外文科技论文发文量及被引情况，本报告截取发文量排名前 20 的机构，统计维度包括发文量、总被引频次、去自引总被引频次和篇均被引频次，这 4 项指标通常用于评估机构的科研水平。对统计结果进行分析，可以发现，发文量排名靠前的院校有中国科学院、上海交通大学、浙江大学、中国科学院大学及复旦大学，其中中国科学院的发文量达到 8505 篇，总被引频次达 183966 次，位居中国医学人工智能领域外文科技论文发表前列。H 指数是一个混合量化指标，可用于评估研究机构的学术产出数量与学术产出水平。从表 17 可以看出，在中国医学人工智能领域，中国科学院的 H 指数最高，达到了 165，说明中国科学院的外文科技论文数量及质量均处于较高水平。

表 17　2000~2023 年中国各机构医学人工智能领域外文科技论
文发文量排名前 20 的机构

单位：篇，次

序号	机构	发文量	总被引频次	去自引总被引频次	篇均被引频次	H 指数
1	中国科学院	8505	183966	177369	21.63	165
2	上海交通大学	4071	80323	78122	19.73	113
3	浙江大学	3253	50870	49655	15.64	92
4	中国科学院大学	2643	44155	43029	16.71	88
5	复旦大学	2632	55646	54740	21.14	99
6	清华大学	2617	58491	57275	22.35	99
7	中山大学	2406	49059	48161	20.39	95
8	北京大学	2359	62707	62016	26.58	99
9	四川大学	2160	46805	45649	21.67	93
10	中南大学	1949	38906	37208	19.96	87
11	首都医科大学	1916	38388	37666	20.04	81
12	电子科技大学	1879	38889	36931	20.70	93
13	华中科技大学	1852	38930	38323	21.02	93
14	中国协和医科大学	1784	44630	44253	25.02	86
15	香港中文大学	1703	60801	59894	35.70	108

序号	机构	发文量	总被引频次	去自引总被引频次	篇均被引频次	H指数
16	哈尔滨工业大学	1525	21143	20438	13.86	66
17	山东大学	1480	25481	24935	17.22	67
18	香港大学	1448	47231	46875	32.62	93
19	西安交通大学	1436	20775	20389	14.47	60
20	天津大学	1421	20192	19349	14.21	65

（六）外文科技论文学科分布情况

本报告统计了中国医学人工智能领域外文科技论文的学科分布情况，并从中截取了发文量排名前30的学科（见表18）。从该统计结果可以看出，中国医学人工智能领域产出外文科技论文的主要学科为计算生物学、计算机科学、工程学、放射医学等，其中计算生物学发文量占比最大，发文量为82529篇；同时，医学相关学科也有相当的发文量。进一步分析可以得出，当前人工智能在医学领域的主要应用为放射医学、神经科学、生物化学与分子生物学、遗传学及生物物理学等方向。

表18　2000~2023年中国医学人工智能领域外文科技论文发文量排名前30的学科

单位：篇

序号	学科	发文量
1	计算生物学	82529
2	计算机科学	81335
3	工程学	63646
4	放射医学	60134
5	通信科学	51537
6	数学	46933
7	神经科学	25459
8	科学技术其他主题	18099

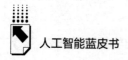

序号	学科	发文量
9	生物化学与分子生物学	16342
10	遗传学	13991
11	肿瘤学	12692
12	生物物理学	12007
13	自动化控制系统	11242
14	细胞生物学	9988
15	仪器学	9618
16	电信学	9139
17	成像学	9024
18	医疗保健科学与服务	8987
19	物理学	8341
20	化学	8214
21	普通内科	7922
22	药理学	7777
23	机器人学	7354
24	行为学	7059
25	免疫学	6680
26	心血管系统心脏病学	6633
27	医学信息学	6560
28	实验医学研究	6007
29	传染病学	5984
30	心理学	5524

（七）外文科技论文基金分布情况

本报告统计了中国医学人工智能领域外文科技论文的基金分布情况，并从中截取了发文量排名前 20 的基金（见表 19）。从该统计结果可以看出，与中文科技论文情况类似，中国资助医学人工智能领域外文科技论文发表的主要基金为国家自然科学基金、国家重点研发计划、中央高校基本科研基金等，其中国家自然科学基金发文量达 41545 篇，各省市级基金资助的外文科技论文发文量也有一定占比。

表 19　2000~2023 年中国医学人工智能领域外文科技论文发文量排名前 20 的基金

单位：篇

序号	基金	发文量
1	National Natural Science Foundation of China	41545
2	National Key Research and Development Program of China	6372
3	Fundamental Research Funds for the Central Universities	4757
4	United States Department of Health Human Services	4448
5	National Institutes of Health	4420
6	China Postdoctoral Science Foundation	2694
7	National Basic Research Program of China	2542
8	Natural Science Foundation of Guangdong Province	1450
9	Beijing Natural Science Foundation	1394
10	National High Technology Research and Development Program of China	1314
11	National Science Foundation	1276
12	Natural Science Foundation of Zhejiang Province	1224
13	Natural Science Foundation of Jiangsu Province	1198
14	Chinese Academy of Sciences	1058
15	NIH National Cancer Institute	999
16	China Scholarship Council	983
17	Natural Science Foundation of Shandong Province	923
18	NIH National Institute of Biomedical Imaging and Bioengineering	907
19	Hong Kong Research Grants Council	904
20	National Natural Science Foundation of Guangxi Province	273

六　医学人工智能专利产出情况

（一）数据来源与方法

本报告选择了 incoPat 专利搜索引擎作为数据源。在进行前期文献调研的基础上，采用了表达式检索方法，并建立了一系列检索式，① 以检索医学领域中与人工智能相关的专利信息。检索截止时间为 2023 年 6 月 30 日。

（二）专利产出的整体情况

基于上述检索策略，最终获得了 16733 项与医学人工智能领域相关的专利。其中，发明授权专利共计 3103 项，实用新型专利共计 2428 项，外观设计专利共计 173 项，2023 年为不完全统计数据。

表 20 呈现了 2004~2023 年中国发明授权专利申请与发明授权专利的整体情况，包括申请年份、申请专利数量、发明授权专利数量，以更全面地了解医学人工智能领域的专利发展情况。

表 20　2004~2023 年中国医学人工智能领域发明授权专利产出的总体情况

单位：项

申请年份	申请专利数量	发明授权专利数量	申请年份	申请专利数量	发明授权专利数量
2004	7	1	2014	70	21
2005	5	5	2015	102	33
2006	10	3	2016	143	47
2007	7	6	2017	207	78
2008	17	5	2018	360	96
2009	22	11	2019	561	135
2010	12	12	2020	495	275
2011	36	26	2021	541	615
2012	31	14	2022	346	936
2013	50	17	2023	65	767

① 检索式为 ABST =（医学 and 人工智能）or（医学 and 机器学习）or（医学 and 深度学习）or（医学 and 神经网络）or（医学 and 支持向量机）or（医学 and 智能机器人）or（医学 and 遗传算法）or（医学 and 机器视觉）or（医学 and 图像搜索）or（医学 and 模糊逻辑）or（医学 and 人机交互）or（医学 and 智能搜索）or（医学 and 语音识别）or（医学 and 图像识别）or（医学 and 知识推理）or（医学 and 专家系统）or（医学 and 自然语言处理）or（医学 and 神经计算）or（医学 and 人工神经元）or（医学 and 人脸识别）or（医学 and 监督学习）or（医学 and 复杂网络）or（医学 and 贝叶斯网络）or（医学 and 模式识别）or（医学 and 特征提取）or（医学 and 模糊控制）or（医学 and 随机森林）。

从表 20 中可以看出，在近 20 年的时间尺度上，医学人工智能的研究处于持续高热状态。申请专利数量和发明授权专利数量都整体呈现增长趋势，特别是在 2014 年之后，呈现大幅增长。2019 年，申请专利数量达到了最高点；2022 年，发明授权专利数量达到最高点。需要注意的是，该统计数据截至 2023 年 6 月，因此 2023 年的数据并不完整，仅作为参考。但根据曲线的走势，推测 2023 年的申请专利数量和发明授权专利数量可能会有所下降。

这一趋势反映了医学人工智能研究的持续活跃和快速发展。在过去的几年里，医学人工智能技术的应用和创新引起了广泛关注。申请专利数量和发明授权专利数量的增长表明，越来越多的研究者和机构在医学领域投入了更多资源，开发新的人工智能解决方案，以提高医疗诊断和治疗的效率和准确性。

然而，在 2021 年之后，申请专利数量略有下降。这可能是因为在之前的几年里，大量的技术创新已经得到了专利保护，而之后的研究和创新可能需要更多时间和资源才能催生出新的申请专利。此外，其他因素如市场竞争和法律规定等，也可能会对专利数量产生影响。

总的来说，医学人工智能领域的研究和创新一直保持着高度活跃，申请专利数量和发明授权专利数量的增长趋势表明这一领域具有巨大的发展潜力。未来的研究和创新将进一步推动医学人工智能技术的发展和应用，为医疗健康领域带来更多的机遇和突破。

（三）专利技术分类分析

基于国际专利分类表（IPC），对中国医学人工智能领域的专利技术进行分类统计，并分析了各类技术的申请量分布情况。图 13 展示了中国医学人工智能领域前十类专利技术的申请量占比。从图中可以看出，中国医学人工智能的专利技术研究主要集中在 G 部（物理）和 A 部（人类生活必需）。

在 G 部内，主要的技术类别是 G06（计算；推算；计数），占比超过71.77%。而在 G06 中，主要的子类别包括 G06T（一般的图像数据处理或产生）、G06N（基于特定计算模型的计算机系统）、G06K（图形数据读取，如图像或视频识别或理解、数据的呈现，以及处理记录载体）、G06V（图像或视频识别或理解）和 G06F（电数字数据处理）。此外，在 G 部中还有 G16（特别适用于特定应用领域的信息通信技术），其中的子类别包括 G16H（医疗保健信息学，即专门用于处理医疗或健康数据的信息和通信技术）和 G16B（生物信息学，例如特别适用于计算分子生物学中的遗传或蛋白质相关数据处理的信息与通信技术）等。

在 A 部中主要集中在 A61（医学或兽医学；卫生学）下的子类别，包括 A61B（诊断；外科；鉴定）。

从图 13、图 14 中可以看出，计算、数据处理和医疗器械等 G 部的子类别是中国目前医学人工智能领域的主要研究方向。同时，A 部类中的诊断、外科手术和理疗等技术也受到了重视。这些研究方向表明中国在医学人工智能领域的专利技术发展具有较大的活力和潜力。需要注意的是，这些统计结果仅反映了专利申请的数量分布情况，并不代表技术的质量或实际应用情况。

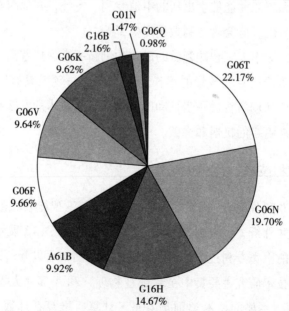

图 13 2000~2023 年中国医学人工智能领域前十类专利技术的申请量占比

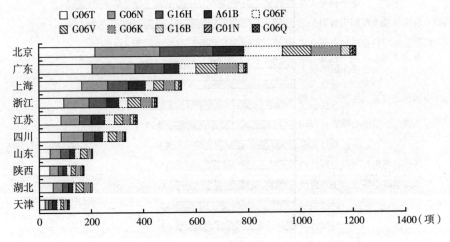

图14　2000～2023年中国部分省市医学人工智能领域各类专利技术的申请量

（四）专利技术申请人分析

通过分析中国医学人工智能专利技术的主要申请人，可以发现大部分专利申请人来自科技公司，而另一部分申请人来自高校，来自科研院所和机关团体的申请人相对较少（见图15、图16）。这个结果反映出科技公司在医学人工智能领域的专利申请中占据了主导地位。这可能是因为科技公司拥有更多的资源和资金来进行研发，并且有更强的专利申请能力。另外，由于医学人工智能领域在商业应用方面具有巨大的潜力，科技公司更容易获得投资和市场支持，从而推动了专利申请的增长。

总体来说，通过对中国医学人工智能领域专利申请情况的分析，可以看到该领域的专利申请量呈现快速增长的趋势。科技公司在这一领域的专利申请中占据主导地位，而高校和科研院所的专利价值度相对较低。未来仍需要加强学术界和产业界之间的合作，以促进医学人工智能领域的创新与发展。

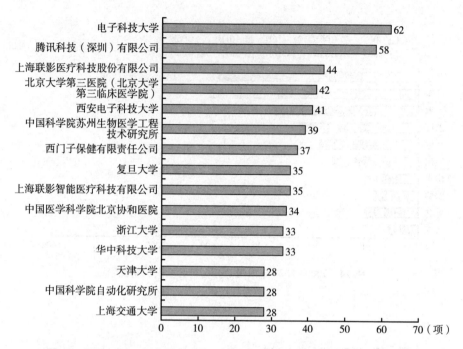

图 15 2000~2023 年中国医学人工智能专利申请数量排名前 15 的申请人

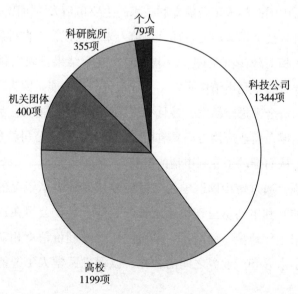

图 16 2000~2023 年中国医学人工智能专利申请人类别

（五）专利区域分布分析

如表 21 所示，对 2013~2023 年中国各个省级行政区的医学人工智能领域专利申请量进行了统计分析，以了解在中国申请专利保护较多的省级行政区，以及各个省级行政区的创新活跃程度。不难发现，目前北京、广东、上海、浙江与江苏列前 5 位，并且相较于其他省级行政区具有较大的领先优势。这凸显了这 5 个省级行政区在医学人工智能技术研发方面的核心地位，以及其专利申请活动的活跃程度。

表 21　2013~2023 年中国医学人工智能领域专利申请量区域分布

单位：项

序号	省级行政区	申请量	序号	省级行政区	申请量
1	北京	644	17	湖南	35
2	广东	424	18	河南	32
3	上海	319	19	山西	27
4	浙江	244	20	河北	17
5	江苏	214	21	云南	14
6	四川	161	22	江西	13
7	山东	115	23	广西	9
8	陕西	114	24	香港	8
9	湖北	113	25	贵州	6
10	天津	84	26	海南	5
11	辽宁	66	27	甘肃	3
12	安徽	64	28	新疆	3
13	福建	44	29	内蒙古	2
14	重庆	42	30	台湾	2
15	黑龙江	40	31	宁夏	1
16	吉林	35			

注：在导出的检索结果中，未发现来自西藏、青海、澳门的专利信息。2023 年为不完全统计数据。

具体来看，北京市的申请量达到了 644 项，居全国首位，可能与北京市的经济发展水平较高以及宏观政策对科技发展的大力支持有密切的关系。此

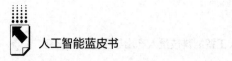

外，北京作为中国的首都，汇集了国内外众多优秀的科研院所和高校，这为医学人工智能领域的技术研发提供了优良的环境和资源。

广东省基于较发达的经济实力和广大的市场需求，成为医学人工智能技术研发的重要基地之一。同时，广东还拥有一批知名的高校和科研院所，为医学人工智能的创新和发展提供了坚实的支撑。

上海作为中国的经济中心和人工智能创新中心，一直致力于推动医学人工智能领域的研发和创新。在此背景下，上海在专利申请量上取得了显著的成就。同时，上海还拥有众多国内外知名的医疗机构和高校，为医学人工智能技术的转化和应用提供了广阔的平台。

浙江省作为中国经济发达的沿海省份之一，在医学人工智能技术研发方面展现出强大的创新活力。浙江省拥有众多高水平的科研院所和高校，为医学人工智能技术的研发提供了优良的研究环境和人才支持。此外，浙江省还集聚了大量的科技企业和创新团队，为医学人工智能技术的研发提供了强有力的支持。

江苏省则以其强大的制造业和创新力而闻名，成为医学人工智能领域的重要技术研发基地。江苏省在医疗设备生产和医疗服务领域具有显著的优势，这为医学人工智能技术的发展提供了有力的支持。

综上所述，北京、广东、上海、浙江和江苏作为中国发展医学人工智能技术的核心地区，在专利申请活动上取得的成就充分表明了其对医学人工智能技术研发的重视和投入。这些地区凭借经济实力、科研院所和政策支持，为中国医学人工智能领域的创新和发展奠定了坚实的基础。未来，在这些核心地区的引领下，中国的医学人工智能技术将进一步迈向新的高峰。

（六）专利主题分析

对中国医学人工智能领域专利主题进行分析，发现大致可以分为五大类，分别为知识图谱、预测模型、医学图像、注意力机制和医学成像。表22对其具体分类进行了展示。

表 22　2000~2023 年中国医学人工智能领域专利主题分析

一级主题	二级主题	一级主题	二级主题
知识图谱	临床数据	医学图像	血流储备分数
	命名实体识别		医学成像
	医学影像	注意力机制	注意力机制
	心电图分析		纹理分析
	医学图像		医学影像
预测模型	机器学习		降噪
	纳米颗粒载体		医学图像融合
	活性抑制剂	医学成像	人工智能
	预测模型		智能凝胶
	交叉污染		生物医学诊断
医学图像	卷积神经网络		脑电信号
	生物医学工程		医学成像
	机器学习		

　　知识图谱方面的专利主要涉及构建医学知识图谱、知识表示和推理等技术。知识图谱可以将海量的医学数据进行整合和关联，提供更全面、准确的知识支持。

　　预测模型方面的专利主要关注开发和应用各种预测算法和模型。通过大数据分析和机器学习等技术，预测模型能够提供对疾病诊断、治疗效果和患者预后等方面的预测和评估。

　　医学图像方面的专利主要涉及医学图像处理、分析和识别等技术。这些专利技术基于计算机视觉和图像处理等方法，能够自动对医学图像进行分析和解读，为医生提供辅助诊断和治疗决策支持。

　　注意力机制方面的专利主要关注模拟人类的注意力机制，从大量的信息中筛选出关键的、有用的信息。这些技术可以减少冗余信息的干扰，提高医学数据的解读效率和准确性。

　　医学成像方面的专利主要关注医学成像设备和技术的创新。这些专利涉及各种医学成像技术，如 X 射线、CT、MRI 等，用于获取人体内部的影像信息，从而辅助医生进行诊断和治疗。

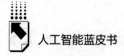

从图 17 中可以看出,在中国医学人工智能专利申请中,注意力机制类专利申请数量是最多的。这表明在医学人工智能领域,注意力机制的研究和应用受到了广泛的关注和重视。在医学领域,注意力机制的应用可以帮助医生和研究人员更好地理解和分析医学数据,提高诊断准确性和治疗效果。

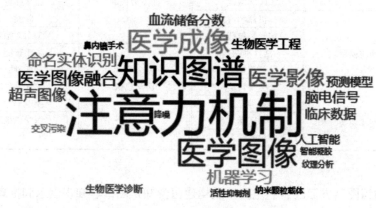

图 17   中国医学人工智能专利申请主题词云图

总的来说,中国医学人工智能专利主题涵盖了多个领域,其中注意力机制类申请数量最多。这反映了中国在医学人工智能领域的研究和创新活动,为医疗行业带来了更多的机会和挑战。对于未来的发展,我们可以期待在注意力机制和其他相关领域的研究中取得更多的突破和进展,为医学诊断和治疗提供更强大的支持和帮助。

(七)专利获奖情况

中国为奖励在实施创新和推动经济社会发展等方面做出显著贡献的专利权人、发明人以及相关组织者,设立了中国专利奖,旨在深入实施知识产权战略,加快建设知识产权强国,推动构建新发展格局。本报告调研并分析 2010~2023 年 incoPat 全球专利数据库中医学人工智能相关的中国专利奖获奖情况,结果如表 23 所示。

表 23 2010~2023 年中国医学人工智能领域中国专利奖获奖情况

申请年份	授权年份	题目	申请人	奖项
2007	2010	一种多模态自发荧光断层分子影像仪器及重建方法	中国科学院自动化研究所	优秀奖
2008	2010	下肢想象动作电位空间滤波方法	天津大学	优秀奖
2007	2012	一种基于多导同步心电信号处理方法及装置	深圳迈瑞生物医疗电子股份有限公司	优秀奖
2011	2012	红细胞形态学分析装置及其方法	长沙高新技术产业开发区爱威科技实业有限公司	优秀奖
2011	2013	基于多参数的颅内压无创检测方法及装置	重庆大学、重庆中力医疗器械有限公司	优秀奖
2014	2015	一种用于烧伤皮肤坏死深度和面积诊断的近红外光谱成像系统	重庆西南医院	优秀奖
2013	2016	准周期生理信号特征点的检测	深圳邦健生物医疗设备股份有限公司	优秀奖
2014	2016	一种基于非负盲分离胎儿心电瞬时心率识别方法及系统	广东工业大学	银奖
2014	2016	无创血糖测定方法及系统	深圳市前海安测信息技术有限公司	优秀奖
2013	2017	磁共振扫描方法及装置	深圳联影医疗科技有限公司	优秀奖
2013	2017	监护设备及其生理参数处理方法及系统	深圳迈瑞生物医疗电子股份有限公司	金奖
2014	2017	选择检测区域的方法及装置和弹性检测系统	无锡海斯凯尔医学技术有限公司	优秀奖
2014	2017	基于医学图像的肝脏分段方法及其肝脏分段系统	海信集团有限公司	优秀奖
2014	2017	血凝仪以及网络医院用于预防血栓的医疗系统	深圳市共创百业科技开发有限公司、深圳市易特科信息技术有限公司	优秀奖
2015	2017	血管压力差与血流储备分数的计算方法及系统	博动医学影像科技(上海)有限公司	优秀奖
2017	2020	自助通道检测系统及方法	航天信息股份有限公司	优秀奖
2017	2020	一种伪影校正方法及系统	上海联影医疗科技股份有限公司	优秀奖
2018	2020	人体骨骼关键点的检测方法、装置、电子设备及存储介质	北京达佳互联信息技术有限公司	优秀奖

由表 23 可以看出，2010~2023 年共有 18 项医学人工智能相关研究获中国专利奖，其中专利金奖 1 项、银奖 1 项、优秀奖 16 项。本报告对各项医学人工智能领域中国专利奖获奖专利的研究内容进行分析，发现涉及生物医学工程的有 6 项，主要研究医学图像的有 4 项，与心电图分析相关的有 2 项，涉及医学影像、医学成像、注意力机制、血流储备分数、卷积神经网络以及心脑电信号的各有 1 项。

同时，本报告统计分析了医学人工智能领域获中国专利奖的单位（见图 18），医学人工智能领域中国专利奖获奖专利中由企业单独申请的占 72.22%，企业参与申请的占 5.56%，由此可见，企业是中国医学人工智能领域创新成果的主要产出者。高校是医学人工智能领域创新成果的第二大产出者，高校单独申请的占 11.11%，高校参与合作申请的占 5.56%。此外，医院和科研院所在医学人工智能领域申请的获奖专利各占 5.56%。

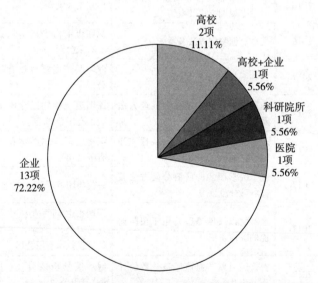

图 18 2010~2023 年中国医学人工智能领域中国专利奖获奖专利申请人类型、数量和占比

对 2010~2023 年中国医学人工智能领域获得中国专利奖的专利地域分布进行统计分析，可以看出广东、北京、上海、重庆是中国医学人工智能领域技术创新的主要地区（见图19）。其中，广东省医学人工智能领域中国专利奖获奖专利主要申请人所在城市为深圳，说明深圳是医学人工智能领域的热点城市。

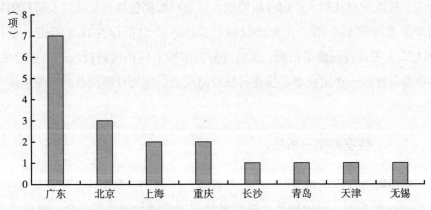

图19　2010～2023年中国医学人工智能领域中国专利奖获奖专利地域分布

七　医学人工智能科技投入产出分析模型

前文对中国医学人工智能领域的高校、科研院所、医院、企业等机构展开了全面调研，分析研究了中国医学人工智能领域的重点实验室建设情况、人才培养与学科建设情况、各机构承担科研课题情况、中外文科技论文产出情况、专利产出情况以及具有重大影响力的科研成果。可以得知，在中国社会经济飞速发展以及科教兴国战略部署下，各科研机构、医院和企业都不断增加医学人工智能相关科技开发的资金与时间投入，也取得了丰富的科研成果。科技投入产出效率是科技工作的一个重要显性指标，该项指标对于掌握国家科技发展成效、探究未来研究投入与经费结构等，都起着关键性作用。对于当前中国科学技术重点研究领域医学人工智能来说也是如此，发展医学人工智能科学技术不仅需要关注科技投入，更需要关注科研效率，国家在投入大量科研经费后，产出情况是否与其相称，各机构在医学人工智能领域是否取得了科技投入产出的最佳效率，是值得深入探究的。因此，分析中国相

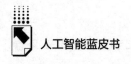

关机构在医学人工智能领域的科技投入产出效率是重要且必要的。

本报告以中国医学人工智能领域部分高校、科研院所作为研究对象，利用数据包络分析法（Data Envelopment Analysis，DEA），建立各机构关于医学人工智能的科技投入产出分析模型。首先对数据包络分析法以及研究的数据来源进行简要介绍，合理选取科技投入、产出指标并建立模型，通过DEAP2.1工具得到模型结果，比较并分析中国不同机构的投入产出有效性，为提高科技投入产出效率、优化科研资源配置、完善科研拨款机制等提供一定的参考。

（一）数据包络分析法

数据包络分析法是1978年由著名运筹学家A. Charnes、W. W. Cooper、E. Rhodes提出的，是一种基于线性规划的用于评价同类型组织、单位或项目的工作绩效相对有效性的特殊工具手段，DEA可以看作一种非参数统计学方法，根据一组关于输入—输出的观察值来估计有效生产前沿面。该方法将每个被评价的单位作为一个决策单元（DMU），综合分析各投入和产出的比例，将所有比较DMU的投入和产出投射于空间中并探寻其边界，落于边界上的DMU，则认为其投入产出效率达到最优并将其有效值定为1。根据各DMU与有效生产边界的距离状况，可以确定各DMU是否有效并分析低效率的原因。该方法的优点是适用于多投入、多产出的效率综合评价问题，并且该方法不直接综合数据，因此建立模型前不需要对数据进行无量纲化处理，也不需要权重假设、函数假设，操作方法简便、客观性较强。但该方法也存在弊端，其结果为相对值，因此选取的变量和样本不同，得到的结果也不同。

本报告通过数据包络分析法计算选定机构的科技投入产出效率，其结果可解释为：当DMU综合技术效率值为1，投入、产出变量松弛值均为0时，该DMU为DEA相对有效，此时该机构的科技投入产出活动同时为技术有效和规模有效，达到帕累托最优；当DMU综合技术效率值小于1，纯技术效率为1，规模效率小于1时，该DMU为DEA相对非有效，则该机构没有投入冗余和产出不足,但需要扩大或缩小规模;当 DMU 综合技术效率值小于 1,且纯技术效率、规模效率都小于 1 时,该 DMU 为 DEA 相对非有效,该机构的科技投入产出活动既不是技术效率最佳,也不是规模效率最佳,此时该机构存在一定程度的投入冗余或产出不足。

(二)数据来源

将前文调研得到的 2000~2023 年国家自然科学基金在医学人工智能领域对各机构的科技投入和这些机构 2000~2023 年科技论文和专利产出数据作为科技投入产出指标,最终选取 2 个科技投入指标和 4 个科技产出指标。科技投入指标包括资金投入(记 X1,单位:万元)和时间投入(记 X2,单位:月),资金投入为获得的国家自然科学基金科研项目总经费,时间投入为国家自然科学基金科研项目执行总月数。科技产出指标包括科技论文发文量(记 Y1,单位:篇)、科技论文平均被引频次(记 Y2,单位:次)、H 指数(记 Y3,单位:无)、专利获得量(记 Y4,单位:项)。

由于投入、产出指标相关数据的收集受到很大的限制,本报告所得结果仅反映有限条件下收集到的数据情况;另外,数据包络分析法所得到的结果是相对的而非绝对的,结论会受到各机构收集数据局限性的影响。又因数据包络分析法的结果会随投入、产出指标和样本选取的变化而变化,考虑到各机构对比的科学性,本报告选择科技投入指标中资金投入排名靠前的 9 所机构的数据,建立这些机构的科技投入产出分析模型,分析其科技投入产出的有效性。

(三)科技投入产出分析模型及结果分析

运用 DEAP2.1 统计软件对表 24 的数据进行处理,得到国家自然科学基金在医学人工智能领域对 9 所机构科技投入产出的有效性分析,以及各机构科技投入冗余和产出不足情况(见表 25)。

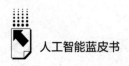

表24　2000~2023年9所机构科技投入和产出情况

机构	资金投入 （万元）	时间投入 （月）	科技论文 发文量（篇）	科技论文 平均被引 频次（次）	H 指数	专利获得量 （项）
中国科学院	9911	861	8866	21.19	165	91
北京大学	4342	1068	2604	24.84	99	43
上海交通大学	2143	600	4723	17.91	113	96
四川大学	1194	192	2580	19.04	93	51
浙江大学	1108	396	4016	13.97	92	32
首都医科大学	850	264	2110	18.74	81	20
华中科技大学	746	408	2497	16.49	93	30
电子科技大学	691	288	2598	15.86	93	58
西安交通大学	624	732	1585	13.96	60	71

表25　2000~2023年9所机构科技投入产出综合效率
及科技投入冗余和产出不足情况

机构	综合 效率	相对 有效性	投入冗余		产出不足			
			X1 （万元）	X2 （月）	Y1 （篇）	Y2 （次）	Y3	Y4 （项）
中国科学院	0.766	非有效	0.000	0.000	0.000	0.000	0.000	0.000
北京大学	0.296	非有效	0.000	0.000	0.000	0.000	0.000	0.000
上海交通大学	0.755	非有效	0.000	0.000	0.000	0.000	0.000	0.000
四川大学	1.000	有效	0.000	0.000	0.000	0.000	0.000	0.000
浙江大学	1.000	有效	0.000	0.000	0.000	0.000	0.000	0.000
首都医科大学	1.000	有效	0.000	0.000	0.000	0.000	0.000	0.000
华中科技大学	0.963	非有效	0.000	0.000	0.000	0.000	0.000	0.000
电子科技大学	1.000	有效	0.000	0.000	0.000	0.000	0.000	0.000
西安交通大学	1.000	有效	0.000	0.000	0.000	0.000	0.000	0.000

　　根据上述9所机构2000~2023年在医学人工智能领域的科技投入产出综合效率的有效值可以得到以下结论：科技投入产出效率最高的机构为四川大学、浙江大学、首都医科大学、电子科技大学和西安交通大学，这些机构的科技投入产出综合效率为1，资源利用达到最优，不存在科技投入冗余和

产出不足的情况，这些机构的科技投入产出为 DEA 相对有效。其次是中国科学院、北京大学、上海交通大学和华中科技大学。这些机构科技投入产出综合效率小于1，纯技术效率均为1，说明这些机构在目前的技术水平上，投入资源的使用是有效率的，不存在科技投入冗余和产出不足的情况。但因为其规模与投入、产出不匹配，实际规模与最优生产规模有差距，需要扩大或缩小规模，因此这些机构的科技投入产出为 DEA 相对非有效。其中，北京大学的科技投入产出综合效率与其他机构有一定差异，可能的原因是其投入、产出指标相关数据的信息获取受限、收集不够全面等。该结果只是有限数据下、相对的分析结果，结论仅供参考。

本报告建立的中国各机构在医学人工智能领域的科技投入产出分析模型存在一定的不足。首先，由于许多科技项目的数据未对外公布，为保证各机构科技投入数据的来源完整一致，本报告仅选取来源于国家自然科学基金项目的数据，没有纳入国家重点研发计划项目以及各省市级科研项目的科技投入数据，数据来源范围较狭窄，存在一定的局限性。其次，在科技投入指标和产出指标的选择上，为保持与前文收集、分析数据的一致性，选择的指标不够全面，也存在一定的局限性。最后，由于本报告科技投入产出分析模型所需数据的收集受到很大的限制，数据收集不够全面，所得各机构在医学人工智能领域科技投入产出效率的结论只针对有限范围内所收集的数据，仅提供一定的参考。期望在未来的研究中，收集来源更完整、更广泛、更准确可靠的数据，建立更准确的分析模型，得到更加严谨、准确的结论。

八　医学人工智能前沿技术发展预测

利用科学计量与信息可视化方法对医学人工智能领域的研究文献进行处理，分析医学人工智能技术发展脉络，并探测当前医学人工智能领域的研究热点。国内文献来源于中国知网收录的期刊文献，国外文献来源于 Web of Science 核心合集，时间范围限定在2013年6月至2023年6月。

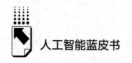

（一）医学人工智能技术发展脉络

基于 2013 年 6 月至 2023 年 6 月医学人工智能领域的研究文献分析，发现医学人工智能主要技术发展脉络如下。

2013 年，"人工智能""机器学习""机器人""特征提取""神经网络""数据挖掘"开始变得火热起来。人工智能技术的应用逐渐渗透到医疗领域，为医学诊断、治疗和护理等方面带来了全新的机遇。机器学习在医疗领域得到了广泛关注和应用。通过使用大规模的医学数据集，以及先进的机器学习算法，研究人员能够训练出能够自主学习和推断的模型来辅助医生进行疾病诊断和预测。这些模型能够从复杂的医学图像、实验数据和临床数据中挖掘有用的信息，帮助医生做出更准确和及时的诊断及治疗决策。

机器人技术在手术和护理中的应用开始崭露头角。结合人工智能和机器人技术，可以实现精确而安全的手术操作，减少手术风险，提高手术效果。机器人辅助手术系统利用机器学习和神经网络技术，能够模拟人类手术医生的运动和操作技巧，使医生能够更精细地进行手术操作。特征提取技术在医疗图像处理中扮演着重要的角色。医学图像通常包含大量信息，从中提取出有效的特征对于疾病的诊断和预测至关重要。特征提取技术通过应用人工智能和数据挖掘技术，从医学图像中自动提取不同病灶的特征，为医生提供更全面和准确的信息，帮助他们做出更准确和及时的诊断。

2014~2018 年，中国的医学人工智能技术取得了长足的发展，主要集中在深度学习、影像组学、迁移学习、特征融合和大数据等关键领域。深度学习在该时期的医学领域得到了广泛应用。深度学习通过多层次的神经网络模型，能够从大量的医学数据中学习和提取更高层次的特征。在医学影像诊断中，深度学习算法能够自动识别病灶并提供准确的诊断结果。此外，深度学习模型还能用于临床数据分析，提供更准确的病情预测和个性化治疗方案。影像组学是另一个得到重点发展的领域。通过整合影像学和基因组学数据，研究人员能够探索影像特征与基因表达之间的关联。利用影像组学技术，医生可以更好地理解疾病的发展机制、预测疾病进展，并为患者提供更加个性化的治疗方案。

迁移学习在医学人工智能领域也发挥了重要作用。迁移学习技术能够将已经训练好的模型知识迁移到新的任务中，从而减少对新数据的依赖。在医学领域，迁移学习可以提高模型的泛化能力，加速新任务的训练，并降低新数据的需求量。这对医生在短时间内获得准确的诊断结果和治疗方案非常有帮助。特征融合技术也在这一时期得到了广泛的应用。医学数据多种多样，特征融合技术可以将不同来源的特征进行组合，生成更全面和准确的特征表示。通过特征融合，医生可以更好地理解病理特征，提高诊断准确性，并为患者制定更精准的治疗方案。此外，大数据也对医学人工智能的发展起到了重要的推动作用。医学领域产生的庞大数据量为研究人员提供了宝贵的资源，可以用于模型的训练和验证。通过对大量数据的分析，医学人工智能系统可以从中发现潜在的规律和特征，提高诊断的准确性和治疗的效果。

与 2022 年人工智能发展周期类似（见图 20），2019~2023 年中国医学人工智能技术发展脉络围绕知识图谱、目标检测、语义分割、残差网络、数据增强和人脸识别等关键词展开。知识图谱将在医学人工智能领域发挥重要作用。知识图谱可以将大量医学知识进行结构化整理和存储，为医学人工智能算法提供丰富的背景知识。通过知识图谱，医学人工智能技术可以更好地理解和应用医学领域的知识，提高诊断和治疗的准确性。

目标检测和语义分割技术将在医疗影像诊断中得到广泛应用。目标检测技术可以帮助医生快速准确地定位和诊断疾病，提高诊断效率。语义分割技术则可以将医学影像中的不同组织和结构进行精确分割，为医生提供更详细的信息，辅助诊断和手术规划。残差网络作为一种深度学习模型，将继续在医学人工智能领域发挥重要作用。残差网络可以通过跳跃连接的方式解决深层网络训练中的梯度消失和梯度爆炸问题，提高模型的性能和稳定性。在医学图像分类、疾病预测和药物发现等方面，残差网络将被广泛应用。

数据增强技术也将成为医学人工智能发展的重要方向。数据增强技术可

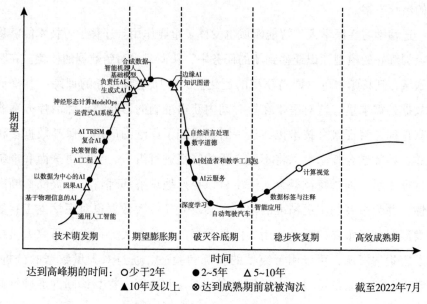

图20　2022年人工智能的发展周期

资料来源：Gartner公司。

以通过对医学影像进行旋转、缩放、翻转等操作，生成更多样化的训练数据，提高模型的泛化能力和鲁棒性，可以帮助医学人工智能算法更好地适应不同的病例和临床情况。人脸识别技术将在医学场景中得到广泛应用。人脸识别可以用于患者身份验证、医生门诊签到、药物配送等方面。人脸识别技术可以提高医疗系统的安全性和效率，降低人工操作的烦琐程度。

总体而言，未来几年中国的医学人工智能技术将继续快速发展，重点将放在知识图谱、目标检测、语义分割、残差网络、数据增强等关键技术的研究和应用上，以提高医学领域的管理和医疗服务水平。

（二）医学人工智能技术研发热点

表26是基于医学人工智能领域研究文献的共现聚类图谱探测的医学人工智能领域研究热点，可以发现，目前医学人工智能领域研究热点主要集中于6个领域。

表 26　基于共现聚类图谱的医学人工智能领域研究热点

聚类	主题	主要关键词
1	数据挖掘	数据挖掘、用药规律、淋巴转移、生物材料、神经网络、预测模型、预测系统、门控循环单元、心脑血管疾病、关联规则、聚类分析、网络药理学、数据库、关联分析
2	机器学习	机器学习、危险因素、重症急性胰腺炎、误吸风险、影像组学、扩散张量成像、组织学分型、卷积神经网络、预测模型、支持向量机
3	脑电信号	脑电信号、特征提取、运动想象、脑机接口、通道选择、有氧运动|脑电信号、卷积神经网络、情感识别、长短期记忆网络、图卷积神经网络、分类研究、癫痫脑电、分类识别、事件相关电位、情绪识别、小波变换、共空间模式、脑网络
4	深度学习	深度学习、卷积神经网络、医学图像、肺结节诊断、基底细胞癌识别|图像分割、生成式对抗网络、宫颈细胞、基底细胞癌识别、卷积核、注意力机制、图像分割、迁移学习、磁共振成像、特征提取、图像分类、特征融合
5	指纹图谱	指纹图谱、化学模式识别、质量评价、炎症反应、深度神经网络|模式识别、质量控制、化学标志物、康复训练、相似度评价、特征图谱、中药指纹图谱、比较研究
6	人工智能	人工智能、疫情防控、公共卫生突发事件、预后预测、胃内球囊、科研服务器管理、神经环路、机器人辅助、智慧医疗、机器人辅助腹腔镜

1. 数据挖掘

数据挖掘在医学人工智能领域扮演着关键角色，通过分析和挖掘大量复杂数据，可以揭示潜在的医学知识和信息，为医疗研究、诊断和治疗提供有力支持。利用数据挖掘技术深入挖掘患者的病历记录，识别潜在的疾病模式、治疗趋势和药物相互作用。通过对数据进行聚类、分类、关联分析等处理，数据挖掘可以帮助医生更准确地预测疾病的发展趋势，优化治疗方案，甚至发现一些之前未被察觉的医学现象。此外，数据挖掘还可以为个性化医疗提供支持，根据每位患者的病理特征和基因信息，为其量身定制最佳的治疗策略。

癌症治疗耐药性以及对支撑耐药克隆演变机制的了解不足，是当前肿瘤治疗领域的重要问题。近期发表在 *Nature Genetics* 上的一项研究，通过引入 FateMap 框架，提供了一种基于条形码的方法，能够跟踪药物治疗后细胞克

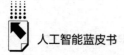

隆的命运。另外，该研究还详细介绍了 ChromExM 技术，该技术具备纳米尺度的分辨率，能够在斑马鱼胚胎的基因组激活过程中测定染色质结构、转录因子分布以及转录活性水平。这篇论文突破性地引入了 FateMap 框架和 ChromExM 技术，这些工具为深入探究癌症治疗耐药性和抑郁症等疾病的遗传机制提供了新的途径。这些研究成果不仅为未来疾病治疗策略的制定提供了有力支持，还为基因风险评分模型的发展以及疾病复发预测等领域带来了前所未有的机会。

2. 机器学习

机器学习在医学人工智能领域发挥关键功能，通过分析和挖掘医疗数据，如影像、临床记录和基因信息，机器学习能够揭示潜在的医学知识，辅助医生进行疾病诊断、治疗规划和药物研发。它在医学影像分析中能够自动识别病变，通过临床数据可以预测疾病风险，可根据患者特征和基因信息制定个性化医疗方案。此外，机器学习为临床决策提供支持，优化医疗资源管理，推动健康监测和预防，为医疗领域带来了智能化、高效率和个性化的创新解决方案。学者 S. Kasim 等利用可解释的机器学习算法成功开发了一个可用于预测亚洲急性冠状动脉综合征患者 30 天死亡风险的评分系统，并鉴定了相关危险因素。[①] 该研究基于国家心血管疾病数据库登记处的数据，涵盖了 54 个关键参数，为临床决策提供了有价值的信息。可解释的机器学习算法在医学领域中具有极其重要的潜在应用价值，可以显著提升临床判断和指导的质量。这种算法不仅有助于提高医疗决策的准确性，还可以增进医务人员和患者对模型结果的信任和理解。

3. 脑电信号

脑电信号是人工智能技术在医学领域主要的应用方向。通过运用机器学习和信号处理技术，可以对脑电信号进行复杂的分析，包括识别多种脑电波形、提取特征并检测异常模式，为脑部疾病和神经系统障碍的诊断提供有力

---

① S. Kasim et al., "30 Days Mortality Prediction and Risk Factor Analysis of Asian Patients with ACS Using Interpretable Machine Learning Algorithm," *European Heart Journal*, Volume 43, Issue Supplement_ 2, October 2022, ehac544. 2783. https：//doi. org/10. 1093/eurheartj/ehac544. 2783.

支持。此外，脑电信号还广泛应用于脑机接口（BCI）的研发，使个体能够通过意念控制外部设备，如假肢和轮椅，以帮助丧失肢体功能者恢复自主性。研究人员也借助脑电信号深入研究认知过程，如注意力、记忆和学习，有助于揭示脑部工作机制，进一步推动神经科学的发展。此外，脑电信号还为神经反馈治疗提供基础，帮助人们调节脑部活动，减轻焦虑、抑郁等症状，为精神健康领域带来创新性疗法。这些研究成果的综合应用，有望为医学领域带来更准确、个性化的诊断和治疗方法，推动脑科学与人工智能的融合发展。

脑机接口在神经科学、医学和虚拟现实中具有潜在的应用，学者 Xin Tang 等研究了柔性、可拉伸和软电子在这些接口中的独特优势，并考虑了该技术对神经科学、神经假体控制、生物电子医学以及大脑和机器智能集成的潜在影响。[①] 这项技术为人工智能和生物医学领域带来新的合作机会，有望推动智能技术在医疗诊断、康复治疗等方面的应用。

4. 深度学习

深度学习在医学人工智能领域的研究具有革命性影响。通过构建多层神经网络模型，深度学习能够自动从医学数据中学习并提取复杂的特征，从而实现高度准确的医学分析和决策。在医学影像领域，深度学习可识别肿瘤、病变等病理特征，辅助医生进行快速、精准的诊断。此外，深度学习在疾病预测方面表现出色，通过学习患者的临床数据和基因信息，能够发现疾病的潜在模式，实现早期预测和个性化治疗规划。深度学习还为药物研发提供了新的途径，加速药物分子的筛选、药物相互作用预测等，促进药物研发的创新。

自 20 世纪 80 年代开始使用神经网络，尤其是自 20 世纪 90 年代将卷积神经网络引入图像领域以来，深度学习已经取得了令人瞩目的巨大进展。在这一背景下，许多文献介绍了深度学习在医学领域的应用，包括自然图像识别、视网膜病理学分类、病理幻灯片中细胞元素选择、胸部 X 光片空间方

---

① Xin Tang et al., "Flexible Brain-Computer Interfaces," *Nature Electronics* 6 (2023): 109 - 118. https://doi.org/10.1038/s41928-022-00913-9.

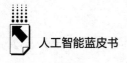

向识别。深度学习在医学领域的应用正在改变医疗实践的方式，为医生提供更强大的工具来进行诊断、分析和治疗。

5. 指纹图谱

指纹图谱技术，作为一种生物识别技术，在身份识别领域具有举足轻重的地位。该技术通过深入剖析个体的指纹特征，并与预先存储在数据库中的指纹信息进行比对，从而实现对个体身份的精确识别和验证。指纹图谱技术之所以能够在身份识别领域脱颖而出，主要得益于其独特的优势。首先，指纹作为人体的生物特征，具有极高的唯一性。这意味着每个人的指纹都是独一无二的，不存在重复的可能性，从而为身份验证提供了坚实的基础。其次，指纹特征在人的生长发育过程中表现出惊人的稳定性，不易受到外界环境的干扰和影响，这保证了指纹识别的长期有效性。此外，指纹采集过程简便快捷，用户接受度高，同时识别迅速，能够满足实时身份验证的需求。最后，指纹图谱技术具备高度的安全性，指纹信息难以被伪造和复制，为身份验证提供了可靠的保障。

在医学领域，指纹图谱技术的应用为改善患者诊疗体验提供了多方面的支持。首先，通过精确的患者身份识别，指纹图谱技术显著降低了医疗过程中的安全风险，如错误治疗和药物分发错误等，从而确保了患者安全。其次，指纹图谱技术能够深入分析个体的遗传信息，为医生制定个性化的治疗方案提供重要依据，使治疗更加精准和有效。此外，指纹识别技术还简化了医疗记录的访问和管理过程，有效保障了患者的信息安全与隐私。在远程医疗方面，指纹图谱技术作为安全验证手段，确保了医患间通信的保密性和可靠性，为患者在家中获得专业医疗咨询提供了便利。最后，通过分析指纹中的遗传信息，医生能够预测某些遗传性疾病的风险，从而及时采取预防措施，进一步改善患者的整体健康状况。这些应用不仅提升了医疗服务的质量和效率，还为患者带来了更加安全、便捷和个性化的医疗体验。

6. 人工智能

人工智能在医学领域的研究展示出令人瞩目的前景。通过深度学习、机器学习和大数据分析等技术，人工智能可以在医学诊断、影像分析、药物研发、个性化治疗等多个方面发挥重要作用。在医学影像领域，人工智能能够快速、准确地识别和分析医学影像，辅助医生做出精确的诊断。此外，人工智能还可以利用临床数据和基因信息进行疾病预测，优化治疗方案，甚至预测药物相互作用。通过分析海量的医学数据，人工智能还能够揭示疾病的潜在模式，推动医学研究的进展。随着技术不断发展，人工智能在医学领域的研究将为医疗诊断和治疗带来更加精准、高效和个性化的解决方案，为医学科学的未来带来更大的希望。

参考文献

《中国人工智能+医疗与生命科学行业研究报告》，艾瑞咨询网站，2021 年 11 月 17 日，https：//www. iresearch. com. cn/Detail/report？id＝3882&isfree＝0。

软科网站，http：//www. shanghairanking. cn/institution？name＝&c＝7&r＝0&l＝0&e＝0。

W. Li, "Spatial Multiomics of the Human Heart," *Nature Genetics* 55 （2023）. https：//doi. org/10. 1038/s41588-023-01481-0.

L. Carin, M. J. Pencina, "On Deep Learning for Medical Image Analysis," *The Journal of the American Medical Association* 11 （2018）: 1192-1193. doi: 10. 1001/jama. 2018. 13316.

M. Liu et al., "Design and Development of a Disease-Specific Clinical Database System to Increase the Availability of Hospital Data in China," *Health Information Science and Systems* 1 （2023）: 11. doi: 10. 1007/s13755-023-00211-4.

刘迷迷等：《5G 与区块链技术在智慧医院建设中的应用研究》，《医学信息学杂志》2022 年第 4 期。

满坚平等：《智能体在医疗健康领域的研究与应用》，《医学信息学杂志》2022 年第 4 期。

李琳等：《卫生信息互操作性模型与相关标准》，《中国数字医学》2021 年第 11 期。

吕连菊：《中部地区高校入选双一流前的科研投入产出效率分析》，《科教导刊》2022 年第 26 期。

操琳琳、孙俊华：《高等学校科研投入产出效率实证研究——基于省域的数据包络分析》，《山东高等教育》2019 年第 5 期。

陈舒盈等：《基于因子分析法和数据包络法的三级医院科研投入产出效率评价》，《南京医科大学学报》（社会科学版）2018 年第 1 期。

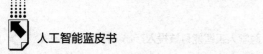

许颖:《基于 DEA 的我国不同机构科研投入和产出效率分析》,《河南财政税务高等专科学校学报》2018 年第 5 期。

周毅、赵霞主编《健康医疗大数据技术与应用》,人民卫生出版社,2019。

李小华、陈晓民、刘家红主编《新一代信息技术与健康医疗融合应用》,人民卫生出版社,2023。

应用篇

B.6

医院智能化指数评价指标框架体系研究

刘智勇　彭昱欣*

摘　要： 本报告从医院信息化、数字化和智能化内涵入手，基于对现有医院信息化建设评价标准体系的梳理，构建点、线（三级指标）—面（二级指标）—体（一级指标，维度）三个层级的医院智能化指数评价指标框架体系，包含智能化基础、智能化能力、智能化效果3个一级指标，8个二级指标，33个三级指标。运用德尔菲法和层次分析法，从指标重要性评分和评价指标权两个方面，讨论医院智能化指数评价指标框架体系的构建过程。本报告提出的医院智能化指数评价指标框架体系具备一定的科学性、合理性和时代性，与现有智慧医院评价体系互补，可反映当前智能化医院的建设基础与发展目标，为未来智慧医院智能化建设程度的量化评价提供基础，助力医院智能化建设的有序发展。

---

* 刘智勇，博士，博士生导师，华中科技大学同济医学院医药卫生管理学院教授；彭昱欣，博士，湖北中医药大学信息工程学院讲师。

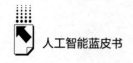
关键词： 医院智能化　智慧医院　智能化建设

引　言

医院信息化已步入数字化、智慧化转型轨道，建设致力于为患者、临床、科研、管理提供全方位智能化服务的智慧医院已成为医院的发展方向。2014 年，国家卫生计生委统计信息中心制定了一系列有关医院信息互联互通标准化建设的规范，并于 2015 年正式发布了《医院信息互联互通标准化成熟度测评方案（试行）》。2018～2019 年，国家大力推动智慧医院标准化建设，国家卫生健康委办公厅发布了《电子病历系统应用水平分级评价标准（试行）》及《医院智慧服务分级评估标准体系（试行）》。这些标准的出台，一方面旨在建立、完善智慧医院相关标准体系，评估医院智慧化的建设成效；另一方面旨在通过评级提高不同级别医院对智慧医院建设的重视程度，推动智慧医院建设标准的落地与应用。2021 年，国家卫生健康委医政医管局制定的《医院智慧管理分级评估标准体系（试行）》提出利用信息化、智能化手段开展医院管理。但是，现有的智慧医院评价体系仍不能从系统层面对智慧医院的数据基础、技术设备、信息系统功能覆盖范围、系统应用情况、建设效益等进行全方位综合评价。

对医院的智能化程度进行评价，是现代智慧医院建设中把握规律、有序推进、合理投资、因地制宜的重要基础。可以通过系统全面把握医疗人工智能、医学科学和医院高质量发展规律，了解新兴信息技术医疗应用场景，在系统思维的指导下进行评价，为医院高质量发展背景下智慧化建设引导和业界研发创新风向提供参考。

本报告通过提出医院智能化指数评价指标框架体系，对医院智能化程度进行评价，进一步促进智慧医院有序发展、医疗人工智能在医院落地，提升群众获得感，为医院高质量发展提供支撑。

一 医院智能化的内涵

（一）医院信息化、数字化与智能化及其关系

1. 中国医院信息化发展

中国医院信息化发展大致可以分为三个阶段。[①] 第一阶段，以实现业务系统的数字化为主要任务，包括建立财务系统、资源规划管理系统、医院信息系统（HIS）、医学影像存储和传输系统（PACS）、检验信息系统（LIS）、电子病历系统等基础业务 IT 系统。建设趋势是从局部信息系统建设应用向全院一体化集成化联网大型信息系统应用转变。业务范围与建设重点也从管理信息化到临床信息化再到区域互联网信息化。该阶段的数据利用程度不高，以简单的统计报表为主。

第二阶段，以电子病历为核心的临床信息的集成和整合为主要任务，包括实现各业务系统之间的数据互通和信息互联，以及以电子病历为核心的医院信息平台的建设。此阶段强调信息的集成和整合，能够实现临床业务和医院管理的决策支持，同时数据可以真正反馈到业务系统，使业务系统实现一定的智能化。

第三阶段，以数据开发利用、互联网医院服务和智能化医疗为主要任务，包括利用人工智能技术提高医疗诊断的准确性和效率，利用大数据技术优化医疗流程和资源配置，以及利用手术机器人、影像 AI 等智能化应用提升医疗服务质量。这个阶段强调医疗智能化，通过人工智能、机器学习等新技术，提高医疗服务的智能化程度，提高医疗服务的效率和质量。

值得注意的是，经济发展水平不同的地区和不同规模医院的信息化发展水平差异较大，从整体上看，中国现在正处在从互联网医疗向智能化医疗发展的阶段。

[①] 薛万国：《论医院数字化转型与信息化未来发展》，《中国数字医学》2022 年第 9 期。

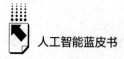

2. 国外医院信息化发展

美国医疗信息化建设起步于20世纪70年代，大致经历了四个发展阶段。1980~1990年，医疗信息化主要是实现部门级应用和财务系统应用。1990~2000年，医疗信息化进入诊疗业务，开始进行临床信息化建设。2000~2010年，医疗信息化的重心逐步转移到全院级系统整合的电子病历（EHR）系统，并在2015年左右实现普及。2015年之后，医疗信息化主要用于支撑责任医疗系统的实现，核心是医疗信息互联互通以及控费。前两个阶段，美国医疗信息化的主要目的是提高医院工作效率，由医院需求和政策共同推动；后两个阶段，医疗信息化转向以患者为中心以及推动医保支付模式改革。

3. 医院信息化与数字化

数字化是信息化的提升和发展，旨在利用数字化技术与能力对世界进行系统性变革。医院的数字化转型是指医疗、服务和管理等多方面业务模式的质变，需要借助数字化技术和数字资源持续优化医院的业务流程，最终保障安全和高效的医疗行为、精准的医疗资源匹配、满意的医患体验、创新的医院管理范式。医院信息化建设是数字化转型的基础，数字化转型是在信息化基础上的业务模式创新。但二者存在以下区别。第一，数字化转型高度更高。信息化建设利用信息技术实现业务电子化和数字化，支撑物理实体业务需求，实现提高效率、降低成本、保障安全等目标。而数字化转型以全局视野重新审视工作思路、业务模式、业务流程和工具技术，充分考虑整体性、系统性和协同性，利用大数据思维驱动业务变革。第二，数字化转型广度更广。信息化建设主要是医院内部的IT与业务融合建设，数字化转型除全方位的院内业务数据化外，还涉及医疗产业链或协调链的上下游延伸，强调内部终端的全链接及内部与外部相关主体的全链接，以实现跨部门、跨系统、跨业务、跨层级、跨地域的数据共享和业务协同。第三，数字化转型深度更深。医院信息化侧重于医院实体业务中有相关性的信息系统之间进行互联互通，主要任务是支撑业务活动。数字化转型是强调医院以数据为资产，深度赋能业务自动化高效化，并逐渐走向数字孪生的过程。

4. 智能化与医院智能化

从感觉到记忆再到思维的过程称为"智慧"，智慧的结果产生了行为和语言，将行为和语言的表达过程称为"能力"，二者合称"智能"。智能的一般特点为具有人类智慧的能力，包括感知能力、记忆和思维能力、学习能力和自适应能力、行为决策能力。[1] 具有上述特点的系统则为智能系统或智能化系统。[2] 李德毅院士把"智能"定义为：培养和传承解释解决预设问题的学习能力，以及解释解决现实问题的能力。[3] 人工智能定义为"人类智能的体外延伸"。由此智能分为感知智能、认知智能和行为智能。智能化则是指人工智能相关新技术持续应用改变人类感知、记忆、思维、学习和适应能力的过程。人工智能指由人工制造出来的系统所表现出来的智能；是使机器、系统能够完成一些通常需要人类智慧才能完成的复杂任务的技术和方法论。人工智能是实现智能化的主要途径。

本报告将智能化（Intellectualization）概括为由现代通信与信息技术、计算机网络技术、行业技术、人工智能控制技术汇集而成的针对某专门业务领域的应用发展过程。医院智能化是在狭义的医院信息化基础上，由现代通信与信息技术、计算机网络技术、医学技术、人工智能控制技术等汇集而成的针对医院各业务方面的智能化应用。医疗的核心是一种对人类生命和疾病规律的认知和行为。从行业特征看，医院组织是典型的传统行业，以知识密集型的诊疗业务为中心，以传统的人财物管理运营为支撑。从医院组织的功能和医疗的人类行为特点分析，医院智能化的核心是医院组织系统解决医疗服务和医疗科学问题。具体可以归纳为医院组织系统在网络、大数据、物联网和人工智能等技术的支持下，所具有的能动地满足患者需求和医疗决策及运营管理等各种需求的属性。

---

[1] 李少冬：《关于智慧医院建设若干问题的思考》，《中国医疗管理科学》2023年第2期。

[2] D. Li, "Cognitive Physics—The Enlightenment by Schrödinger, Turing, and Wiener and Beyond," *Intelligent Computing* 2 (2023): 0009.

[3] 李德毅：《人工智能基础问题：机器能思维吗?》，《智能系统学报》2022年第4期。

从医院信息化建设和数字化转型的一般规律来看，智慧医院不仅需要强大的 IT 系统，还需要借助物联网、智能化技术，延伸其感知和执行能力。IT 系统与智能化系统密不可分。[①] 医院智能化系统的建设是综合性的医用工程，它是建筑智能化系统的总集成，每一系统又包含丰富的子系统，各系统相互融合，构成了完整的医院智能化系统。医院智能化系统可分为建筑环境智能化系统（包含通信基础设施、安全管理、楼宇自动化、能效管理以及一些医疗专用智能系统，如智能化医院物流传输系统、智能化药品分装与配送系统、智能化标本管理系统等）、医疗辅助智能化系统（包含智能预约系统、排队叫号系统）、临床决策智能化系统（包括智能辅助诊断决策支持系统、智能语音识别系统、智能医学图像识别系统等）、病房辅助智能化系统（如护理呼叫系统）、医技辅助智能化系统（如手术示教系统）、后勤辅助智能化系统（如资产定位及管理系统等）。这些结合了通信技术、传感器技术、自动化技术以及计算机技术等的智能化系统与 IT 系统有机结合，相辅相成，使智慧医院保持思维、感知和执行的一致性。随着互联网技术的发展，互联网应用也增强了智慧医院对外互联互通的能力。这种互联互通包括医患之间的互动应用、医院与主管部门（公共卫生与政务管理）之间的互联互通以及医院与医院之间的互联互通（区域医疗协同、医联体）等。这些互联网应用同样应该与医院 IT 系统、医院智能化系统相结合。

医院智能化建设与数字化转型事实上面临同步发展的格局，但二者侧重点不同，可以互为支撑。随着医疗大数据的治理优化、数据汇聚、算法技术的发展，医疗人工智能也逐渐从早期的"数据整合"阶段过渡到"数据共享+感知智能"阶段，并逐渐向"多模态数据+认知智能"发展。随着医疗人工智能与精准医疗的深度融合，精准医疗又为医疗人工智能的发展提供了治理良好的标注数据样本，医疗人工智能在诊疗过程中产生的医疗数据又成

---

① 左惠玲等：《医院数字化转型与信息化建设的关系辨析与思考》，《中国数字医学》2022 年
第 10 期。

为新的大数据内容，并且持续不断地良性循环。医院信息化、数字化与智能化及其关系如图1所示。

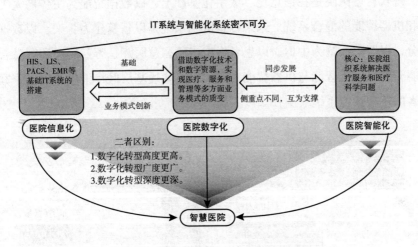

图1　医院信息化、数字化与智能化及其关系

（二）智慧医院评价研究的主要共识

中国相关政策文件标准已经对智慧医院的概念与内涵进行了界定。智慧医院是将云计算、大数据、物联网、移动互联网、人工智能和区块链等新一代信息技术，运用于医疗服务和医院管理，构建智慧服务体系、智慧医疗体系和智慧管理体系，提高医疗服务能力、服务效率和服务质量，优化配置医疗服务资源，拓展医疗服务空间和内容，提升患者就医体验，实现可持续发展的一种创新型医院。

智慧医院是数字中国、健康中国和中国式现代化建设背景下先进科技成果在医疗卫生领域的综合集成。中国智慧医院建设是由机构数字化转型和信息技术环境变化及新兴技术渗透的需求、国家智慧医院建设相关标准、患者和社会医疗需求、国家现代化社会治理需求推动的。

智慧医院是一个复杂、庞大的结构体系。智慧医院由众多的信息化、智能化、互联网系统组成，医疗技术、信息技术和自动化技术与医疗业务流

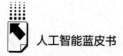

程、建筑设备、医疗设备等深度融合，面对不同的使用角色和场景，不断改变和进步。智慧医院建设是一个动态持续发展的过程。

现代智慧医院是在信息化、数字化基础上，以数据智能为主体的人工智能和机器智能的混合系统。未来智慧医院系统是以新基建为骨架，以数据为养分，以医院大脑为中枢，以患者为中心的智慧医疗、智慧服务和智慧管理为躯干，以人工智能与机器智能为肌肉，可联通基层医疗卫生机构、家庭和患者的复杂智能系统（见图2）。

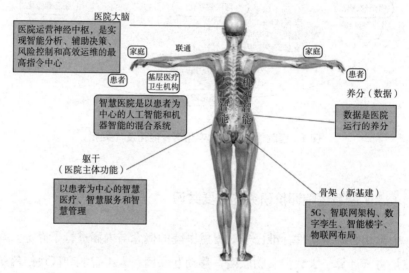

图2　未来智慧医院系统

医院智能化建设的意义在于以下两个方面。一是将新兴的智能科技运用于医疗卫生机构的建设中，可以有效地提高医院的医疗技术水平，如物联网平台、智能床、智能医疗机器人、智能监控设备等。二是将大数据、物联网和人工智能技术运用到临床诊疗、患者服务和医院管理中，可以极大地改善医疗流程，给患者带来良好的就医体验。智慧医院的建设，可以极大地促进医院的自动化和高效化，在从患者住院到出院，以及从治疗前到治疗后的过程中，极大地改善诊疗流程，为患者和医生节省大量的时间和精力。

（三）智慧医院与医院智能化评价

智慧医院是具备信息化、数字化、智能化特征的医院。智慧两字体现在利用新知识、新技术来综合优化资源，重新定义医院运行模式，逐步全面实现信息化、实时化、自动化、智能化的动态服务，从而推动公立医院高质量发展。信息化和数字化转型阶段的智慧医院智能化水平不高、医疗数据利用程度较低，但此时已经满足了提高患者就医体验及控制医院运营成本的要求。要实现真正意义上的智慧医院，还需要向医院智能化方向发展，加强智慧医院整体平台的搭建、医疗大数据的深度挖掘及医疗人工智能的应用。因此，医院智能化是实现智慧医院这一目标的高级阶段。

现阶段发达国家医院智能化发展和智慧医院建设的整体发展形势呈现加速的势头，比如美国、加拿大及韩国等，都相继对其医疗服务体系的智能化环境进行了构建和落地应用。[1] 近年来，美国在医疗人工智能领域有较为丰富的技术应用，主要侧重于机器学习、计算机视觉、自然语言处理、语音识别以及智能机器人等底层技术。其中计算机视觉技术的核心包括数字图像处理技术等，其在医疗领域的主要应用是医学成像，可在医疗大数据基础上实现图像识别。自然语言处理是人工智能与计算机科学领域的重要研究方向，对日常使用的各种形式的语言进行分析与处理。语音识别技术通过信号处理和识别，实现机器自动识别和理解人类语言并转换成文本和命令。语音自动识别录入电子病历等是其主要医疗应用场景。机器学习是人工智能研究的核心领域，是医疗人工智能的关键技术基础。随着机器学习广泛部署、不断深入应用，产生了深度学习这一新兴方向。在医学领域大数据和高算力驱动下，卷积神经网络和深度神经网络等深度学习算法使图像识别和自然语言处理发生了质的飞跃，其效能远超传统图像识别算法。

中国智慧医院的建设呈现加速发展态势，国内智慧医院建设有三种模式：一是基于单体医院的智慧医院；二是以智慧医院和医联体为基础建立的

---

① 张建忠等：《国内外智慧医院建设研究》，《中国医院管理》2018年第12期。

智慧医院集团；三是覆盖一定区域的智慧医疗服务体系。① 目前国内医院大多处于基础发展阶段，未来旨在实现整个医疗服务体系的智慧化全覆盖。自国家公布智慧医院试点、推行智慧医院顶层设计以来，各医院逐渐重视智慧医院建设，在医院内部引入和利用先进设备，实现与互联网企业之间的高效结合，促使物联网以及人工智能等各种不同类型设备的整体运用效果得到有效提升，逐步探索传统医院向智慧医院转型之路。

目前，国内已有多家医院在医院智能化建设上取得了成就。例如，北京大学第三医院积极利用互联网、大数据、云计算、人工智能等信息技术着力改善患者就医环境，满足患者就医需求。2017 年 8 月 20 日，安徽省立医院宣布共建"安徽省立智慧医院（人工智能辅助诊疗中心）"，并将智能导诊机器人"晓医"、人工智能医学影像辅助诊断系统、门诊语音电子病历等产品落地应用。2020 年 8 月 6 日，上海市第一人民医院宣布启动全国首个"5G 智慧医院新基建"项目，助力推进智慧医院建设，打造智慧医院新格局。广州市妇女儿童医疗中心通过对智慧医院的探索建设，已于 2019 年实现患者医保移动结算并推动医疗人工智能发展，成为华南地区首家电子病历达到 7 级标准的医院。广东省第二人民医院基于医院智能孪生体技术框架的全场景智慧医院建设实践探索，建设医院智能运营中心、全场景智慧病房与智能安防消防一体化管理中心，实现了医院高效业务协同和万物互联体验，有效解决数据联通不足、应用场景碎片化、覆盖范围有限、移动性差等问题，为全场景智慧医院建设与应用提供了借鉴。②

在智慧医院技术投资方面，亚太地区作为新兴地区正迅速赶上。如新加坡投入大量资金用于数字化整合医疗系统，新加坡卫生部还推出一系列数字化目标、平台和应用程序，以扩大医疗服务范围，提升医疗服务质量。日本宣布将在未来五年建立 10 所人工智能医院，旨在解决医生资源短缺问题。

---

① 张强：《我国智慧医院发展情况与趋势分析》，《中国医院建筑与装备》2022 年第 8 期。
② 陈淑华等：《基于医院智能孪生体的全场景智慧医院建设实践探索》，《中华医院管理杂志》2022 年第 4 期。

二　医院智能化指数评价指标框架体系构建

（一）医院智能化评价理念发展

现有的医院信息化及智慧医院评价指标体系和标准，包括电子病历系统应用水平分级评价、互联互通评级和智慧医院评级。电子病历系统应用水平评级采用定量评分、整体分级的方法，依据国家卫健委办公厅所发布的《电子病历系统应用水平分级评价管理办法（试行）》及《电子病历系统应用水平分级评价标准（试行）》，根据 10 个工作角色的 39 个评价项目综合评价医疗机构电子病历系统局部功能情况与整体应用水平，将电子病历系统应用水平划分为 0~8 级共 9 个等级。互联互通评级主要针对各医疗机构组织建设的以电子病历和医院信息平台为核心的医院信息化项目，依据国家卫健委统计信息中心发布的《医院信息互联互通成熟度测评方案（试行）》，进行标准符合性测试和互联互通实际应用效果评价，将医院（区域）互联互通标准化成熟度测评分为 7 个等级。"三位一体"智慧医院建设包括智慧医疗、智慧服务、智慧管理三大重要组成部分。依据国家卫健委发布的《医院智慧管理分级评估标准体系（试行）》，针对医院管理的核心内容，从智慧管理的功能和效果两个方面进行评估，评估结果分为 0 级至 5 级；依据《医院智慧服务分级评估标准体系（试行）》，对医院中各个环节的医疗业务信息系统进行定量评估，通过查看总分、基本项目完成情况和选择项目完成情况进行总体分级评定。医院智慧管理分级评估、医院智慧服务分级评估、电子病历系统应用水平分级评价与互联互通评级一起，共同指导医疗机构科学、规范地开展智慧医院建设工作。

目前，智能化程度评价在制造业、智能家电、智能汽车等相关行业领域已有成熟研究与应用，其内涵与核心在于强调智能化是事物在大数据、物联网和人工智能等技术的支持下，所具有的能动地满足人的各种需求的属性。在制造业，智能化程度评价体系可划分为三个层面：智能技术层、智能应用

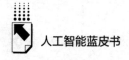

层和智能效益层。① 其中，智能技术是智能制造的基础，只有具备良好的智能技术才能为智能应用和智能效益提供基本保障，是智能制造不断向前推进和发展的动力源泉。在智能家电领域，智能化能力和智能化效果是评价家电智能化程度的两个一级指标，智能化能力的二级指标包括感知、决策、执行和学习，智能化效果的二级指标包括实用性、便捷性、舒适性和实在性。② 美国在医疗人工智能领域的应用主要侧重于人工智能机器学习、自然语言处理及智能机器人等底层技术。③ 中国学者从三大变革视角出发，构建了包括基础环境、产业发展、智能制造、融合应用、创新能力 5 个一级指标和 22 个二级指标的中国智能化发展评价指标体系。④ 其中，基础环境是智能化发展的前提，产业发展指智能产业的发展规模与现状，智能制造是中国制造业转型升级的主攻方向，融合应用是智能化在各领域的应用成果，创新能力是智能化发展的潜在驱动力。由此可见，智能化基础、智能化能力和智能化效果是各行业领域智能化程度评价关注的核心内容。

如前已述及，医院组织以知识密集型的诊疗业务为中心，以传统的人财物管理运营为支撑。从医院组织的功能和医疗的人类行为特点分析，医院智能化的核心是医院组织系统解决医疗服务和医疗科学问题。医院是以诊治病人、照护病人为主要目的的医疗机构，是具备一定数量的病床与设施，通过医务人员的集体协作，对病人及特定人群进行治病防病、健康促进的场所。⑤ 本报告借鉴相关行业智能化程度评估的思想，结合医院组织功能，认为医院智能化指数应当是具备一定智能化基础，通过一系列智能化应用能力，实现医院服务、管理的综合量化程度。

---

① 李健旋：《中国制造业智能化程度评价及其影响因素研究》，《中国软科学》2020 年第 1 期。
② 张亚晨等：《智能家电的智能化程度评价的量化结果——智能指数研究》，《家电科技》2020 年第 A1 期。
③ 谢俊祥：《美国医疗人工智能发展现状分析及启示》，《医学信息学杂志》2021 年第 2 期。
④ 万晓榆、赵寒、张炎：《我国智能化发展评价指标体系构建与测度》，《重庆社会科学》2020 年第 5 期。
⑤ 曹荣桂主编《医院管理学概论》，人民卫生出版社，2004。

医院智能化指数是反映医院智能综合体的智能化程度的量化指标，是对医院智能化系统基础支撑、智能能力和智能效果的综合刻画与考量。[1] 其基本逻辑为医院具备坚实的智能基础（智能建筑、信息化系统和新基建），呈现面向患者服务、医疗决策和医院管理的感知、决策、行为和学习演化的能力，并在医院功能上呈现与传统模式相较而言的效果优势。

（二）医院智能化指数评价指标框架构建

1. 概念模型

本报告提出的医院智能化指数评价指标体系整体模型是由点、线（三级指标）—面（二级指标）—体（一级指标，维度）三个层级构成。指标体系架构有 3 个一级指标，即智能化基础、智能化能力和智能化效果；8 个二级指标，即智能化基础维度的数据智能基础、技术架构和互联智能基础 3 个指标，智能化能力维度的感知能力、决策（行为）能力、学习与创新能力 3 个指标，智能化效果维度的应用体验和管理效能 2 项指标。一级指标与二级指标构成了评价指标框架（见图 3）。

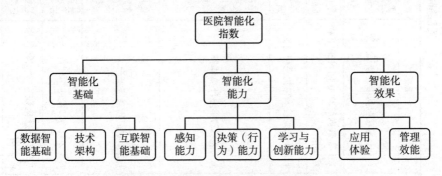

图 3　医院智能化指数评价指标框架

经文献研究、专题小组讨论和专家咨询共计筛选保留 33 个三级指标，各三级指标的内涵及量化评价考虑如表 1 所示。

---

① 李少冬：《关于智慧医院建设若干问题的思考》，《中国医疗管理科学》2023 年第 2 期。

表1 医院智能化指数评价指标（拟稿）

一级指标	二级指标	三级指标	指标内涵	评分考虑（每项按标准计量）
1. 智能化基础	1.1 数据智能基础	1.1.1 医院数据中心建设情况	是指具备临床数据架构、运营数据中心功能（包含数据架构、数据应用、数据安全、数据质量、数据标准、态势感知等管理功能）	具备完善临床数据中心和运营数据中心功能可得满分
		1.1.2 数据管理基础设施建设情况	是指有完整的医院大数据管理平台和工具（包含集成平台、数据中台、新型知识图谱等）	有完整的医院大数据管理平台得基础分，增加的功能点计分，每多一项得1分
	1.2 技术架构	1.2.1 新兴技术架构采用情况	运用新兴的技术架构，如区块链、工业互联网、边缘计算等	按功能点计分，有一项得1分
		1.2.2 机器学习环境部署	是指在医院相关数据中心、临床人工智能研发平台能够进行算法模型（含深度学习、增强学习等各类算法）开发及验证的机器学习实验环境（相关软件工具+算力支持）。机器学习部署范围广，支持的应用场景多则表示在技术架构上具有优越性	按部署比例赋分（>80%得满分）
	1.3 互联智能基础	1.3.1 集成物联网平台	是指由统一规划部署一套设备，同时可提供多种无线网络功能（包括无线网络 Wi-Fi、无线射频识别技术（RFID）定位网络、医疗遥感网络、RFID识别网络等）	有基于5G的统一物联网平台可得满分
		1.3.2 新型智能楼宇覆盖	是指符合最新标准的医用具备多功能监控和集成控制功能的医用智能建筑在全院的覆盖程度	新型智能楼宇数字覆盖全院面积>80%得满分
		1.3.3 场景化数字孪生医院架构	是指围绕"患者孪生、医生孪生、管理孪生、院区孪生"开展一系列医院应用场景建设	按功能点计分，具备全数字孪生全场景架构可得满分

续表

一级指标	二级指标	三级指标	指标内涵	评分考虑（每项按标准得分计量）
1. 智能化基础	1.3 互联智能基础	1.3.4 区域互联范围	以互联网医疗、远程医疗、双向转诊等形式实现跨机构平台互联通范围	实现本区域联通的得基础分，实现省域外联通可得满分
2. 智能化能力	2.1 感知能力	2.1.1 语音识别能力	是指医院临床科室语音电子病历覆盖程度	按语音电子病历在临床科室部署比例赋分（≥80%得满分）
		2.1.2 医疗图像识别能力	是指对各种智能识别功能（包含影像中心X片、CT、核磁、B超等）	对各类图像均有识别能力得满分
		2.1.3 人像识别能力	医院空间内的实时监控（人像识别）覆盖程度	在院内空间覆盖比例>80%可得满分
		2.1.4 自然语言理解能力	是指在医院门诊或住院服务各场景部署有支持自然语言理解的工具的情况（如含语音助手、智能终端对话、智能导引等）	按功能点计分，超过医院服务与临床总应用功能的80%可得满分
	2.2 决策（行为）能力	2.2.1 临床辅助决策能力	是指辅助认知计算CDSS决策支持功能能用能力情况	按功能点计分（线）计分，超过总临床应用功能的80%可得满分
		2.2.2 临床影像辅助诊断能力	是指以各类影像数据为基础（包含X放射线、CT、MRI、超声、心电等）AI辅助诊断功能程序	按部署功能点（线）计分，有一项得0.5～1分，超过临床应用功能的80%可得满分
		2.2.3 病理AI辅助诊断能力	是指对病理图像具备的智能化辅助诊断应用功能程序	按功能点计分，超过总临床应用功能的80%可得满分
		2.2.4 智能供应链传输能力	是指面向医院医用物品、耗材、药品供应的智能应用情况（包含院内SPD、智能药物传送、血生化标本、血制品物流，医用气体医疗废物运输等）	按功能点（线）计分，覆盖总临床科室的80%可得满分

一级指标	二级指标	三级指标	指标内涵	评分考虑（每项按标准分计量）
2. 智能化能力	2.2 决策（行为）能力	2.2.5 智能手术治疗能力	是指使用智能手术机器人参与手术的情况，如达·芬奇手术机器人、心脏数字孪生、AI内镜、智能影像引导下的介入等	按功能点计分，超过总临床应用功能的80%可得满分
		2.2.6 智能非手术治疗能力	是指面向非手术类治疗的智能应用程序（含竞争靶向治疗、精准治疗、智能用药等）	按功能点计分，超过总临床应用功能的80%可得满分
		2.2.7 智能护理服务能力	是指面向护理服务的功能应用情况（包含智能输液监测、患者病情监测预警等）	按功能点计分，超过总临床应用功能的80%可得满分
		2.2.8 智能医疗管理能力	是指智能化病历质控、临床路径、预警和预测等	按功能点计分，超过总临床应用功能的80%可得满分
		2.2.9 智能运营管理能力	是指医院运营管理的智能化功能覆盖与支持程度（包括基于数据中心的商务智能系统BI、智能医保管理等）	有BI和基于运营数据中心的智能医保系统可得满分
		2.2.10 智能教研管理能力	是指医院教学与科研管理的智能化能覆盖与支持程度（AI模拟临床教学、AI模拟临床场景教学、AI临床技能考评、AI自动科研备案管理、自动科研诚信识别等）	按功能点计分，有一项得1分，覆盖医院临床科室的比例≥80%可得满分
		2.2.11 智能行政管理能力	是指人事管理、绩效考核、媒体宣传、后勤能耗、廉洁风险防控等医院行政管理职能的智能化应用	按功能点记分，覆盖医院行政系统的比例≥80%可得满分

续表

一级指标	二级指标	三级指标	指标内涵	评分考患（每项按标准分计量）
2. 智能化能力	2.3 学习与创新能力	2.3.1 医疗 AI 科研成果	是指医疗人工智能相关科研论文、软著、专利、奖项等	计分标准根据研究型医院科研科技量值中的比例，酌情赋分
		2.3.2 AI 专病研发创新能力	是指在一定的算法、算力和人才支撑下，具有 AI 研发能力，自主或联合开发 AI 专病预防与治疗产品及应用（如风湿免疫病、神经系统疾病、肺癌专病等）	按功能点计分，超过总临床应用功能的 80% 可得满分
3. 智能化效果	3.1 应用体验	3.1.1 医务人员用户体验	是指智能化应用减轻了医务人员负担，医务人员用户对本院医疗人工智能使用满意度高，愿意继续使用本产品	依据专项使用体验调查满意度得分赋分
		3.1.2 患者用户体验	患者对助医类智能产品满意度高，愿意使用	依据专项使用体验调查满意度得分赋分
		3.1.3 智能服务应用覆盖率	是指智能医疗预约（包含管理程序和互联网医院平台程序）覆盖率	覆盖率＝平台诊疗人数/总诊疗人数，覆盖率＞80%得满分
		3.1.4 智能应用质量	是指医院智能化系统提供的服务准确性、效率等方面	准确率＞95%得满分
	3.2 管理效能	3.2.1 医院管理效能	医院智能化管理效能可以从多个方面体现，如医疗质量、服务品质、成本控制、资源利用效率等。医院信息化、数字化、自动化应用综合实现医院管理效能的提升	基于现有智慧管理分级评估和电子病历系统应用水平评级酌情赋分，电子病历系统应用水平评级达到 4 级得基础分，达到 6 级及以上得满分

续表

一级指标	二级指标	三级指标	指标内涵	评分考虑（每项按标准分计量）
3. 智能化效果		3.2.2 门诊效率	用门诊平均等待时间来反映门诊患者预约、就诊、检查、取药等环节的效率	依据医院实际门诊平均等待时间与区域同类医院门诊平均等待时间的相对比值赋分
	3.2 管理效能	3.2.3 住院时间消耗	是指医院排前 20 名的病种或病组（DRG/DIP）时间消耗指数的加权值。可反映住院效率的相对水平和智能化应用的效果	计算方法：单项时间消耗＝∑（医院各 DRG 组平均住院日与区域同 DRG 组病组平均住院日比值×医院该 DRG 组病例数）/医院分析病例数，依据排前 20 名的病组按病组例数加权计算的实际比值与同区域同类医院该病组的相对比值赋分
		3.2.4 智能化文化氛围	医院应用智能产品氛围好，用户对医疗智能化应用接受度高	依据专项使用体验调查测量得分赋分

　　智能化基础包括数据智能基础、技术架构和互联智能基础 3 个二级指标。数据智能基础指标用于评估医院数据中心建设情况和数据管理基础设施工程建设状况。其中医院数据中心建设情况要求医院应当具备数据架构、数据应用、数据安全、数据质量、数据标准、态势感知等管理功能；数据管理基础设施工程建设情况要求应有完整的医院大数据管理平台和工具，包含数据中台、集成平台、新型知识图谱等。技术架构指标用于评估医院运用新兴技术架构采用情况，如区块链、工业互联网、边缘计算等技术，以及机器学习环境部署的比例。互联智能基础指标用于评估医院是否具有集成物联网平台，新型智能楼宇覆盖情况，场景化数字孪生智能医院架构以及与区域平台的互联互通情况。

　　智能化能力包括感知能力、决策（行为）能力和学习与创新能力 3 个二级指标。感知能力是指医院相关系统应当具备的语音识别能力、医疗图像识别能力、人像识别能力以及自然语言理解能力。决策（行为）能力是指医院在临床辅助决策、临床影像辅助诊断、病理 AI 辅助诊断、智能医院供应链传输、智能手术治疗、智能非手术治疗、智能护理服务、智能医疗管理、智能运营管理、智能教研管理和智能行政管理领域的智能化应用情况。学习与创新能力评估医疗 AI 科研成果和 AI 专病研发创新能力两个方面。

　　智能化效果包括应用体验和管理效能 2 个二级指标。应用体验是指医务人员和患者用户的体验、智能服务应用覆盖率以及智能应用质量。管理效能是指智能化在提升医院管理效能、门诊效率、住院效率以及智能化文化氛围方面取得的效果。

　　指标体系能够涵盖智慧医院内涵的各个方面，对应中国及世界其他国家已有的相关智慧医院评价标准所包括的智慧医疗、智慧服务和智慧管理三大评价标准范畴。评价框架以结构、功能和效果的综合评价理论为基本逻辑，通过文献研究、专题小组讨论，形成评价指标的指标库。通过国内智慧医院研发、医院管理领域的专家咨询，形成评价指标框架体系，为未来开展实证评价奠定基础。

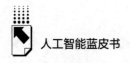

2. 专家指标重要性评分

为保证研究结果的科学性和适用性，本报告从重要性、协调系数、指标的内容效度方面，对指标体系中的 3 个一级指标（智能化基础、智能化能力、智能化效果）、8 个二级指标进行重要性评价（见表 2）。结果显示，一级、二级指标的重要性协调系数分别为 0.129、0.170，该评价指标的内容效度指数（S-CVI/Ave）为 0.914。

表 2 医院智能化指数评价指标效度

项目指标	CVI（内容效度指数）	CV（变异系数）
智能化基础	0.895	0.144
智能化能力	0.947	0.133
智能化效果	1.000	0.112
数据智能基础	1.000	0.093
技术架构	0.789	0.169
互联智能基础	0.947	0.169
感知能力	0.842	0.169
决策（行为）能力	0.842	0.198
学习与创新能力	0.947	0.243
应用体验	0.895	0.152
管理效能	0.947	0.168

3. 评价指标权重确定

为确保指标体系符合医院智能化发展的基本预期，本报告采用德尔菲法，向医院管理相关领域专家发出征询意见的调查表，邀请其对构建的指标体系中的一级指标、二级指标提出看法或进行论证。本报告采用层次分析法确定指标权重，选取 18 位专家进行对比矩阵的打分，对一级指标、二级指标进行权重赋值，应用 AHP 软件输入各个专家的打分值并做单排序、总排序和一致性检验。层次分析法是将与一个复杂的研究问题有关的因素划分为目标层、准则层与方案层，基于定性和定量分析而做出决定的研究方法。[1]

---

[1] T. L. Saaty, *The Analytica Hierarchy Process* (New York: McGraw-Hill, 1980).

本报告主要根据专家函询结果，采用层次分析法计算各指标的权重大小，并进行一致性检验。根据层次分析法的权重赋值结果，在医院智能化指数评价一级指标中，按相对重要程度依次为智能化基础（$\omega = 0.447$）、智能化能力（$\omega = 0.370$）、智能化效果（$\omega = 0.184$）；以智能化基础为一级指标，所对应的二级指标按相对重要程度依次为数据智能基础（$\omega = 0.428$）、技术架构（$\omega = 0.289$）、互联智能基础（$\omega = 0.283$）；以智能化能力为一级指标，所对应的二级指标按相对重要程度依次为决策（行为）能力（$\omega = 0.398$）、感知能力（$\omega = 0.373$）、学习与创新能力（$\omega = 0.229$）；以智能化效果为一级指标，所对应的二级指标按相对重要程度依次为应用体验（$\omega = 0.605$）、管理效果（$\omega = 0.395$）（见表3）。评价指标权重反映了集合专家意见共识的对医院智能化发展程度量化评判的看法，结合目前医疗人工智能在医院落地应用状况和发展趋势，可为形成可操作指数评价工具提供模型基础。

表3　医院智能化指数评价指标权重

一级指标	权重	二级指标	权重
智能化基础	0.447	数据智能基础	0.428
		技术架构	0.289
		互联智能基础	0.283
智能化能力	0.370	感知能力	0.373
		决策(行为)能力	0.398
		学习与创新能力	0.229
智能化效果	0.184	应用体验	0.605
		管理效果	0.395

三　对医院智能化指数评价指标框架体系的讨论

本报告基于现有的智慧医院评级、互联互通评级、电子病历系统应用水平分级等评价标准，应用文献研究、专题小组讨论和专家咨询法构建了

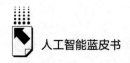

包括智能化基础、智能化能力、智能化效果3个一级指标（维度），8个二级指标，33个三级指标在内的医院智能化指数评价指标框架体系，应用层次分析法对各一级指标和二级指标权重进行测度，主要得到以下结论。

（一）本报告提出的医院智能化指数评价指标框架体系具有一定的科学性与合理性

从框架体系的形成过程来看，本报告提出了医院智能化指数的点、线（三级指标）—面（二级指标）—体（一级指标，维度）三级指标评价模型，包括3个一级指标、8个二级指标、33个三级指标。一级指标的构建过程遵循Sirmon等提出的资源编排框架，[①] 该框架从过程视角关注组织资源获取及利用的过程：通过收集、获取、选择有价值的资源组合构建资源基础；对获取的资源进行整合并利用其创造新能力或扩大原有能力范畴，以实现资源的能力化；资源组合与能力相结合释放价值资源，从而实现资源的效用和价值传递。本报告提出的医院智能化指数评价思路与组织信息资源获取与有效利用、创造价值的过程一致，认为医院智能化指数评价应当从智能化基础、智能化能力和智能化效果三个维度进行。

智能化基础方面，二级指标和三级指标的构建结合当下医疗数智化过程中亟须解决的关键问题，例如：医院由几十个不同的业务系统构成，"孤岛"现象导致信息不互通；大数据、机器学习等新兴技术如何实现智能医疗的"技术拉动"；数据是支撑医疗能力提升的基础，智能化应用可促进医疗能力提升，医院应当如何合理采集和管理数据，以及如何采用智能化的方式让这些数据发挥作用。在智能化基础方面，本报告提出数据智能基础、技术架构和互联智能基础3个二级指标。

智能化能力方面，二级指标的构建遵循Pavlou和Sawy构建的动态能力

---

① D. G. Sirmon, M. AHitt, R. D. Ireland, "MaNaging Firm Resources in Dynamic Environments to Create Value: Looking Inside the Black Box," *Academy of Management Review* 1（2007）：273-292.

理论，[①] 该理论用于考察组织如何通过整合、构建、重新配置内外部资源和能力生成一种新能力，使其适应快速变化的环境，包括感知能力、学习能力、整合能力、协调配置能力。本报告认为在医院智能化的过程中，医院应当通过感知能力来发现和解释来自多渠道的信息，通过学习与创新能力对某种组织能力进行重新修改、重建或重新配置以生成新的知识，通过决策（行为）能力来实现医疗全过程的运营操作。

智能化效果方面，本报告从实现资源的效用和价值传递视角，重点考量应用体验和管理效能两个维度。应用体验的考量主要由医务人员用户体验、患者用户体验、智能服务应用覆盖率、智能应用质量等指标表征。管理效能在本报告中由医院管理效能、门诊效率、住院时间消耗及智能化文化氛围等指标反映。

从专家对指标重要性的评分来看，该指标框架体系获得了相关领域专家的认可。本报告一级、二级指标的重要性协调系数分别为 0.129、0.170，在 0.5 波动区域，且经过检验具有统计学意义，说明专家的意见较为集中。专家咨询后，所有指标专家给出的重要性评价均大于 0.78，变异系数均小于 0.25，说明专家对各指标的意见比较集中，对评价指标框架体系较为认可。

从指标框架体系的信度来看，尚需在大规模的实测中验证。利用拟定的三级指标，对武汉市某大型综合性医院进行了试行内部测评，对指标的可获得性进行了初步验证。综上，经过理论分析研究、相关行业领域借鉴提出的评价指标框架体系涉及范围广，结构科学合理，具有良好的内容效度，指标能够涵盖当前智慧医院建设和发展要求的各个方面。

（二）本报告提出的医院智能化指数评价指标框架体系可反映当前智能化医院的建设基础与发展目标

根据指标权重，在一级指标中，智能化基础的权重最高（$\omega = 0.447$），其次是智能化能力（$\omega = 0.370$）和智能化效果（$\omega = 0.184$）。该权重分布反

[①] Paul A. Pavlou, Omar A. El Sawy, "Understanding the Elusive Black Box of Dynamic Capabilities," *Decision Sciences* 1 (2011)：239-273.

映了包括数据智能、技术架构及互联智能在内的基础设施建设是医院智能化建设的基础与核心，尤其是数据智能基础设施建设占据主导地位（ω＝0.428），说明数字化转型中数据智能基础的重要性，医院当前的首要任务是建设具备数据架构、数据应用、数据安全、数据质量、数据标准、态势感知等管理功能，并拥有完整的大数据管理平台和工具的数据管理基础设施。未来随着医院智能化建设成熟度提高，智能应用在医院临床、服务和管理方面的渗透度越来越高，其智能化效果也会越来越显著，其评价权重将会有所提高。在医院智能化能力方面，决策（行为）能力的权重较高（ω＝0.398），感知能力紧随其后（ω＝0.373），学习与创新能力的权重较低（ω＝0.229）。这反映出当前医院智能化能力考察的重点在于是否支持医院临床和运营管理决策。感知能力也很重要，几乎与决策（行为）能力相当。从智能系统视角来看，感知能力基础禀赋是医院智能化能力主要来源之一。学习与创新能力权重相对较低，也反映出医院在智能化研发创新方面的能力尚处于待发展的状况，符合医疗人工智能研发能力尚只有少数研究型医院具备的现实。

（三）本报告提出的医院智能化指数评价指标框架体系与现有智慧医院评价体系互补

现有智慧医院评价体系包括智慧服务分级评估标准体系、智慧管理分级评估标准体系、互联互通标准化成熟度测评方案、电子病历系统应用水平分级评价标准。

各评测指标及评测的方法、目的和范围均有所侧重。智慧服务分级评估标准体系用于评估医院开展的智慧服务水平。该体系采用定量评分、整体分级的方法，综合评估医院智慧服务信息系统具备的功能、有效应用范围、技术基础环境与信息安全状况。但电子病历、医院运营、教学、科研等信息化建设情况不在评估范围内。[①] 智慧管理分级评估标准体系明确了医院智慧管

[①] 《国家卫生健康委办公厅关于印发医院智慧服务分级评估标准体系（试行）的通知》，国家卫生健康委网站，2019年3月18日，http：//www.nhc.gov.cn/yzygj/s3593g/201903/9fd8590dc00f4feeb66d70e3972ede84.shtml。

理各级别实现的功能，为医院加强智慧管理相关工作提供参照。但该体系仅针对医院管理的核心内容——智慧管理的功能和效果两个方面。[①] 互联互通标准化成熟度测评方案用于指导医院信息平台建设。该方案结合定量测试结果和定性评价报告，对医院信息互联互通测评的应用效果进行评级。[②] 电子病历系统应用水平分级可全面、客观评估现阶段电子病历系统的应用水平。[③] 但其只是评价电子病历系统局部功能状况与整体应用水平，没有涉及数据的标准和信息的共享。

医院智能化建设是未来智慧医院发展的必由之路。本报告提出的医院智能化指数评价指标框架体系以现有智慧医院评价指标为基础，弥补了现有智慧医院评价体系对整体智能化程度评价的不足，对未来医院智能化的分级评价具有探索性和前瞻性意义。

（四）从智慧医院的应用发展来看，本报告提出的医院智能化指数评价指标框架体系对未来智慧医院具有一定的适用性及引领性

本报告采用德尔菲法构建医院智能化指数评价指标框架体系，突出"应用"的重要性。参与咨询的专家主要为在信息化程度较高的三级医疗机构长期从事医院管理、卫生信息管理的管理者，权威系数较高。经过咨询，专家在评价指标框架体系的构成及权重系数上基本达成一致。未来该评价指标框架体系将在全国多个省份开始进行内部测评，并在此评价指标框架体系的基础上进一步完善医院智能化建设技术指南，制定医疗智能化指数评价框架体系国家标准，为推动我国智慧医疗和智慧城市的发展打下坚实的基础。

---

① 《国家卫生健康委办公厅关于印发医院智慧管理分级评估标准体系（试行）的通知》，国家卫生健康委网站，2021 年 3 月 15 日，http：//www. nhc. gov. cn/yzygj/s3594q/202103/10ec6a ca99ec47428d2841a110448de3. shtml。

② 《国家卫生健康委统计信息中心关于印发医院信息互联互通标准化成熟度测评方案（2020年版）的通知》，国家卫生健康委网站，2020 年 8 月 6 日，http：//www. nhc. gov. cn/mohws bwstjxxzx/s8553/202008/e80dafa1334c44c38f644602406a4973. shtml。

③ 《关于印发电子病历系统应用水平分级评价管理办法（试行）及评价标准（试行）的通知》，国家卫生健康委网站，2018 年 12 月 7 日，http：//www. nhc. gov. cn/yzygj/s7659/2018 12/3cae6834a65d48e9bfd783f3c7d54745. shtml。

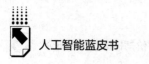
结　语

　　我国正处于智慧医院蓬勃发展的黄金时期，新一代信息技术的迅猛发展为医院智能化建设提供了良好的技术基础，国家相关法律法规和政策的发布为智慧医院建设提供了理论及制度保障，医院逐渐重视并加大对智能化相关项目的资金支持力度，为医院智能化建设提供了充分的经济保障。研究制定医院智能化指数评价指标框架体系，可以促进智慧医院有序发展，利用新一代互联网技术、人工智能、大数据、物联网和可穿戴设备等新技术，为患者带来无障碍体验，为医生提供诊断和治疗辅助，为管理者提供决策和管理支持，真正打造以信息化为基础、数字化为手段、智能化为目标的智慧医院，实现医院服务能力的全面提升。

B.7
数字病理中的人工智能应用研究

朱立峰　柏志安　蔡诗谨　笪倩　凌思凯*

摘　要：　本报告主要阐述了人工智能技术在数字病理中的应用及重要意义。人工智能技术可以帮助缓解我国病理工作中所面临的病理医师短缺、资源分配不均衡、自动化程度低的问题。目前，尽管三级医院在数字病理系统建设方面取得了显著进展，但大多数三级以下医院尚未启动相关建设。为更直观地了解数字病理的功能，本报告详细介绍了人工智能技术在数字病理中的多种应用场景，并以上海瑞金医院数字病理建设为典型案例进行了阐述。

关键词：　数字病理　人工智能　智慧病理

一　中国病理工作现状

（一）临床痛点

我国病理医务工作者人均工作量明显偏大，长期处于超负荷运转状态。2016~2019年中华医学会病理学分会对31个省区市的医院病理科的调研结

---

* 朱立峰，上海交通大学医学院附属瑞金医院上海市数字医学创新中心专职副主任，正高级工程师，主要研究方向为医院信息化建设、医疗大数据和医疗人工智能；柏志安，上海交通大学医学院附属瑞金医院上海市数字医学创新中心技术研究部主任，高级工程师，主要研究方向为医院信息化建设、医学影像人工智能；蔡诗谨，上海交通大学，博士，主要研究方向为医院运营与管理；笪倩，上海交通大学医学院附属瑞金医院病理科副主任医师，主要研究方向为数字化智慧病理应用及研究；凌思凯，上海交通大学医学院附属瑞金医院信息中心工程师，主要研究方向为医院信息化建设、数字化智慧病理。

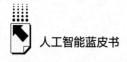

果显示，2019 年全国三甲医院的病理科人均年工作量约为 2649 例，浙江省则高达 6787 例。这使得病理科的工作负荷率接近 80%，远超医院科室平均水平（50%～60%）。[①]

长期超负荷运转是因为病理医师的缺口大。目前《病理科建设与管理指南（试行）》要求二级和三级医院设置病理科，而每 100 张床位需配置 1～2 名病理医师。根据《中国卫生健康统计年鉴（2022）》的记录，2021 年我国二级、三级医院的床位数量为 597.37 万张。按照要求，病理医师的数量最少应该为 5.97 万人。但 2021 年我国二级、三级医院在册的病理医师（包括执业医师和助理执业医师）约为 2.46 万人，病理医师存在至少 3.51 万人的缺口。病理医师的缺口大还与其培养周期长且收入相对较低有关。病理医师参加工作 4～5 年后方可签发低风险的病理报告，需 10 年以上的时间才能培养一名有经验的病理医师。此外，病理科在我国大多划归为医疗技术科室。病理诊断收费相对较低，而且检查流程复杂，需要较长时间才能完成诊断。从经济角度来看，病理科对医院的收入贡献有限，在医疗技术科室中的地位通常被排在检验科、放射科等科室之后。这些因素导致病理医师的薪酬通常比大部分临床医师低，病理科也长期以来在医学领域中处于相对边缘的地位，与其在临床中的重要性不相符。

相对于检验科和影像科，我国病理科自动化水平较低。首先，病理科设备配置数量和种类明显少于检验科和影像科。病理科的工作流程涉及多个环节，对医技人员的专业要求较高，但自动化设备的数量有限，导致整个科室的自动化水平较低。其次，由于病理科的自动化水平相对较低，病理诊断所需时间较长。常规的病理检测通常需要 3～5 天的时间，而对于一些较为复杂的疾病，需要进行免疫组化或分子检测，可能需要 7～10 天的时间。相比之下，检验科和影像科的检验项目大部分可以在当天完成。

再从各级医院的角度来看，我国病理医师的分布不均衡，大多数集中在

---

① 中华医学会病理学分会：《对 31 个省市自治区 3831 家医院病理科现状的调查与思考》，《中华病理学杂志》2020 年第 12 期。

三级医院，而二级及以下医院则面临病理医师数量不足的问题。根据中华医学会病理学分会的统计数据，我国执业医生不足 2 万人，其中超过一半的医生分布在三级医院。而在地理分布上，不同地区的病理学发展也存在明显的不均衡现象，病理科建设主要集中在经济发达的东部沿海地区，而西北地区病理科数量在 2019 年仅占 11.7%。这种不均衡的情况导致了资源的集中化，造成一些地区的病理学服务水平相对较低，无法满足患者的需求。在一些经济相对欠发达的地区，缺乏病理医师的问题更加突出，这使得当地医疗机构在病理学诊断和病理科研方面面临一定的困难。

（二）应用人工智能（AI）技术的意义

随着数字成像在病理学中的更广泛应用，病理学领域正在进入一个激动人心的时代。数字病理（Digital Pathology，DP）是将病理学与数字成像技术相结合的应用领域。[1] 它使用数字化的图像来代替传统的在显微镜下观察病理切片的方式，实现病理学的数字化处理和分析。全扫描数字切片（Whole Slide Imaging，WSI）是数字病理的核心技术，它使用高分辨率扫描仪扫描整个组织切片，并生成一个包含整个切片信息的数字图像。[2] 可以在计算机上查看、分析和存储这些数字图像，提供了更方便和高效的病理学诊断和研究方式。数字病理是基于 WSI 技术的一种应用，通过数字化和远程传输病理学样本的图像，实现了病理学的数字化和远程化，提高了工作效率，减少了对物理切片的依赖，并为人工智能的应用提供了基础。

面对病理医师短缺、医疗资源分布不均以及自动化水平相对较低等多重挑战，数字病理学和人工智能技术的出现为这些问题提供了解决途径。

1. 缓解病理医师短缺

病理医师数量稀缺，加之其培养所需的时间长和收入相对较低，一直是

---

① M. K. K. Niazi, A. V. Parwani, M. N. Gurcan, "Digital Pathology and Artificial Intelligence" *Lancet Oncology* 5 (2019): e253-e261.

② L. Pantanowitz et al., "Review of the Current State of Whole Slide Imaging in Pathology," *Journal of Pathology Informatics* 2 (2011). DOI: 10.4103/2153-3539.83746.

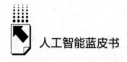

长期存在的问题。数字病理技术有潜力提高工作效率和准确性，减轻病理医师的工作负担，缩短诊断时间。通过采用 AI 驱动技术，病理医师可以获得迅速且可靠的辅助诊断结果，从而提高工作效率。这不仅可以解决病理医师的短缺问题，还可以使他们能够专注于复杂和高风险的病例，提升其职业地位并促进其职业发展。

2. 促进资源均衡分布和病理科发展

医师分布不均现象导致病理科的发展不平衡。利用数字病理学和远程会诊平台可以实现医师之间的协作和知识共享，突破地理限制，充分利用医疗资源，从而解决医师分布不均的问题。可以基于 AI 的病理图像识别和诊断系统向偏远地区提供专业的病理学支持，减少由病理水平差异带来的区域性医疗差距，从而提高医疗服务质量。

3. 强化病理科中的自动化流程

数字病理技术可以实现病理标本的数字化记录、存储和管理，提高工作流程的效率和准确性，减少对人工操作的依赖。AI 和机器学习技术可以应用于病理图像的自动分析和诊断辅助，提高诊断的准确性和效率。引入数字显微镜、自动切片仪和自动染色设备等自动化设备和系统，可以提高标本处理和分析的效率与一致性，减少人工操作引起的错误。

二 人工智能与数字病理发展的现状与挑战

（一）各级医院发展的现状

在数字病理和人工智能的应用方面，不同主体的进展存在差异，为更好地了解目前的建设情况，本报告于 2023 年发放了覆盖 20 余个省区市的 216 份问卷来进行调研。其中，有效问卷 214 份，包含 181 份三级医院问卷、33 份三级以下医院问卷。图 1 和图 2 为不同等级医院数字病理系统和智慧病理系统建设阶段的问卷结果。图 1 中，超 40% 的三级医院已完成或正在建设数字病理系统。但三级以下医院中 84.85% 尚未开始建设数字病理系统，提高空间较大。图2中，在78.44%已经填写的三级医院中，仅15.46%的医院已完成或正在建设智慧病理系统。但96.97%已经填写的三级以下医院中，已完成或正在建设智慧病理系统的仅占6.06%。

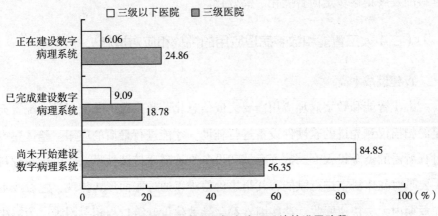

图1 不同等级医院建设数字病理系统的进展阶段

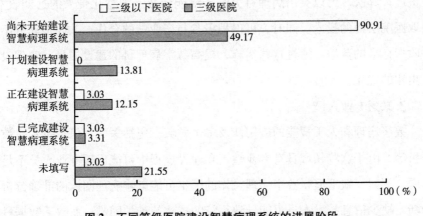

图2 不同等级医院建设智慧病理系统的进展阶段

从调研结果可以看出，头部三级医院因处理的病理切片数量庞大，对于人工智能和数字病理的应用需求强烈，对病理科升级转型的需求十分迫切。这些医院已经全面进入数字化发展和智能化应用的初步阶段，领先其他医院。三级以下医院因其相对较小的病理接诊量，对数字病理建设的需求并不

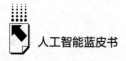

十分强烈。这些医院的诊断能力较为薄弱，甚至一些没有单独设立病理科，对远程会诊的需求更加迫切。不同主体在数字病理和人工智能建设方面的进展差异明显。尽管存在挑战，但随着头部大型医院的应用和引领，病理这个学科的发展正逐步走向智能化、高效化。

（二）人工智能和数字病理应用的挑战和应对措施

1. 建设成本高

人工智能和数字病理应用需要完成信息化、数字化的基础建设，配置充足的扫描仪和先进的软硬件设备进行辅助，才能进行最后的应用。整体建设过程所需的资金投入大，数据存储和设备维护需要持续性投入。由于病理科主要是对临床科室进行赋能，其衍生价值难以通过账面形式体现，建设成本在短期内无法快速回收。这些因素都会导致建设升级过程相对困难。为解决建设成本的问题，首先，可以依托病理专项项目申请外部资金支持，推动建设进度。其次，可以突出病理科为临床赋能和数字智慧化带来的远期收益，争取医院层面的投入。同时，可以积极参与产业端的合作，共同推动数字病理收费标准的落地。通过这些措施，提高数字病理科的建设质量，实现投入产出比的优化。

2. 缺乏专业人员

数字病理和人工智能的应用涉及多个领域，包括医学、信息技术、数据分析等。由于这些领域具有专业性，在建设过程中可能出现专业人员不足的问题。例如，缺乏懂得数字病理操作的医生可能影响病理图像的准确分析与诊断，缺少信息技术人员可能导致系统的搭建与维护困难，而缺乏数据科学家可能影响人工智能在实际场景中的应用。

为解决这一问题，建议在建设初期，增派专职人员负责数字化全流程的把控和落实，并配备培训人员推广新流程。随着建设过程进入正轨，可以招聘专职数字化管理人员，同时考虑配备助理医师，减轻病理医师工作负担。根据实际建设需求进行人员配备，控制人力成本，提升科室的运转效率。

3. 工作流程再造

数字病理的引入在很大程度上改变了传统病理学诊断的方式。数字病理将切片数字化，使医生能够在电子屏幕上进行诊断，整体的业务流程都需要进行数字化改造。要实现这种改造，需要深入了解传统工作流程中存在的问题，并与多方密切协作。因此，为确保流程重塑成功，建设过程中应配备专职人员全程跟进，通过与相关部门的沟通与合作，标准化原有的工作流程，并深入了解实际的信息化改造、网络、存储以及临床需求，以便更快地落实流程、优化细节。

4. 适应数字化的工作方式

数字化阅片的引入对医生产生了较大的影响，需要他们适应新的工作流程。这种变化源于数字病理工具的出现，它们将传统的显微镜检查转变为数字图像分析。医生需要从使用显微镜进行直接观察转向使用数字病理工具分析数字图像，这涉及学习新的软件界面、操作方法和数据处理技能。同时，医生需要适应数字图像与显微镜下观察存在的差异，确保准确诊断。然而，传统医生可能对数字病理工具的准确性和可靠性产生怀疑，对数字工具建立信任需要时间。此外，在使用数字病理工具的过程中，医生还需要适应与其他专业人员共同使用和分析数字图像的团队协作。

因此，为了应对这些变化，医生和相关医务人员需要接受教育和培训，以理解新工作流程并掌握相关技能。同时，使用激励政策激发医生积极性，促使其积极与临床相关科室沟通，缩短内外部的磨合过程。

5. 数据安全与隐私保护

随着数字病理和人工智能的应用，医疗数据安全和隐私问题将更加凸显。未来的发展需要建立更严格的数据隐私保护机制，也需要制定标准来规范数据的共享与交流。在数字病理和人工智能应用初期，应提前从多个维度对数据安全技术进行规划和设计，以确保系统的安全性和稳定性。具体来说，需要从设备安全、网络安全、业务安全和管理安全四个方面进行考虑。设备安全涉及对硬件设备的安全保护，如防止设备被物理攻击、丢失或盗窃。网络安全着重保护数据在网络传输过程中的安全，防止黑客入侵、数据

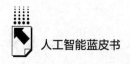

截获或中间人攻击。业务安全关注对业务流程和数据操作的安全保护，确保数据只被授权的用户合法访问。管理安全着眼于管理层面的安全策略和控制措施，确保数据安全的全面实施和有效管理。通过对这四个安全因素进行全面规划和设计，可以确保数字病理和人工智能应用在初期就具备良好的安全基础，为后续应用的顺利推进奠定基础。

三 人工智能在数字病理中的应用

（一）应用场景调研及其结果

发放上述问卷进行调研时，还对已经开始建设数字病理系统的医院的应用场景进行了研究，结果如图 3 所示。远程会诊/诊断、科室/信息管理、常规诊疗、科研和教学应用是目前数字病理的主要应用场景，其中远程会诊/诊断、科研和教学应用场景较多。在常规诊疗方面，数字病理和人工智能应用因需要与医院的其他信息系统（如电子病历、医学影像储存与传输系统等）互联集成，其应用场景占比相较其他功能而言较低。

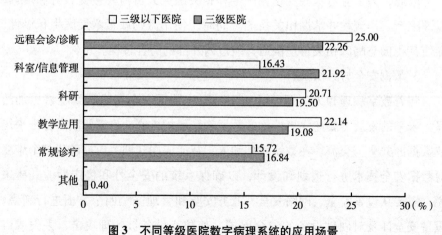

图 3　不同等级医院数字病理系统的应用场景

（二）人工智能与数字病理的临床应用场景

在临床应用方面，数字病理引入人工智能技术后，可以减少病理医师的重复性工作，提供更科学合理的诊断依据，并及时调整治疗方案。同时，病理图像通过传输后也可进行远程会诊。远程会诊可以使病理医师在不同地点进行图像共享和交流，缓解病理资源分布不平衡的现象。

1. 临床诊断支持

人工智能技术在病变识别、预测和治疗规划等方面的应用，为医生提供了更精确、高效的诊断工具。通过学习大量的病理图像和数据，AI 能够准确地识别不同类型的异常细胞和病变区域，揭示不同因素与疾病发展的关系，预测病情的进展。这为医生制定个性化的治疗计划提供了宝贵的指导，帮助患者获得更精准的治疗。

2. 工作流程优化

人工智能在图像分析方面的应用极大地改进了数字病理学的工作流程。传统上，病理医师需要手动查看、分析组织切片图像，这需要耗费大量时间和精力。完成数字病理的建设后，AI 技术与整个病理工作流程有机结合：在临床开单和接收登记环节，AI 可以自动识别和录入标本信息，提高工作效率；在取材环节，AI 能够辅助医生确定最佳取材部位，提高取材质量；在脱水、包埋和切片环节，AI 可以实时监测设备运转状态，优化工艺参数，确保制片质量；在分析环节，AI 算法可以自动识别和标注组织结构及异常细胞，协助医生进行初步筛查；在报告生成环节，AI 还能自动化生成初步诊断报告，供医生进一步制订治疗计划。

3. 远程会诊和诊断支持

数字病理技术可以通过远程传输病理切片图像，实现医生之间的远程会诊，尤其对于偏远地区或医疗资源匮乏的地方非常有益。远程会诊使得专家可以随时随地共享和讨论病理图像和信息，提供即时的专业意见。人工智能在此过程中能够自动标记和识别病变区域，辅助医生更快速地定位问题，并为专家提供更全面的信息。这对于在远程环境下进行诊断非常有价值，特别

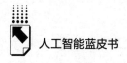
是当医生无法直接接触患者和实际组织切片时。

AI在远程会诊和诊断支持上也有助于开展跨地区的医疗知识共享和合作。AI可以将全球范围内的病例数据进行集成分析，揭示不同地区的病理特征和趋势，为医生提供更广阔的知识背景和参考依据。这不仅可以促进医疗界的交流合作，加速病例分析和疾病认知的进程，还可以帮助医生做出更准确的诊断和治疗决策。

（三）人工智能与数字病理的非临床应用场景

在非临床应用方面，人工智能与数字病理可以用于科研和教育。人工智能技术可以对大量的病理学数据进行分析和挖掘，发现疾病发生、发展和预后的规律和机制，为药物研发提供数据支持和科学依据。此外，数字病理还可以提高病理医师的培训效率和水平，病理医师可以通过数字病理系统快速、准确地进行病理诊断，并分享和交流诊断经验。

1. 教育和培训

数字病理可以用于教育和培训，医生可以通过数字工具进行教学演示和讨论，提高学习效果。数字病理可以提供高质量的数字切片，模拟真实病例，为医生提供丰富的病理图像，让他们可以在无风险的环境下进行实践。人工智能技术则可以在培训的过程中提供实时反馈和建议，帮助医生更好地理解病例特点，从而不断提升诊断技能。这种个性化的培训方法可以加速医生的专业发展，提高医疗质量。

2. 病理学科研

数字病理技术可以提供大量的病理切片图像数据，用于研究疾病的发病机制、诊断标志物的发现等，加速病理性的科研。通过分析大量的病理切片图像数据，人工智能算法能够发现病理学上的细微变化，帮助揭示疾病的潜在机制和变化过程。这为科学家提供了重要线索，有助于科学家深入了解疾病的本质。AI能够快速地在大量数据中检测出潜在的标志物，帮助识别特定疾病的生物标志物或特征。这些标志物可以作为早期诊断、疾病分型和预后预测的依据。

人工智能与数字病理的结合，为研究人员进行病理学研究和科学探索提供了方便，加速了疾病诊断和治疗的进展。

四　瑞金医院智慧化病理建设和人工智能应用案例

上海交通大学医学院附属瑞金医院是一家集医疗、教学和科研于一体的三级甲等综合性医院。病理科作为卫生部首批批准的重点学科之一，担负着来自全国各地的大量病理诊断任务。近年来，瑞金医院病理科在信息化改革方面取得了显著进展，实现了全流程数字化管理，并在不同院区建立了病理互联互通系统，确保了业务流程的全程可溯源。通过数字化转型，瑞金医院病理科逐步完成了智能化阅片流程、数字病理图书馆、高效存储技术以及病理图像无损压缩技术等的应用，朝着智慧化方向迈进。

本报告以瑞金医院病理科为案例，说明人工智能技术在其智慧化建设中的应用。下面会从多模态数据融合、病理全流程管理、病理科研和教育以及分级存储和图片压缩这四个方面出发，阐述具体的应用场景。

（一）多模态数据融合

多模态数据融合算法是一种将来自不同信息源或模态的数据进行整合和协同处理的方法，旨在提取出比单一模态更丰富、更准确的信息。这些模态可以包括非结构化信息，如临床影像、报告文档、病理影像、诊断资料和数字切片，也可包含结构化数据，如患者详情、病史信息、临床检查、诊断和病理标本信息等。主要涵盖数字病理图像、基因序列、药物历史和临床信息。融合算法将多个不同模态的数据中共同出现或关联的信息以一种结构化的方式进行编码和表示，在保持各模态特点的同时，充分捕捉数据之间的关系。

多模态数据融合在各种疾病领域中都有广泛的应用。例如，在肿瘤病理学中，结合基因组学和组织学数据可以帮助鉴定患者的肿瘤类型、预测疾病进展，并为个体化治疗提供指导。在神经系统疾病中，融合脑影像和遗传信息可以帮助理解疾病的发病机制，为治疗方法的开发提供线索。数字病理会更加注重多模态数据的整合。病理的数字图片本身便具备数字分析和应用的潜力，将其和患者的临床症状、体征信息、影像学数据、分子病理等多种信息源融合，便可实现对疾病的全面分析。

（二）病理全流程管理

病理全流程管理是指对病理工作中从样本采集到病理归档整个流程进行有效、系统的管理和控制。这个过程涵盖的所有环节如图4所示。病理全流程管理的目标是确保最终能提供准确、可靠的病理诊断结果，并且使整个流程更加高效以及可追溯。开单申请和标本接收流程主要侧重于数字化方向的改造，本报告将对人工智能在后续七个流程中的应用进行详细阐述。

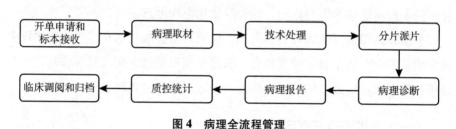

图4 病理全流程管理

1. 病理取材

数字化标本制备将传统的病理标本（如组织切片）通过数字扫描技术转化为图像的形式。通过基于大量病理图像的训练，AI算法可以用来提示取材的病变区域，也可以为技术人员提供关于在何处切割标本的建议，技术人员可以根据建议更快地选择切片位置，加速制备过程。

2. 技术处理

在标准光学显微镜下，未处理的切片几乎没有区别，只能用染色的方法来增加辨识度。但组织标本的传统染色过程耗时长且复杂，需要有专门的实验室基础设施、化学试剂以及训练有素的技术人员。人工智能染色通过允许计算机对组织进行虚拟染色来解决这些问题。这种技术利用人工智能算法对数字图像中的特定颜色区域进行虚拟染色。通过分析图像中的色彩和结构信息，系统可以模拟传统染色的效果，生成与真实染色图像相近的虚拟染色结果。其优点在于节省时间和成本，避免了传统染色所需的化学操作，同时可以在数字平台上实现，无需额外的实验设备。

此外，在标本制备时，可利用数字化设备扫描组织标本并提示病变区域，提高切片位置的准确性和标本图像的采集速度。人工智能的优点在于提升了标本制备的精度和效率，减少无关区域的标准制备，从而节约时间和资源。

3. 分片派片

传统病理阅片中，医师需要手动进行切片分割，并通过显微镜对实体切片进行逐一审阅和分级。这一流程耗时长且受实验室资源和显微镜设备限制。数字化升级后，实体切片通过数字扫描仪转化为病理图像，通过信息系统进行实时分配，实现自动化分片。病理医师不用依赖显微镜，派片的地点也不再受限，切片可以通过系统分发到临床科室，增强了与临床端的交流合作。而且，系统替代人工分片，缩短了医师的工作时间，从而提升了整体工作效率。

4. 病理诊断

在病理诊断领域，AI 主要应用于筛查排阴、量化分析、辅助诊断、治疗前后预测这四个方面。[①] 在筛查排阴方面，AI 算法自动识别和定位病变区域，实现部分病变部位的初步筛阴，减少了病理医师的低价值工作量。在免疫组化的量化分析中，相较于传统方法，AI 算法细胞级别的精准计数和分类为医生提供了准确的信息，有效避免了主观因素对结果的影响，提高了分析结果的客观性。在辅助诊断方面，AI 算法在分类、检测和分割等任务中具有显著作用。比如，图 5 呈现了商汤科技所开发的消化道癌症病变判断 AI 算法的全过程。由于数字病理图像通常为百万级像素的超分辨率图像，对病灶轮廓进行精细标注需要大量人力。首先，需对部分精标注数据进行强监督学习，成功训练出具有分割病灶区域能力的模型。其次，在大量粗标注数据

---

① T. Pang et al., "Deep Learning Radiomics in Breast Cancer with Different Modalities: Overview and Future," *Expert Systems with Applications* 158 (2020): 113501. DOI: 10.1016/j. eswa. 2020. 113501.

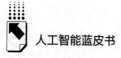

（即仅知道良恶性的组织块图像）的基础上，通过初始的强监督学习模型进行预测，并利用弱监督学习算法进行训练，来获得阳性和阴性的分类模型。最后，将这些结果反向迭代进前述强监督学习模型中，形成共同迭代的复合参数，减少对精标注数据和人力的需求。此外，AI 技术还可应用于治疗前后的病情和愈合恢复情况的预测，为医生的治疗决策提供辅助。

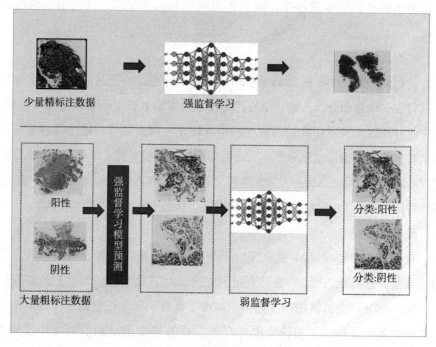

图 5　消化道癌症病变判断 AI 算法

5. 病理报告

在病理报告领域，充分利用 AI 的自然语言处理能力已经实现了数字病理报告的自动分析和关键信息提取。这项技术能够精准解析报告中的病变类型、大小、分布等重要信息，结合病理图像分析的结果，迅速生成初步的病理诊断。AI 不仅能理解病理专业术语和医学知识，还能自动填充报告中的具体数据。随后，根据病人信息、样本来源等因素，将诊断结果转化为自然语言的表述，实现数字病理报告的自动化处理和全面整合。这项创新极大地减轻了医生的工作负担，为临床决策提供了更为迅速和准确的支持。

6.质控统计

人工智能可以在实际操作过程中进行实时风险预警，统计分析不同环节的流程用时，推动后续工作的优化。也可以对数字切片的清晰度、色彩准确性、伪影、图像失真等进行自动化控制，保障数字切片的质量。还能在将病例发送给病理医师之前，筛查污染等意外事件，并在诊断结束后，进行复核，给出错误警告。

7.临床调阅和归档

在电脑端浏览数字切片，调阅的速度取决于网速、存储性能、电脑配置等。由于单张切片过大，用户在切换时，可能需要等待高清的数字切片完全呈现。同时，随着数字病理的推广，除病理医师外，临床医师、科研工作者、就诊患者等都可能在访问端出现，导致调阅量激增，数据存储系统将面临访问时间延长、系统卡顿不流畅和出现马赛克等情况，严重影响阅片效率和准确性。在硬件上，可以通过分布式文件客户端（DPC）的新型文件存储技术，来突破调阅的瓶颈。在算法上，应用二次压缩人工智能技术，在传统压缩的基础上，做到图像无损的二次压缩，进一步缩减数据存储空间。

人工智能还可应用于病例的智能识别和归档。医疗数据通常分散在不同的医疗机构、科室和系统中，造成了数据管理的困难。人工智能可以通过自动化的方式，将不同来源的病例数据整合起来，并按照病例类型和特征进行归档。这种自动化的数据整合有助于提高数据管理的效率，降低人工错误风险，同时为临床研究提供更可靠的数据基础。

（三）病理科研和教育

未实现数字病理流程之前，传统的病理归档通过建立档案室对物理切片及蜡块进行统一管理。随着时间流逝，容易出现玻片褪色等问题，并且实物切片很难对有价值的病例进行大规模分享，限制了进一步的应用拓展。数字化升级后，病理切片可以通过数字图像的方式永久存储，并且可以通过网络进行无上限的分享，打造更有价值的知识共享平台。

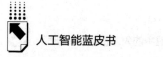

瑞金医院主要建设了数字病理图书馆应用模块。病理图书馆综合了病理经典书籍、WHO诊断规范、行业权威诊断共识以及经典病例分享等内容，形成了电子化书库。此外，它还存储了多种病理学数据，包括数字病理图像、病理报告和临床数据等。这些内容按照WHO、ICD-10等标准进行整理，结合图文、数字切片、视频课程等形式，为医生提供便捷的学习资源和参考资料。

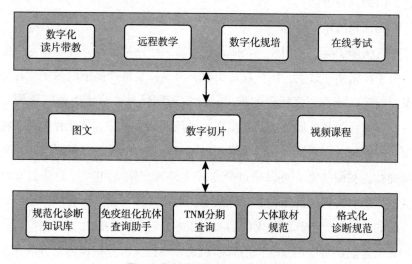

图6 瑞金医院数字病理图书馆

借助人工智能技术，数字病理图书馆能够根据病例模拟真实的诊断情景，有助于学习者加深对病变和疾病的认知和理解。该图书馆还能协助研究人员从资料库中挖掘有价值的信息。通过大数据分析和模式识别，揭示疾病发展趋势、影响因素等，为开展临床和基础研究提供支持。

（四）分级储存和图片压缩

数字切片为高清图像，通常非常大，需采用高效的压缩存储方案来确保图像的快速调取和应对数据长期储存的需求。瑞金医院采用分级存储技术，根据图像的访问频率和重要性将其分类存储，并使用分布式文件系统提升读写性能，实现了数字病理图像的高效压缩存储。

传统的病理图像压缩方法将图像分割成多个相似的小块即"瓦片"，但未充分利用瓦片之间的内在关联性，导致压缩效果不佳。瑞金医院使用的二次压缩 AI 技术，针对病理图片根据算法进行精准场景化压缩，降低存储性能下降的风险。通过深度学习模型的训练，准确理解图像的内容和结构，并对图像数据进行精细的语义分割。这意味着能够将图像分割成更有意义的部分，并对每个部分进行适当的编码。此外，AI 压缩技术还能够通过参考压缩方法，利用已有的数据信息和先前压缩的相关图像信息，更有效地对当前图像进行压缩。

通过结合这些先进技术，AI 压缩技术能够显著提升压缩率，同时保持图像的视觉质量。与传统压缩方法相比，它能够更精确地建模图像数据的分布，并对图像进行更精细的编码，从而实现更高效的压缩。这种方法的优势在于它能够实现更高的压缩比率，同时避免了由压缩而引起的图像质量损失。因此，AI 压缩技术在图像压缩领域具有巨大的潜力，并为图像存储和传输提供了更有效的解决方案。

B.8
医院随访中的人工智能应用研究

石　锐*

摘　要： 本报告通过对不同机构的专家进行访谈和调研分析，总结归纳了人工智能语音技术在医院随访工作中的应用场景，从人工智能语音技术的技术框架、应用流程、技术成熟度等方面分析人工智能语音交互技术的应用现状，深入分析华西医院的智能语音随访系统建设过程，及其在提高患者满意度、提高医护人员工作效率、优化医疗资源配置、提高医疗机构的管理水平等方面的效果。通过该案例的详细分析，可以更好地了解医院智能语音随访系统建设的关键要素和成功路径，为未来医学健康管理与人工智能结合发展提供指引。

关键词： 智能语音技术　医院随访　人工智能

引　言

随着社会的发展，居民越来越关注个体健康，患者也对医院的服务质量提出了新的要求，医院面临的内、外环境发生了根本变化，改革发展也面临诸多挑战。随着人工智能技术的飞速发展，其在医疗领域的应用也日益广泛，利用新兴技术赋能智慧医院建设已成为医院数字化转型的高质量实现路径之一。医院随访是患者诊疗过程中的重要组成部分，既能有效了解患者的病情，也能延伸患者院外管理，满足居家健康需求，提供及时有

---

* 石锐，博士，四川大学华西医院主任医师，信息中心主任，主要研究方向为创伤骨科、医疗信息化。

效的医疗帮助。① 医院的随访任务逐年递增，语音识别、语音合成以及自然语言理解等人工智能技术为医院提供了一种高效、便捷的随访方式，让计算机听懂患者的语言并给出正确反馈，完成对患者的自动化随访和信息收集。

一 医院随访工作的痛点和难点

随着国民生活水平的稳步提升，患者在出院后仍然希望获得延续性护理，因此医护人员需要对患者进行定期随访。通过出院随访，医护人员可以为患者提供康复指导，延续院内诊疗服务，提高患者的就医获得感并收集反馈信息，有助于自身医疗服务水平的提升。实现医患双方的快捷沟通，必然离不开一套完善的医院随访系统。②

通过调研，我们发现目前医院随访工作存在以下痛点和难点。第一，受医院患者地理距离因素影响，随访回收周期需要 1~2 个月，较长的周期使得回访统计结果无法完全纳入医院当月满意度测评结果统计，导致满意度测评结果失真，出院患者回访满意度测评无法客观量化。③ 这也意味着医院在进行满意度测评时，只能根据回访数据来估算患者的满意度，而无法全面了解患者的真实感受和需求。第二，院外随访还存在耗时耗力的繁重工作，如诊后指导、健康宣教和慢病管理等各环节都需要耗费大量的人力和时间，多数医院的人力资源难以支撑全面的大范围的随访工作，造成了随访信息的流失。同时，不少随访工作遇到患者依从性不佳的困难，具体表现为拒访、失访、回复信息不全等现象，究其本质是患者对医院工作的不信任。④ 这种不信任可能源于患者对医疗知识的理解不足，也可能是由于医院的服务态

---

① 师庆科、郑涛：《大型三甲医院患者智能随访语音平台设计与应用》，《中国数字医学》2021 年第 8 期。
② 王平：《基于大数据的医院随访系统设计》，《粘接》2021 年第 8 期。
③ 朱建辉等：《出院患者人工智能语音回访效果》，《解放军医院管理杂志》2021 年第 3 期。
④ 陈静等：《基于人工智能的院外随访系统的设计与应用》，《江西医药》2023 年第 5 期。

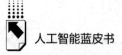

度、医疗质量等方面存在问题。第三，医院传统电话随访需要医务人员挨
个拨打患者的电话询问患者状况并做记录，这意味着医务人员每天要花大
量的时间进行电话随访，还需要做数据汇总、患者异常指标整理等，这给
医院带来巨大的工作量，给有限的医护人力资源带来较大的工作压力，因
此随访滞后、随访遗漏等情况时有发生，随访效率低下。[①] 另外传统随访
的信息采集不全，信息采集按照设置的固定模板进行，而模板内容外的患者
反馈未必能被随访员及时接收和记录，同时缺乏完善的机制进行随访信息的
综合处理。

二 人工智能在医院随访中的应用

人工智能在医院随访中的应用场景有很多，根据医疗、教学及科研的需
要，随访主要分为医院管理层面的随访和专科专病的科研随访等。例如，人
工智能技术通过电话、短信等途径辅助医护人员完成术后随访、慢病随访、
满意度随访等工作，从而大幅度减少医护人员的工作量，让随访服务更智
能。此外，人工智能技术还可以根据医院的个性化需求，帮助医院定制随访
业务话术流程，实现患者个性化随访等。

（一）术后随访

术后随访是延续护理的重要内容，其目的不仅是了解患者的病情，更重
要的是有针对性地提供帮助，满足患者的需求。随着人工智能技术的不断发
展和完善，智能随访机器人已经成为医院医护人员工作的重要辅助工具
之一。

智能随访能够自动完成一些程序化和重复性任务，如根据手术特点制定
相应的随访内容，记录患者的身体状况，提醒患者按时服药等，具体包括伤

---

① 吴玲娣、王伟：《人工智能机器人在胆胰外科日间手术患者出院随访中的应用价值》，《外
科研究与新技术》2019 年第 2 期。

口恢复情况、换药拆线情况、是否发热、全身恢复情况、病理报告是否拿取、宣教、满意程度、改进意见以及出现意外情况的处理方式等关注点。这样不仅可以减轻医护人员的工作负担，还可以提高工作效率和质量。特别是在肝移植受体的术后长期生活中，服用免疫抑制剂至关重要，因此良好的依从性是提高肝移植受体以及移植肝存活率、提高受体生活质量的重要保证。然而，治疗不依从是一个普遍存在的问题。治疗不依从可分为无意不依从和有意不依从。无意不依从是由患者粗心或遗忘、医患间交流不充分等所致；有意不依从是指患者故意漏服、少服药物或改变药物服药方式等行为。这些都可能对患者的康复产生不良影响。

将智能随访机器人应用于肝胆外科术后患者的随访，可以有效减少护士的随访工作时间，提高工作效率和质量，真正做到将护士还给患者。[①] 总之，智能随访的应用为外科术后患者的随访工作带来了很多便利。

（二）慢病随访

由于慢性病的特殊性，医生需要定期对慢性病患者进行随访，以了解其身体健康状况，防止并发症的发生，提高患者生活质量水平。慢病随访可通过自动电话收集患者的客观体征、服药依从性、不良反应、摄盐情况、饮食情况、吸烟情况、喝酒频率、是否规律活动、身体状况、有无并发症等信息，为众多慢性病患者后续诊疗数据的采集提供更为快捷、便利的录入方式。

此外，定期进行健康宣教，可实现慢病管理过程中高频、核心慢病随访业务的智能化、人性化，提升患者的依从性。统一的项目数据管理和统计分析服务，有助于加强医生和随访者之间的联系，推动医院实现向"以患者为中心"模式转变，及时了解慢性病患者的最新需求，为提升医院服务水平提供更真实的参考依据。[②]

---

① 田波彦等：《远程医疗机器人在心脏死亡器官捐献肝移植术后随访中的应用》，《器官移植》2019 年第 1 期。

② 杨杰等：《基于慢病/传染病患者参与的临床评价随访平台模式的构建》，《中华中医药学刊》2022 年第 4 期。

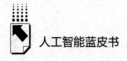

国家标准化代谢性疾病管理中心（MMC）采用人工智能语音随访系统，能够定期、准确地在患者诊疗 6 个月后提醒患者复诊。这种方法避免了人工电话随访由主客观原因造成的随访遗忘、推迟等，且简化了随访流程，提高了患者电话接通率和提醒信息的有效传达率。①

（三）满意度随访

通过智能语音外呼系统，医院可以向签约居民进行科室服务满意度调查和家庭医生团队签约服务满意度调查。科室服务满意度调查内容包括科室医生的服务态度、技术水平、病情解释、人文关怀、就诊环境、亟待改进的问题和患者的建议等；家庭医生团队签约服务满意度调查主要涉及家庭医生认知度、家庭医生提供的服务内容等。满意度随访能够及时了解签约居民对医院的满意度，从而有针对性地改进服务，提高患者对医院的满意度及就医过程中的获得感，提升患者的依从性和对医护人员的信任度，提升基层医疗卫生机构的效能。

等级医院也会对出院患者开展满意度随访服务。这种随访不仅包括对医院服务质量满意度的整体调查，还会针对具体科室和医师的满意度进行调查，涵盖医疗服务、医疗环境、医师和护士的医务水平等方面，并形成对具体科室的意见反馈。可以根据收集的患者意见和建议，以进一步提高医院的服务水平。

采用智能化的满意度随访，可以大大缩短随访周期，只需几天就能完成出院患者的满意度随访工作。这使得评价内容更具真实性和时效性，同时为医疗服务的延伸和医疗服务质量的提升提供了引导。②

（四）科研随访

科研随访是指医院或科研机构对患者或研究对象进行的定期随访，以了

---

① 朱烨等：《人工智能语音随访系统在 2 型糖尿病患者中的应用》，《上海护理》2023 年第 7 期。

② 王玥等：《北京方庄社区智能语音外呼平台的应用及效果评价》，《中国全科医学》2021 年第 16 期。

解其健康状况、疾病进展、治疗效果等信息，从而为患者提供更加精准的医疗服务。例如，某医院针对口腔预防科、牙周病科、牙体牙髓科和口腔颌面头颈肿瘤科等科室开展科研随访，实现连续智能随访、健康监测与指导，改善患者预后，为临床和科研工作的开展提供有效随访数据。[①]

对于信息采集较多、较复杂的科研随访，某大型三甲医院自建平台可支持医生、护士按照随访需要，自定义创建问卷内容，包含单选题、多选题、填空题等。问卷完成后，通过智能语音随访系统，按照给定的话术模板完成对患者的信息采集。自然语言理解和大数据分析技术将对话中的关键信息进行结构化后，自动填入表单。同时，原始语音转录成文本信息存储在平台中，方便后期的数据核查和校验。[②] 在专科科研随访层面，可以利用人工智能技术，建立高血压、糖尿病、骨科、小儿先天性心脏病等专病的 AI 全病程随访路径。通过与慢病平台整合，实现兼具综合性、指导性和及时性的专病随访管理。

除了自建平台外，一些第三方公司也提供科研随访相关服务。科研随访作为现代医疗服务的重要组成部分，随着人工智能技术的不断发展和完善，将变得更加智能化、高效化和精准化。

三　智能语音随访的现状和面临的挑战

（一）核心技术现状

智能语音随访技术主要涉及语音识别、自然语言处理、语音合成等。其核心是如何实现医学健康交互中的鲁棒性，需要解决医疗领域人机交互时出现的语音识别错误和用户表述复杂发散等问题，以提高语义理解

---

① 陶毛毛等：《基于 AI 智能语音随访的口腔科互联网门诊患者使用现状分析》，《上海口腔医学》2023 年第 2 期。

② 师庆科、郑涛：《大型三甲医院患者智能随访语音平台设计与应用》，《中国数字医学》2021 年第 8 期。

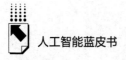

的精准性。为实现高效精准的多轮交互响应，需要采用对话结构分析的方法，并引入外部医学知识和医学语义评分的多角度对话满意度提升技术。

利用语音识别技术，医院随访系统可以将患者的语音回复自动转化为文本形式，并将识别结果传递给语义处理模块进行下一步处理。计算机语音识别过程与人对语音识别处理的过程基本一致，可分为预处理、语音特征提取、声学模型与模式匹配、语言模型与语言处理几部分。其中，预处理包括去除噪声、增强语音信号等；语音特征提取则是指从原始语音信号中提取出能够反映说话人语音信息的特征；声学模型与模式匹配是指通过对语音信号的声学特征进行建模和匹配，来实现对语音的识别；语言模型与语言处理是指对识别出的拼音序列内容进行最终的识别并生成匹配文本。

利用语音合成技术，将随访文本内容转换为语音后向患者播报，完成患者确认，引导患者进行对话交互。将文本合成语音，需经过前端和后端处理：前端是文本分析处理，从词汇、语法、语义方面对文本进行语言学分析，生成包含分词结果、音素、韵律等的标注文件；后端是声学处理，利用标注和语音库，把文字描述转化成对应的语音波形。①

利用自然语言处理进行语义分析，可自动提取关键信息或生成对应的随访表单需要填写的数据。针对存在不同区域居民口语化的复杂说法、上下文语义缺失、多意图歧义等问题挑战，采用基于上下文深度语义理解和填槽的多轮交互理解技术方案。对于用户意图不明、存在歧义的数据，通过深度学习算法抽取出用户关键语义要素信息，结合业务知识图谱明确语义要素间的关系进行智能处理。

除了底层核心技术外，智能随访在上层对话管理、对话生成等方面也取得了显著的发展。对话管理模块控制着医院随访对话的整个交互过程，

---

① 任海艳等：《语音机器人在出院随访中的实践与探索》，《中国卫生信息管理杂志》2021 年第 3 期。

根据历史对话信息和用户当前的会话内容，决定智能随访机器人下一步的对话状态。该模块包括状态跟踪和策略选择两大核心技术。状态跟踪是根据多轮对话来确定用户当前的目标交互过程，并及时维护和更新对话状态；策略选择则是基于当前的对话状态，选择接下来合适的动作，以实现未来对话收益最大化的目标。对话生成模块则首先根据用户意图和槽信息，从业务回答知识库中抽取出相关的应答文本片段作为候选答案，然后借助 Encoder-Decoder 话语模型，结合对话上下文和候选文本片段生成最终的应答语。

2022 年 11 月，大模型技术横空出世，其逼真的自然语言交互和多场景内容生成能力迅速引爆了人工智能行业。大模型可以助力医生进行随访管理工作，如通过标签动态生成随访任务，并根据单次医患沟通内容和问话内容自动生成涵盖饮食、运动、管理等信息的标签，辅助医生进行个性化的宣教等。此外，随访结束后，大模型还能分类对话中的有效信息，并根据标准模板生成记录和总结，这是一项管理和体验的跨时代升级。

（二）随访平台现状

当前医院随访系统一般采用平台化的架构，具有通用性和可配置性，支持不同层面和类型的随访需求，包括病区随访、门诊随访、随访中心随访、专科科室随访和慢病随访等。同时平台还支持不同病种、不同科室和不同随访话术模板的个性化配置，支持不同层级用户的权限管理和数据查看功能，实现了统一管理。此外，随访平台与院内临床数据系统对接，集成 HIS、LIS 等医疗数据，通过配置随访表单实现院内自动采集医疗数据并将随访结果自动回写。

（三）专利趋势分析

本报告通过智慧芽中国专利数据库，使用检索词"医院随访 and 智能"对医院随访的专利申请情况进行了统计分析。从 2016 年到 2023 年近 8 年的时间里，专利申请数量总体呈现先突增后稳定的趋势。这些专利主要在系统的录音审核、慢性病健康状态预测、智能随访跟踪管理、复诊随访数据处理以及智能医疗随访辅助系统等方面进行保护。

表1　2016~2023年医院随访专利申请数量

单位：项

	2016年	2017年	2018年	2019年	2020年	2021年	2022年	2023年
申请数量	1	2	3	1	8	9	6	9
公开数量	1	1	1	3	6	10	7	11

（四）应用挑战

智能随访虽然对提升效率、延伸医疗服务和加强医疗安全有积极的作用，但也存在局限性和应用挑战。

第一，在随访过程中，医患间复杂的对话语境和专业医疗问题的应对灵活性受限，对话因为互动存在一定的不确定性。随访过程中需要对一些问候、康复类的话语和问题进行应答，需要人机对话时显得不那么生硬。[①]

第二，智能语音随访中，医院会遇到各种技术难题，如不同地区的口音和方言的语音识别问题，患者说法复杂或意图不明、多意图的理解问题，业务场景复杂多变的问题等。为了解决这些问题，需要采用不同的技术方案进行系统优化。例如，可以使用模型调优技术来提高语音识别的准确性和鲁棒性；使用自然语言处理技术来理解患者的意图和需求；使用知识图谱等技术来构建业务场景模型，从而实现更加智能化的随访服务。

第三，智能语音随访系统受环境噪声影响大，如果周围环境有噪声或同时有其他人发声，系统提取语音时会受干扰，其抗噪性和稳定性需通过优化语音提取技术和提高麦克风的敏感性和抗干扰性来提高。此外，还需要注意录音隐私保护问题，避免患者在电话中透露的个人信息因为使用系统出现泄露。

第四，问题固化、机械是智能随访面临的另一个挑战。在接通电话时，

---

① 徐来等：《远程诊疗中随访机器人的应用研究》，《中国新通信》2021年第18期。

患者只能对问题进行回答却不能进行提问，导致患者对疾病康复了解不够清晰，在打入电话时若受到信号的干扰，易使电话接听率降低。[1] 为了解决这个问题，可以采用开放式的方式引导患者进行提问和表达想法；或者设计更加人性化的交互界面，让患者更加方便地与系统进行交流。

第五，受人固有的行为模式影响，当前智能语音外呼技术在商业广告和促销方面的应用已相当成熟并广泛运用到日常生活中，在一定程度上，给人们的日常生活和工作带来了便利，但也造成了困扰，人们常常出现拒接、拦截、标记或挂断等惯性行为。可以通过短信、微信推文等多渠道对患者进行宣教告知来提高回访率。[2]

第六，智能随访不能直接观察患者反应，只能通过患者的描述进行分析，如患者表述不清，随访系统则不能有效地分析解答。通过随访系统与患者进行对话，虽然模拟了正常人的讲话，但是在声调、语速、情感的表达方面还存在一定的差异，患者在对话过程中会有较差的对话体验，不利于沟通。[3] 因此，未来智能随访需要更加注重用户体验和情感交流方面的改进，以提高服务质量和效果。

四　华西医院智能随访平台建设案例

华西医院智能随访平台上线以来，已在门诊部、全流程管理中心、入院服务中心、检验科、骨科、心内科等多个科室应用。该平台能通过终端软件自动拨打患者电话，利用真人语音与患者进行随访沟通，并有效地采集患者反馈的信息，从而大幅提升了随访工作效率。其应用情况见表2、表3。

---

[1] 胡潇泓、姚荷英、贾昊：《随访服务需求现状调查及人工智能+人工随访模式在日间手术出院患者中的应用效果》，《中国当代医药》2022年第25期。

[2] 林卓玲等：《智能语音随访系统在先天性白内障患儿术后随访中的应用与分析》，《眼科学报》2021年第1期。

[3] 张悦、田敏、刘杰：《智能语音服务系统在肝胆外科术后随访的应用》，《护理学杂志》2019年第20期。

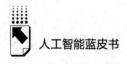

表2　2021年至2023年10月华西医院智能随访应用年度数据

时间	总服务人次（人次）	呼叫时长（h）	接通率（%）	月均服务人次（人次）	月均时长（h）
2021年	27540	868.95	83.0	2295	72.4
2022年	270204	6159.20	76.3	22517	513.3
2023年1~10月	345144	5417.00	65.8	28762	458.3

表3　2023年华西医院智能随访应用月度数据

时间	总服务人次（人次）	呼叫时长（人日）	接通率（%）
1月	24047	43.6	59.10
2月	20057	44.1	67.50
3月	50078	104.3	66.40
4月	35822	71.0	63.20
5月	31278	74.2	73.30
6月	46059	85.1	65.70
7月	46880	69.4	61.00
8月	29187	60.4	67.50
9月	30730	63.4	68.10
10月	31012	62.2	66.70

（一）应用案例

随着人们生活水平的提高，肠息肉的发病率逐年上升，已成为影响人们健康的一大隐患。肠息肉切除术是目前治疗肠息肉的主要方法，但术后复发率较高，因此对患者进行有效的随访管理至关重要。为了提高肠息肉切除术的质量，华西医院决定开展日间手术室肠息肉术后随访信息库的建设，通过人工智能技术对患者进行智能语音随访，了解患者的恢复情况，为临床提供更有针对性的治疗方案。

此次随访采用基于人工智能的智能语音随访技术，主要按照以下4个部分展开工作。

设计智能语音随访话术模板：根据随访内容，设计如图1所示的话术模板，包括身体状况有无发热、体温、大便情况、腹胀情况、其他不适等内容。

搭建智能语音交互核心框架：利用人工智能技术，搭建智能语音交互核心框架，实现与患者的智能语音交流。

分批次完成患者随访数据的收集：根据患者的实际情况，分批次进行智能语音随访，收集患者的随访数据。

数据分析与临床应用：对收集到的患者随访数据进行分析，为临床提供参考依据，制定更有针对性的治疗方案。

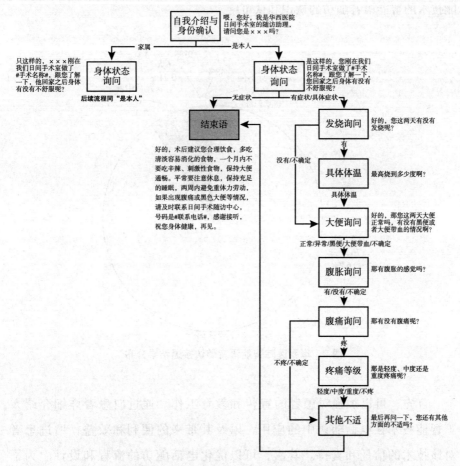

图1　华西医院日间手术室肠息肉术后智能语音随访话术模板

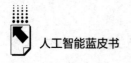

（二）案例分析

华西医院针对 2023 年 10 月至 2023 年 12 月出院的 1191 名患者进行智能语音随访，其中，接听电话的有 843 人，接通率近 71%，接通后能进行正常回答的有 764 人，有效率为 90.63%。

接通电话的 843 人中，异常中断 63 人，占比 7.47%（见图 2）。这对在诊疗中的健康随访宣教提出了进一步提升电话接通率和接通有效率的相关培训要求。为了实现这一目标，需要采取一系列措施来提高患者对基于人工智能技术的智能语音随访的认识和认可度。

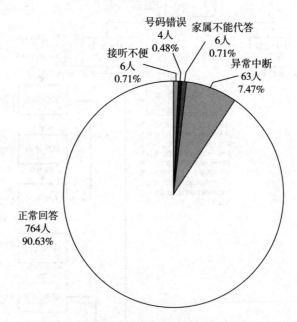

图 2　华西医院智能语音随访接通结果分布

首先，可以加强对患者的宣传和教育工作。通过向患者详细介绍人工智能技术在电话随访中的应用，以及其带来的便利和效益，增进患者对该技术的信任和支持。其次，可以优化电话随访的流程和设计。为了更高效地进行人机耦合的电话随访工作，可以引入一些创新的设计和技术手段。此外，还可以利用人工智能技术进行数据分析和挖掘，从而更好地了解患者的健康状况和需求，提供个性化的随访服务。最后，可以建立完善的反馈机制和评估体系。通过定期收集患者的反馈意见和建议，了解他们对电话随访服务的满意度和改进需求，及时调整和优化服务策略和流程。

接下来将就这 764 人的有效统计来展开分析。

术后无症状的患者有 683 人，占比 89.40%，出现身体不适的患者，共计 78 人，占比 10.21%，其中症状最多的是腹胀、腹痛，共计 36 人，占比 4.71%（见图 3）。针对出现腹胀、腹痛的 36 人进行进一步分析，发现轻度疼痛的有 23 人，占比 63.89%，不疼的有 11 人，占比 30.55%。图 4 为有症状患者的腹胀、腹痛情况统计分布。

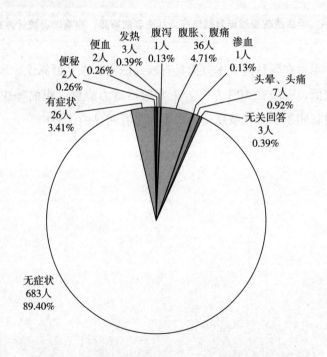

图 3　华西医院智能语音随访术后身体状况统计分布

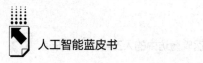

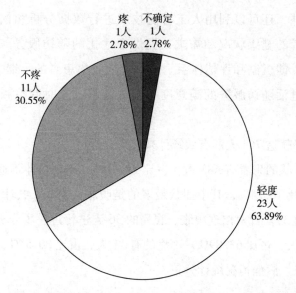

图4　华西医院智能语音随访有症状患者的腹胀、腹痛情况统计分布

　　日间手术室在肠息肉手术方面具有较高的安全性和可靠性。术后并发症的发生率较低，一般在10%左右。主要的不适为腹胀、腹痛等腹部的不适感。这表明日间手术室在肠息肉手术方面具有明显的优势。

国 际 篇

B.9
大模型在美国医疗领域的应用及启示

张成文*

摘　要： 　随着人工智能技术的快速发展，大模型在美国医疗健康领域的应用研究呈现显著增长的趋势。大模型以其卓越的数据处理和内容理解能力，为提高医疗服务质量、加速疾病治疗和预防提供了新的途径，推动了医疗领域的革新。本文对大模型在美国医疗健康领域的应用情况进行归纳总结，分析大模型与医疗相结合的优势与不足。通过与美国大模型进行对比，发现我国在中文医疗数据集构建、基座模型多样性、与前沿医学研究结合上存在较大差距，需要投入更多的资源建设和维护中文医疗数据集，推动大模型研究成果开源，不断促进医院与大模型研究机构在更多细分医学领域开展合作。

关键词： 　大模型　医疗　人工智能

---

* 张成文，北京邮电大学计算机学院副教授，主要研究方向为 AI 大模型及医疗应用。

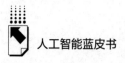
人工智能技术经过数十年发展，经历多次起伏与波折后，为人类在多个领域的创新做出重要贡献。2022 年 11 月，OpenAI 发布的 ChatGPT 引发社会各界的广泛关注，新一轮人工智能浪潮由此掀起。2023 年 3 月，多模态大模型 GPT-4[①] 发布，推动大模型技术向更加通用、功能更加齐备的多模态模型方向发展。作为人工智能的重要技术分支，大模型正在快速变革各个领域的信息处理方式。

大模型具有的强大的文本生成、图文理解、沟通交互等能力，使其在医疗领域拥有极大的应用潜力。本文探究了大模型在美国医疗领域的发展和应用情况，全面概述大模型应用于医疗实践、医学研究和医学教育的典型案例，并阐述大模型在医疗领域应用时的优势与不足。作为全球大模型技术的先行者，美国在医疗领域的大模型研究对我国的大模型发展也具有借鉴意义和指导价值。

一　美国大模型发展情况

大模型又称基础模型，它具有参数规模大、涌现性（产生预期之外的新能力）强、通用性强（能胜任的任务类型不仅局限于特定问题或领域）的特点。[②] 与 AI1.0 时期的人工智能模型相比，大模型参数规模达十亿至万亿级，远超传统模型百万级、千万级的参数规模。大模型能在海量、多样化的数据集上进行训练，并应用于多种下游任务。

（一）美国大模型发展历程

自 2014 年以来，深度学习技术如卷积神经网络（Convolutional Neural

---

①　OpenAI, "GPT-4 Technical Report," arXiv e-prints, 2023, arXiv：2303.08774.

②　R. Bommasani et al., "On the Opportunities and Risks of Foundation Models," arXiv e-prints, 2021, arXiv：2108.07258.

Network，CNN)、① 循环神经网络（Recurrent Neural Network，RNN)、② 图神经网络（Graph Neural Network，GNN)③ 广泛应用于各类人工智能任务，随着模型参数规模扩大，RNN 等模型容易出现过拟合现象，并且很难泛化，难以应用于不同的任务领域。过拟合是指模型在训练阶段过度适应训练数据，导致在新的、未见过的数据集上表现不佳的情况，泛化则是指模型在面对新数据时，能够正确理解和预测数据的能力。

2017 年，谷歌发布基于注意力机制的序列模型 Transformer④，该模型为在自然语言处理（Natural Language Processing，NLP）领域构建深度更深和参数规模更大的模型提供了可行方案，并迅速成为十分重要的大模型架构。2018~2020 年，以 GPT（1.17 亿参数规模)⑤、BERT（3 亿参数规模)⑥、GPT-2（15 亿参数规模)⑦、T5（110 亿参数规模)⑧、GPT-3（1750 亿参数规模)⑨ 为代表的模型在一系列任务上取得突破，不断取得各类语言建模测试上的 SOTA（State of the Art，在指定领域最高水平的技术）。2018~2020

---

① P. Blunsom, E. Grefenstette, N. Kalchbrenner, "A Convolutional Neural Network for Modelling Sentences," Proceedings of the 52nd Annual Meeting of the Association for Computational Linguistics, Baltimore, 2014.

② I. Sutskever, O. Vinyals, Q. V. Le, "Sequence to Sequence Learning with Neural Networks," *Advances in Neural Information Processing Systems* 27 (2014): 1-9.

③ R. Socher et al., "Recursive Deep Models for Semantic Compositionality over a Sentiment Treebank," Proceedings of the 2013 Conference on Empirical Methods in Natural Language Processing, Seattle, 2013.

④ A. Vaswani et al., "Attention is All You Need," *Advances in Neural Information Processing Systems* 30 (2017): 1-11.

⑤ A. Radford et al., "Improving Language Understanding by Generative Pre-training," Preprint, 2018, preprint: 1-12.

⑥ J. Devlin et al., "Bert: Pre-training of Deep Bidirectional Transformers for Language Understanding," Proceedings of NAACL-HLT, Minneapolis, 2019.

⑦ A. Radford et al., "Language Models are Unsupervised Multitask Learners," *OpenAI Blog* 8 (2019): 9.

⑧ C. Raffel et al., "Exploring the Limits of Transfer Learning with a Unified Text-to-text Transformer," *The Journal of Machine Learning Research* 140 (2020): 5485-5551.

⑨ T. Brown et al., "Language Models are Few-shot Learners," *Advances in Neural Information Processing Systems* 33 (2020): 1877-1901.

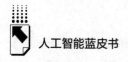
年早期的重要大模型均出自美国，时至今日美国仍在大模型发布数量和研究上处于领先地位（见图1）。

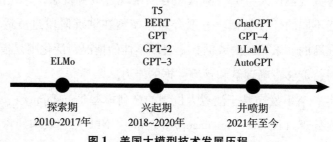

图1　美国大模型技术发展历程

2022年11月，ChatGPT的发布将社会各界目光吸引到大模型研究上。大模型具有大量参数和更有深度的网络结构，能学习并理解更多特征。大模型在自然语言生成（Natural Language Generation，NLG）和自然语言理解（Natural Language Understanding，NLU）任务中展现出惊人能力，并且经过基于人类反馈的强化学习（Reinforcement Learning from Human Feedback，RLHF）技术[①]的训练后，ChatGPT的有害内容输出明显减少，回复内容更加礼貌、得体。RLHF技术是由人类标注师对模型输出进行打分和排名，并通过奖励模型的反馈结果循环训练模型，最终使模型的输出内容更符合人类的价值观。2023年，谷歌提出基于AI反馈的强化学习（Reinforcement Learning from Human Feedback with AI Feedback，RLAIF）技术，使用AI取代RLHF中的人类标注师。与RLHF相比，模型经过RLAIF技术训练后，可以在摘要任务上达到与RLHF相近的水平。[②]

2023年3月，OpenAI发布GPT-4，模型具备强大的多模态能力，能够深入理解图像信息，大幅提高模型的安全性，有害输出显著减少。2023年9月，OpenAI发布GPT-4V，模型具备更强的图像识别、图像推理和动

[①]　L. Ouyang et al. , "Training Language Models to Follow Instructions with Human Feedback," *Advances in Neural Information Processing Systems* 35（2022）：27730-27744.

[②]　H. Lee et al. , "Rlaif：Scaling Reinforcement Learning from Human Feedback with AI Feedback," arXiv e-prints，2023，arXiv：2309. 00267.

态内容分析能力。[1] 2023 年 11 月，OpenAI 发布 GPT-4-Turbo，模型具有更长的上下文长度、更丰富的知识储量，模型的多模态、认知等能力持续增强。

通用人工智能（Artificial General Intelligence，AGI）是指人工智能体能够完全模仿人类的智能行为，执行任何人类智能活动的计算机系统，是人工智能的高级层次。由于大模型展现了优秀的通用问题求解能力，它被部分学者视为通往 AGI 的重要路径。[2]

（二）美国大模型分类

在结构上，大模型依赖由编码器（Encoder）和解码器（Decoder）组成的 Transformer 模型。以 GPT 为例，该模型由 12 个 Decoder 模块堆叠而成，模型在自然语言生成任务上表现较好。而同时期的 BERT 模型（分为 BERT-base 和 BERT-large）则包含 12 层和 24 层 Encoder 结构，模型在自然语言理解任务上表现出色。因此，可以按模型结构对美国大模型进行分类（Encoder-Only、Encoder-Decoder 和 Decoder-Only），如表 1 所示。由于 GPT 系列模型在文本生成任务上的突出表现，Decoder-Only 结构成为最流行的大模型结构。

表 1　美国大模型汇总

结构	发布机构	模型名称
Encoder-Only	Google	BERT、ALBERT
	Meta	RoBERTa
	Microsoft	DeBERTa
Encoder-Decoder	Google	T5、Flan-T5

---

① Z. Yang et al., "The Dawn of Lmms: Preliminary Explorations with Gpt-4v (ision)," arXiv e-prints, 2023, arXiv: 2309.17421.

② W. X. Zhao et al., "A Survey of Large Language Models," arXiv e-prints, 2023, arXiv: 2303.18223.

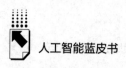

续表

结构	发布机构	模型名称
Decoder-Only	OpenAI	GPT、GPT-2、GPT-3、InstructGPT、ChatGPT、GPT-4、GPT-4V
	Google	XLNet、LaMDA、Bard、PaLM
	Meta	LLaMA、Galactica、LLaMA2

资料来源：Z. Lan et al.，"Albert：A Lite Bert for Self-Supervised Learning of Language Representations，" arXiv e-prints，2019，arXiv：1909.11942；Y. Liu et al.，"Roberta：A Robustly Optimized Bert Pretraining Approach，" arXiv e-prints，2019，arXiv：1907.11692；P. He et al.，"DeBERTa：Decoding-enhanced Bert with Disentangled Attention，" arXiv e-prints，2020，arXiv：2006.03654；H. W. Chung et al.，"Scaling Instruction-finetuned Language Models，" arXiv e-prints，2022，arXiv：2210.11416；Z. Yang et al.，"XLNet：Generalized Autoregressive Pretraining For Language Understanding，" 33rd Conference on Neural Information Processing Systems，Vancouver，2019；R. Thoppilan, et al.，"Lamda：Language Models for Dialog Applications，" arXiv e-prints，2022，arXiv：2201.08239；A. Chowdhery et al.，"Palm：Scaling Language Modeling with Pathways，" arXiv e-prints，2022，arXiv：2204.02311；H. Touvron et al.，"Llama：Open and Efficient Foundation Language Models，" arXiv e-prints，2023，arXiv：2302.13971；R. Taylor et al.，"Galactica：A Large Language Model for Science，" arXiv e-prints，2022，arXiv：2211.09085；H. Touvron et al.，"Llama 2：Open Foundation and Fine-tuned Chat Models，" arXiv e-prints，2023，arXiv：2307.09288。

按模态划分，大模型可以分为单模态、多模态/跨模态模型。单模态模型只能处理单一模态的任务，如纯语言、纯视觉或纯音频任务，具有代表性的单模态模型包括 Alpaca、Bloom、[1] ChatGPT 等。多模态大模型是指能够执行一种或多种任务（文本、图像、视频、语音、动画等）的模型，例如 GPT-4V 所展现的跨模态图文理解和生成能力，该类模型对医学图像理解与分析等领域具有潜在的应用价值。业界应用较为广泛的多模态大模型包括 Meta 的 AnyMAL、[2] 谷歌的 Gemini。Meta 推出的涵盖多种跨模态任务的 Imagebind[3] 能够实现文本、视觉、声音、3D、红外辐射等模态之间的任意理解和转换。

① T. L. Scao et al.，"Bloom：A 176b-parameter Open-Access Multilingual Language Model，" arXiv e-prints，2022，arXiv：2211.05100.

② S. Moon et al.，"AnyMAL：An Efficient and Scalable Any-Modality Augmented Language Model，" arXiv e-prints，2023，arXiv：2309.16058.

③ R. Girdhar et al.，"Imagebind：One Embedding Space to Bind Them All，" Proceedings of the IEEE/CVF Conference on Computer Vision and Pattern Recognition，Vancouver，2023.

（三）大模型的局限性

尽管大模型在多种任务中表现出色，但在部署和应用方面存在一定的局限性。

大模型训练需要大量数据并消耗大量的计算资源，模型训练成本极高。在硬件资源消耗方面，1750 亿参数规模的 ChatGPT 需要 375 ~ 625 台 8 卡 A100 服务器进行训练，1 ~ 4 周完成一次模型训练。训练大模型的资金和时间成本是一般研究团队或小型公司难以承担的。

大模型存在可靠性问题，可能会犯事实性错误（可称为"幻觉"）。"幻觉"是指人工智能模型生成的内容不是基于任何现实世界的数据，而是模型自身想象的产物。例如，面对用户的提问，ChatGPT 会杜撰具有迷惑性的虚假信息，包括虚假的文本和不存在的知识。模型甚至可能生成不存在的书籍、研究报告，以及虚构的学术论文、法律援引等，需要用户谨慎使用，细心甄别模型的输出内容。

大模型的输出内容存在偏见。歧视性结果通常源自算法缺陷和训练数据的偏见性内容，以 ChatGPT 为例，模型在众多可能包含偏见、有害内容的网络数据中训练，模型即使经过 RLHF 训练，在某些问题上依然会产生不符合人类偏好的价值倾向。

大模型往往具有较高的复杂性和不透明性，理解和解释模型的决策过程存在困难。大模型在处理边缘案例和复杂任务时可能会遇到挑战，因为它们是基于大量数据的统计规律进行学习，难以处理复杂或不常见的任务。

为攻克大模型存在的各项不足，大模型研究者需要不断提出新的算法和采用数据清洗方式以抑制模型输出有害性内容，并推出更多、更高效的模型微调与训练优化技术，以降低模型训练成本。美国是大模型服务最大的提供者，也是大模型研究降本增效的推动者。大模型的开发依赖强大、昂贵的计算硬件，美国众多科技公司如微软、谷歌等通过建设能源密集型基础设施，不断提高硬件和软件效率，降低能源消耗。根据美国基金公司 ARK

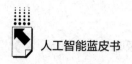
Investment Management 发布的报告，训练大模型的成本和能源消耗量一直呈下降趋势，预计到 2030 年左右将达到个人负担得起的水平。

二 大模型在美国医疗领域的应用

在后疫情时代，公众越来越重视身体健康，在国家层面，不断提高医疗服务水平对维持社会稳定、增进公民福祉具有重要作用。医疗保健支出占据美国国家财政支出的份额巨大，根据 Verified Market Research 的数据，2021年美国医疗保健支出为 4.3 万亿美元，预计 2030 年将达到 6.2 万亿美元。

（一）GPT 模型在医疗领域的应用潜力

在大模型得到广泛关注前，以前或现有的大多数应用于医疗领域的人工智能系统并未充分利用语义、图像等信息，虽然可以完成医学任务，但大部分系统只能处理特定领域的任务（例如分类、回归或图像分割），模型缺乏更强的泛化和通用能力。

随着大模型的快速发展，美国学者对 ChatGPT、GPT-4 在医疗领域的应用潜力进行广泛的研究和评估。最初，美国 Ansible Health 的科研团队发现 ChatGPT 在没有经过医学专业训练和强化训练的情况下通过了美国执业医师资格考试（United States Medical Licensing Examination，USMLE）全部三项测试，并达到 50%以上的准确率。[1] GPT-4 的 USMLE 考试成绩大幅领先 ChatGPT，[2] 大模型展现了巨大的医疗应用价值。而在细分领域，美国各个研究机构的学者也对 GPT 系列大模型产品在医疗领域的应用前景进行分析。

在牙科方面，佛罗里达州立大学的研究人员讨论了大模型在自动牙科诊断和跨模态牙科诊断领域的应用。该研究团队指出，大语言模型具有处理多

---

① T. H. Kung, et al., "Performance of ChatGPT on USMLE: Potential for AI-assisted Medical Education Using Large Language Models," *PLOS Digital Health* 2（2023）：e0000198.

② A. J. Thirunavukarasu et al., "Large Language Models in Medicine," *Nature Medicine* 8（2023）：1930-1940.

源数据和通过自然语言推理执行复杂临床操作的能力。大模型有望彻底革新牙科的诊断和治疗方式，但同时存在数据隐私泄露和模型偏见方面的隐患。①

在眼科方面，田纳西大学健康科学中心的 Delsoz 等人探究了 ChatGPT 和 GPT-4 在眼角膜病诊断中的表现。该研究从公开在线数据库中随机选择 20 个病例，并将每个病例的描述文本传入 GPT-4 和 GPT-3.5 以获取临床诊断报告。结果显示，GPT-4 的诊断准确率为 85%，而 GPT-3.5 的准确率为 60%。②

在骨科方面，2023 年 9 月，美国艾奥瓦大学的 Fayed 等人探究了 ChatGPT 在骨科和运动学领域的应用，ChatGPT 可以快速生成对现有文献的综述，并形成新颖观点或假设以协助医生开展科学研究，大模型有望成为医生的临床助手。③

在肾移植方面，美国威斯康星医学院的 Rawashdeh 等人证明了 ChatGPT 具有丰富的肾脏知识，有能力协助医生收集数据，但生成内容准确性不高，将 ChatGPT 独立应用于医疗诊断仍需慎重。④

在妇产科方面，美国爱因斯坦医学院的 Chervenak 等人对 ChatGPT 对产科问题的响应准确率进行测试，表明模型能够产生与最可信来源相媲美的回应内容，在 ChatGPT 生成的 147 个事实性陈述中，只有 6.12% 被归类为不正确。在所有输出的内容中，只有 0.68% 的内容引用了参考文献，模型仍然有制造虚假信息的风险。⑤ 美国莱诺克斯山医院的 Grünebaum 等人同样表明 ChatGPT

① H. Huang et al. , "ChatGPT for Shaping the Future of Dentistry: The Potential of Multi-modal Large Language Model," *International Journal of Oral Science* 1 (2023): 29.

② M. Delsoz et al. , "Performance of ChatGPT in Diagnosis of Corneal Eye Diseases," *Cornea* 5 (2024): 664-670.

③ A. M. Fayed et al. , "Artificial Intelligence and ChatGPT in Orthopaedics and Sports Medicine," *Journal of Experimental Orthopaedics* 1 (2023): 74.

④ B. Rawashdeh et al. , "ChatGPT and Artificial Intelligence in Transplantation Research: Is It Always Correct?" *Cureus* 7 (2023): 1-8.

⑤ J. Chervenak et al. , "The Promise and Peril of Using a Large Language Model to Obtain Clinical Information: ChatGPT Performs Strongly as a Fertility Counseling Tool with Limitations," *Fertility and Sterility* 3 (2023): 575-583.

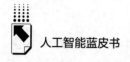

在产科有着极高的应用价值。[①]

在皮肤科方面，加州大学旧金山分校医学院的 Jin 等人认为 ChatGPT 能够减轻皮肤科医生的工作负担，使医生投入更多时间学习专业知识，提高其对患者的护理水平，但 ChatGPT 可能生成虚假信息，并存在偏见，需要在医疗领域谨慎使用。[②]

美国各个领域的学者对大模型的医学可行性进行了大量研究和测试，为大力推进大模型与医疗相结合奠定重要基础。

（二）医学评价基准与数据集

在医疗领域，对治病方案、医疗操作的准确性要求极高，最常见的模型评价方法是测试模型在单个医疗数据集的得分，或与同时期最先进模型进行对比（如与 GPT-4V、GPT-4 Turbo 进行对比），但该方法并不完善，真实的医疗场景是十分复杂的。

现有的医学问题回答基准通常仅限于评估分类准确性或模型是否达到自然语言生成指标的要求，并且无法对现实世界临床应用所需的详细模型生成水平进行分析。美国的各个研究机构对大模型在医疗领域的评估准则进行了研究。谷歌于 2023 年 7 月提出 MultiMedBench 评价标准，包含 7 个涵盖专业医疗问题的数据集，该标准的出现填补了多模态生物医学基准的空白，为量化通用生物医学模型的能力提供了强有力的支撑。

在数据集的构建上，美国重视与医疗机构的合作，充分保障数据的准确性和专业性。美国斯坦福大学与其医学院合作推出 MedAlign 数据集，可以进行与临床医生需求和偏好相匹配的大模型能力评估。[③] 美国英伟达公司与

① A. Grünebaum et al., "The Exciting Potential for ChatGPT in Obstetrics and Gynecology," *American Journal of Obstetrics and Gynecology* 6 (2023): 696–705.

② J. Q. Jin, A. S. Dobry, "ChatGPT for Healthcare Providers and Patients: Practical Implications within Dermatology," *Journal of the American Academy of Dermatology* 4 (2023): 870–871.

③ S. L. Fleming et al., "MedAlign: A Clinician-Generated Dataset for Instruction Following with Electronic Medical Records," arXiv e-prints, 2023, arXiv: 2308.14089.

佛罗里达大学学术健康中心合作开发用于合成临床数据的 SynGatorTron 模型，可合成患者档案，以便研究人员训练医疗领域的其他模型。

（三）医学领域的应用案例

不同于国内在 ChatGPT 大火之后才开始大规模研究大模型在医疗领域的应用，美国在大模型与医疗结合项目上的起步较早。在医疗实践、医学研究和医学教育领域，美国有多款模型和系统先后面世，但也在实践过程中暴露出诸多问题，大模型在美国医疗领域的应用情况如图 2 所示。

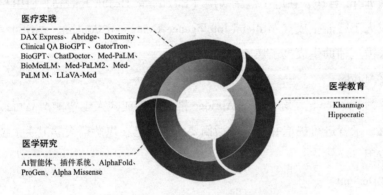

医疗实践
DAX Express、Abridge、Doximity、Clinical QA BioGPT、GatorTron、BioGPT、ChatDoctor、Med-PaLM、BioMedLM、Med-PaLM2、Med-PaLM M、LLaVA-Med

医学教育
Khanmigo
Hippocratic

医学研究
AI智能体、插件系统、AlphaFold、ProGen、Alpha Missense

图 2　大模型在美国医疗领域的应用情况

1. 医疗实践

在医疗实践领域，高效率的医学文本生成工具和具有人性关怀的医疗咨询系统是美国着力推进的应用方向。

（1）医疗文本生成

在美国医疗场景下，出院报告中存在诊断结果缺失、治疗和住院过程信息不完整等缺陷，对医疗服务的连续性产生负面影响。[①] 患者与医疗服务提

[①] S. Kripalani et al.，"Deficits in Communication and Information Transfer between Hospital-based and Primary Care Physicians：Implications for Patient Safety and Continuity of Care," *Jama* 8 (2007)：831–841.

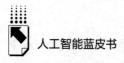

供者之间的低效沟通给临床机构带来巨大的经济负担。[①] 利用大模型进行辅助文档记录，因其对患者的直接影响较小、风险较低，成为美国各个大模型医学产品首要的应用方向。

①DAX Express

2023 年 3 月，微软旗下子公司 Nuance 发布基于 GPT-4 的临床文书应用 DAX Express。DAX Express 可以将患者与医生的交流转化为临床文档，结合人工审核确保内容的准确性，将临床文档的处理时间由小时级缩减为秒级，显著减少医生的工作负担。2023 年 4 月，微软宣布与全美最大的电子病历供应商 EPIC 合作，在电子健康病例（Electronic Health Record，EHR）系统中集成人工智能生成（Artificial Intelligence Generated Content，AIGC）工具，使用大模型辅助生成电子病历。

②Abridge

作为 Nuance 的竞争对手，Abridge 推出的生成式人工智能产品可以对患者的就诊录音进行提取并生成对话摘要，目前已在堪萨斯大学卫生系统中大规模应用。

③Doximity

美国医疗专业人士数字平台 Doximity 向医生推出基于 ChatGPT 的文档生成工具，可以帮助医生完成传真起草等任务。

大模型虽然能够提供方便的文本生成服务，但将大模型应用于医学文档生成领域面临公众对数据隐私泄露和安全性的担忧。医学文档通常包含敏感信息，可能存在数据泄露风险。大模型研究者需要不断提高模型的隐私保护能力。

（2）医疗咨询服务

得益于大模型优秀的对话和生成能力，医疗咨询也成为大模型重要的研究方向。在该领域，美国的研究起步早、发展快、方法多、模态广。模型开

① R. Agarwal, D. Z. Sands, J. D. Schneider, "Quantifying the Economic Impact of Communication Inefficiencies in US Hospitals," *Journal of Healthcare Management* 4（2010）：265-282.

发主要由大型科技企业牵头，研究内容不仅聚焦于模型性能的提高，而且十分关注模型表现、数据集、评价体系。在模型训练方面，美国各科研团队主要采用两阶段训练方式，第一阶段关注模型获取基础医学知识的能力，第二阶段注重提升模型的对话、推理或其他专项能力。同时，外置知识库可以缓解模型存在的医学知识不足的问题。

①Clinical QA BioGPT

美国已有多家公司推出基于大模型的医疗问诊服务。美国人工智能与大数据分析公司 John Snow Labs 推出基于医学数据微调的 Clinical QA BioGPT，该系统可以回答与症状、药物和疾病相关的临床问题。

②GatorTron

2022 年 2 月，佛罗里达大学自主研发电子病历大数据模型 GatorTron，训练数据包括 247 万名患者 2.9 亿份临床记录，[①] 模型可以回答常见的医学问题，并完成医疗关系的提取。该模型也是美国学术机构开发医学基础模型的初次尝试。

如图 3 所示，在模型训练上，该项目使用字节对编码（Byte Pair Encoding，BPE）[②] 算法对词表进行训练，使用掩码语言建模（Masked Language Modeling，MLM）和语句序列预测（Sentence Order Prediction，SOP）对模型进行训练。在 MLM 任务中，对 15% 的输入内容进行随机掩码，随后由模型对被掩盖的内容进行预测。SOP 任务则关注序列顺序问题，用以判断模型预测的两个随机组成的语句顺序是否正确。由于 GatorTron 模型较大，因此采用分布式训练方法（将模型切分为 4 部分）。结果表明，扩充参数规模和训练数据可以改善 GatorTron 在临床概念提取、医学关系提取、语义文本相似度、自然语言推理和医学问题回答等任务上的性能。

---

① X. Yang et al.，"Gatortron：A Large Clinical Language Model to Unlock Patient Information from Unstructured Electronic Health Records，" arXiv e-prints，2022，arXiv：2203.03540.

② R. Sennrich，B. Haddow，"Birch Neural Machine Translation of Rare Words with Subword Units，" arXiv e-prints，2015，arXiv：1508.07909.

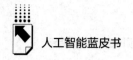
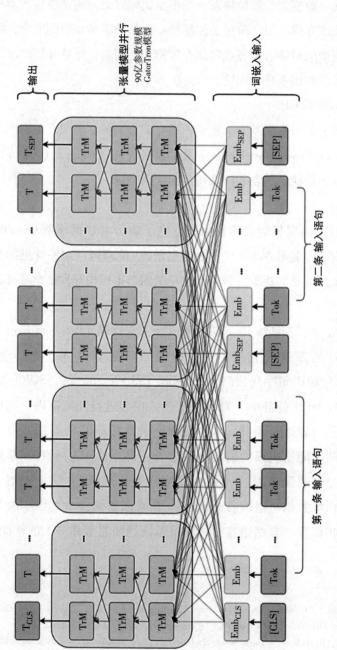

图 3 GatorTron 训练过程

资料来源：X. Yang et al.，"Gatortron: A Large Clinical Language Model to Unlock Patient Information from Unstructured Electronic Health Records，"arXiv e-prints，2022，arXiv：2203.03540。

③BioGPT

2022 年 12 月，微软研究院推出以 GPT-2 模型为基座，在医学领域进一步微调的 BioGPT 模型。① 该项目的创新点在于使用基于提示的微调（Prompt-based Fine-tuning）方法对模型进行训练。

基于提示的微调技术关注如何更好地将 Source 序列（已知的输入序列）与 Target 序列（下游任务序列）整合到一起。换言之，对已知的输入序列，模型需要自动确定其下游任务的类型。如图 4 所示，该团队采用软提示（Soft Prompts）方法，加入额外的虚拟标记作为提示（Prompt），以达到引导语言模型预训练过程的目的。在训练期间，输入序列包含 Source 序列和 Target 序列，通过对提示参数 Prompt 进行训练，使其能够更好地根据 Source 序列自动选择特定任务输出的 Target 序列。

经过测试，BioGPT 模型在问答任务、文档分类、文本生成任务上取得较好的成绩。

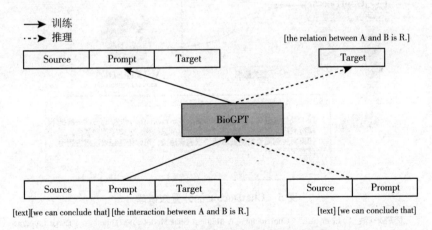

图 4　将 BioGPT 应用于下游任务时的框架

资料来源：R. Luo et al., "BioGPT：Generative Pre-trained Transformer for Biomedical Text Generation and Mining," *Briefings in Bioinformatics* 6（2022）：bbac409.

---

① R. Luo et al., "BioGPT：Generative Pre-trained Transformer for Biomedical Text Generation and Mining," *Briefings in Bioinformatics* 6（2022）：bbac409.

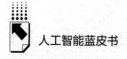

④ChatDoctor

2023 年 3 月，得克萨斯大学西南医学中心的研究者使用 10 万条患者—医生对话数据在 LLaMA 模型上进行微调，提出 ChatDoctor 模型，[①] 可以为患者提供智能、可靠的医疗伴侣。

如图 5 所示，该项目的创新点在于使用外置的知识库（如 Wikipedia 或疾病数据库），通过添加对知识的自主检索功能，模型可以实时访问权威医学信息，并根据检索得到的可靠信息回答患者的问题，非常适合容错率较低的医疗场景。同时，为实现自动化信息检索，该团队设计了关键词提示，并使用模型根据用户提问总结出的关键词在知识库中进行检索，由术语匹配检索系统选取检索得分最高的相关段落作为知识信息。

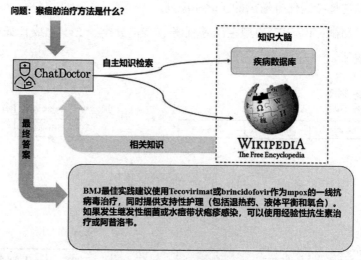

图 5　ChatDoctor 的外置知识库

资料来源：Y. Li et al.，"ChatDoctor：A Medical Chat Model Fine-Tuned on a Large Language Model Meta-AI（LLaMA）Using Medical Domain Knowledge，" *Cureus* 6（2023）。

但是，ChatDoctor 模型缺乏足够的安全措施，模型不能保证医学诊断的正确性。

---

① Y. Li et al.，"ChatDoctor：A Medical Chat Model Fine-Tuned on a Large Language Model Meta-AI（LLaMA）Using Medical Domain Knowledge，" *Cureus* 6（2023）.

⑤Med-PaLM

2022 年 12 月，谷歌和 DeepMind 共同开发了 Med-PaLM 模型，该模型能够生成高质量的医疗问题答案。[①]

在该项研究中，研究者提出 MultiMedQA 数据集可以解决该时期缺乏模型临床知识评估标准的问题。该团队采用对比实验方法，分别测试 Flan-PaLM 模型和经过医学指令提示微调的 Med-PaLM 模型在 MultiMedQA 数据集上的表现。如图 6 所示，Med-PaLM 模型的微调数据均来自临床医生给出的标准医学回答。

该项目证明了扩大参数规模与指令微调，可以有效提升模型在医学问答任务上的表现。研究者比较了未经过医学微调的 Flan-PaLM、经过指令微调的 Med-PaLM、人类医生在 MultiMedQA 数据集上的表现，正确率分别为 76.3%、95.4%、97.8%，在某些领域 Med-PaLM 模型已经达到与人类医生类似的水平。

在模型评估方法上，Med-PaLM 项目提出了创新性方法。在模型评估阶段，加入人类评估有助于改善模型输出内容的准确性、事实性、一致性、安全性，减少危害性和偏见内容的产生，可以进一步缩小模型与医学专家之间的差距。

⑥BioMedLM

2022 年 12 月，斯坦福大学与 MosaicML 共同开发了具有 27 亿参数规模的基于 GPT-2 的 BioMedLM。[②] 该模型在 Pile 数据集（常用的自然语言处理数据集，包含网络文章、书籍、维基百科等数据）中的 PubMed Abstracts（由生物医学文章在线存储库 PubMed 的 1600 万份出版物的摘要组成）和 PubMed Central（由 PubMed 中的 500 万篇全文医学文献组成）数据集上进行训练，在生物医学问答任务上取得 SOTA 结果。

① K. Singhal et al. , "Large Language Models Encode Clinical Knowledge," *Nature* 7972 （2023）: 172-180.

② A. Venigalla, J. Frankle, M. Carbin, "Biomedlm: A Domain-Specific Large Language Model for Biomedical Text," MosaicML. Accessed: Dec, 2022, 23 （3）: 2.

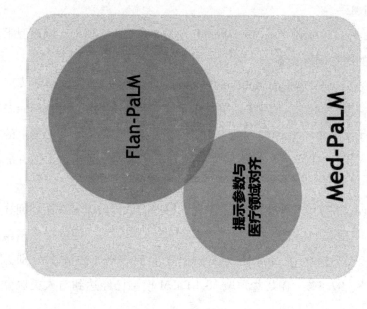

图 6 Med-PaLM 微调数据集示例

资料来源：K. Singhal et al.，"Large Language Models Encode Clinical Knowledge，" *Nature* 7972（2023）：172—180。

⑦Med-PaLM2

2023 年 5 月，谷歌推出以 PaLM2[1] 作为基座模型，在医学领域进行专项微调（Medical Domain-specific Finetuning）的 Med-PaLM2 模型。[2]

谷歌研究团队在 Med-PaLM2 项目中提出新的提示策略（Prompting Strategy）——集成精炼（Ensemble Refinement）。如图 7 所示，集成精炼是一种两阶段过程方法。首先，给定由思维链提示和具体问题组成的输入内容（Input），通过调节温度，模型随机产生多个可能的推理路径（Reasoning Path）和输出结果。随后，模型对前一阶段得到的答案进行聚合，充分考虑生成内容的优缺点，并以投票的形式确定最终答案。

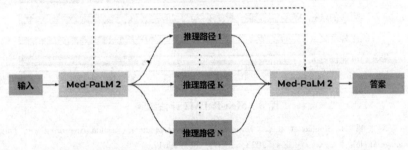

图 7　Ensemble Refinement 算法流程图

资料来源：K. Singhal et al. , "Towards Expert-level Medical Question Answering with Large Language Models," arXiv e-prints, 2023, arXiv: 2305. 09617。

在模型评估方法上，Med-PaLM2 项目在 Med-PaLM 基础上继续创新，额外引入两种评估方法。

模型和医生分别对相同的医疗问题作答，并对回答结果进行两两排名与评估（共涉及 9 个方面）。如图 8 所示，在与临床实践相关的 8 项指标（共 9 项指标）中，Med-PaLM2 取得了比人类医生更好的表现。通过两类对抗性问题组成的数据集探究模型输出结果的安全性和局限性。

实验结果表明，Med-PaLM2 不仅在回答的准确性、专业性上优于前代

---

① R. Anil et al. , "PaLM 2 Technical Report," arXiv e-prints, 2023, arXiv: 2305. 10403.

② K. Singhal et al. , "Towards Expert-level Medical Question Answering with Large Language Models," arXiv e-prints, 2023, arXiv: 2305. 09617.

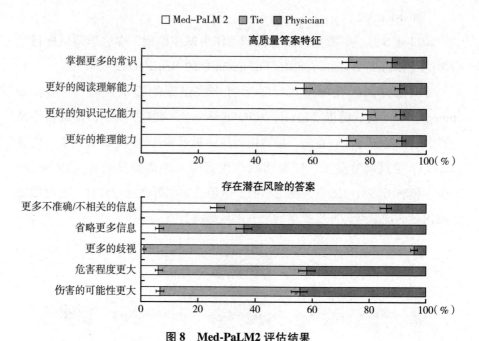

图8　Med-PaLM2 评估结果

资料来源：K. Singhal et al.，"Towards Expert-level Medical Question Answering with Large Language Models," arXiv e-prints，2023，arXiv：2305.09617.

模型，在多个测试项目上 Med-PaLM2 的表现优于人类医生，在部分医学领域，该模型已经展现出人类医生级别的表现。

⑧Med-PaLM M

2023 年 7 月，谷歌发布基于 PaLM-E[①]构建的多模态医学生成模型 Med-PaLM M。[②] 如图 9 所示，PaLM-E 采用 Visual Transformer 作为视觉模块，模型能够将语言、视觉领域的知识转移到具身智能推理中。在 Token 序列上，来自任意模态（图像、神经 3D 图像）的输入与文本 Token 共同作为模型的输入，随后进行端到端的训练。

---

① D. Driess et al.，"Palm-e：An Embodied Multimodal Language Model," Proceedings of the 40th International Conference on Machine Learning，Honolulu，2023.

② T. Tu et al.，"Towards Generalist Biomedical AI," *NEJM AI* 3（2024）：AIoa2300138.

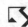

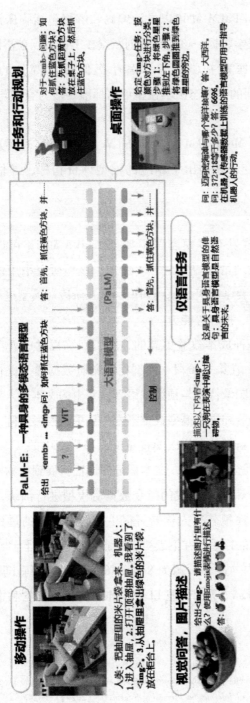

图 9 PaLM-E 模型

资料来源：D. Driess et al.，"Palm-e：An Embodied Multimodal Language Model,"Proceedings of the 40th International Conference on Machine Learning，Honolulu，2023。

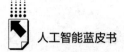
如图 10 所示，Med-PaLM M 可以灵活编码和解释包括临床语言、影像和基因组在内的生物医学数据。该项目的创新点在于提出涵盖不同生物学任务（包括医疗问答、医疗视觉问答、医疗影像分类等）的评价基准 MultiMedBench（同时期的多模态医学模型评估标准一般为直接与 GPT-4 进行比较）。

在半年时间内，从 Med-PaLM 到 Med-PaLM M，谷歌实现了从单模态模型到多模态模型的转变，并推出了相应的模型评价指标、评估方法和数据集。

⑨LLaVA-Med

2023 年 6 月，微软发布多模态医学模型 LLaVA-Med，可以根据 CT、MRI 影像推测患者的病理情况。[①] 如图 11 所示，该项研究采用两阶段训练方法，第一阶段模型主要学习医学基础知识；第二阶段对模型进行医学指令微调，提升模型的对话、推理等能力。

LLaVA-Med 提出一种成本效益更高的、用于训练视觉—语言对话助手的方法。如图 11 所示，在第一阶段，模型在图文对数据集上进行训练，实现生物医学视觉概念的图像特征与预训练语言模型中的文本嵌入对齐，在训练过程中保持视觉编码器和语言模型权重不变，只更新投影矩阵。通过这种方式，可以将大量的、新颖的生物医学视觉概念与模型中的文本嵌入对齐。第一阶段的作用可以理解为将图像—文本标记的词汇扩展到生物医学领域。

在第二阶段，使用 GPT-4 生成的指令数据对模型进行训练，使模型掌握开放性的对话语义，模拟外行人逐渐习得生物医学知识的过程。在此阶段，只保留视觉编码器的权重，并继续更新投影层和模型的预训练权重。该方法能够在 15 个小时内（硬件资源为 8 张 A100 显卡）训练出用于生物医学领域的多模态模型 LLaVA-Med。但 LLaVA-Med 仍然在幻觉和推理方面存在局限性。

---

① C. Li, et al., "Llava-med: Training a Large Language-and-vision Assistant for Biomedicine in One Day," *Advances in Neural Information Processing Systems* 36 (2024): 1-24.

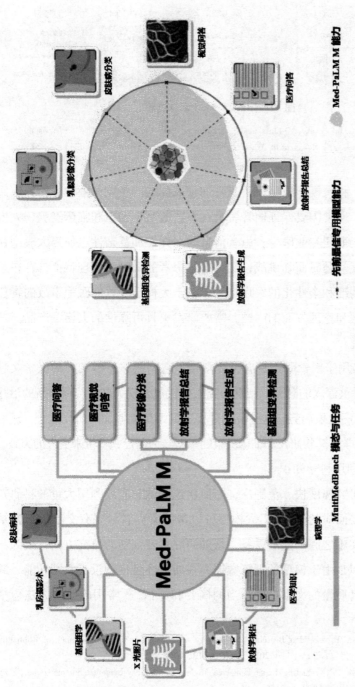

图 10 Med-PaLM M 能力概览

资料来源：D. Driess et al., "Palm-e: An Embodied Multimodal Language Model," Proceedings of the 40th International Conference on Machine Learning, Honolulu, 2023。

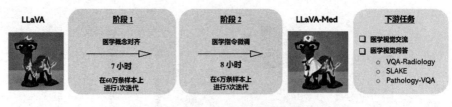

图 11　LLaVA-Med 训练过程

资料来源：C. Li et al. ，"Llava-med: Training a Large Language-and-vision Assistant for Biomedicine in One Day," *Advances in Neural Information Processing Systems* 36（2024）：1–24.

综上所述，将大模型应用于医疗咨询领域面临的主要局限性包括，在回答医学问题时，通常需要保证回答者具有丰富的医学知识和临床经验，大模型可能无法完全取代专业医生；患者信息的多样性和复杂性也使得大模型在处理个性化医疗问题时面临挑战，因为每位患者的病情和生理特征都存在差异，需要更为精准和个性化的医疗建议；对于大模型导致的医疗事故的责任认定也存在道德和伦理方面的问题，需要研发更具可靠性的大模型产品。

2. 医学研究

将大模型应用于医学研究具有重要意义。它们能够分析庞大的医学文献和临床数据，提供深入的洞见，帮助研究人员快速发现关联性、探索新的治疗方法，并预测疾病发展趋势。这种智能分析工具不仅能够加速研究进程，还有望推动个性化医学、药物研发和临床决策的革新，为医疗领域带来更大的突破。

（1）有效利用科学知识

由于科学研究速度快、范围广，如何快速归纳、有效利用大量的科研知识是研究者需要面对的挑战。[1] 大模型可以帮助研究者对现有文献进行归纳和总结，揭示文献之间可能的联系，帮助研究者发现新的研究方向，成为私人科研助理。但是由于模型的训练数据存在滞后性且模型没有联网功能，并不能对最新、高质量的文献提供适当的摘要和评估，[2] 常用的解决方法包括

---

[1] U. Sandström, P. van den Besselaar, "Quantity and/or quality? The Importance of Publishing Many Papers," *PLoS One* 11（2016）：e0166149.

[2] L. Tang et al. ，"Evaluating Large Language Models on Medical Evidence Summarization," *npj Digital Medicine* 1（2023）：158.

AI 智能体与插件系统。

①AI 智能体

AI 智能体是指通过大模型驱动，能够进行独立决策，不需要人为干预，自动选用工具完成给定目标的智能程序。哥伦比亚大学推出的面向科研项目的 GPT Researcher 能够自主进行在线研究，并生成详细、公正的研究报告，其执行过程如图 12 所示。

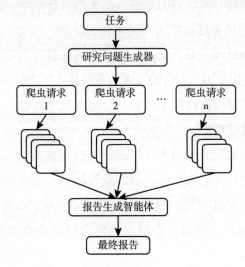

图 12　GPT Researcher 执行过程

GPT Researcher 执行过程可归纳为：首先，将目标任务输入问题生成器（Researcher Questions Generator，以 GPT-3.5 或 GPT-4 为核心进行问题生成），该模块生成一组研究问题；针对每个研究问题触发爬虫程序在线抓取资源；通过以 GPT-3.5 和 GPT-4 驱动的报告生成智能体（Report Agent）过滤和汇总所有来源的信息并生成最终报告。

GPT Researcher 的优势在于其能够对爬取的大量研究资源（通常每个研究问题爬取 20 条数据）进行归纳，可有效减少不准确内容的生成。同时，由于研究者在各个研究主题上已拥有了自己的观点（可能存在偏见或误判），该工具会收集不同的观点，并进行合理的解释，减少研究者的偏

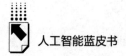
见或误判造成的信息归纳不全面的问题。但是该类方法同样存在局限性，由于该项目是 GPT-4 支持的，可能会在使用过程中产生较高的 API 调用费用。

②插件系统

2023 年 4 月，OpenAI 发布 OpenAI Plugins，用户可以将插件程序纳入 GPT 模型，其中最为著名的 txyz 插件已成为国内外科研人员的常备工具，它能够对用户上传的 DOC、PDF 等格式的文档进行读取，并通过 ChatGPT、GPT-4 模型的自然语言理解能力对文本进行分析，回答用户提出的关于文献的各类问题。2023 年 7 月，美国人工智能领域初创公司 Anthropic 发布的 Claude 2 同样可以接受用户上传的文本，并对其进行理解和总结，该类工具极大地提高了科研效率。该类工具同样可能生成不正确、不准确的输出内容，需要研究者自行判断。

综上所述，在研究者使用大模型进行文献阅读和整理时，模型可能输出误导性信息，使研究者做出错误的判断和决策。大模型的训练语料中无法包含人类已知的全部知识，模型可能对特定领域的文献存在知识盲点，无法提供有效的帮助。同时，文献中的歧义性表达也会影响模型的输出结果。

（2）科学文本生成

大模型能够分析和理解大规模科学文献，生成准确、流畅的科学文章，节省研究人员的时间，并促进科学知识的传播。通过模拟和学习大量领域内的知识，大模型能为科学领域提供新的洞见和独特的研究观点，推动科学研究的进步。

经过特殊微调的 ChatGPT、GPT-4 已展现出良好的科学摘要能力。美国西南大学和芝加哥大学的一项研究表明，人类很难将 ChatGPT 与人类研究员撰写的报告区分开来。① 美国田纳西大学健康科学中心研究员 Som Biswas

---

① C. A. Gao et al. , "Comparing Scientific Abstracts Generated by ChatGPT to Real Abstracts with Detectors and Blinded Human Reviewers," *npj Digital Medicine* 1（2023）：75.

表示大模型能够调整文本内容和语言风格，在科学生产方面有巨大的应用潜力。[①]

目前，大模型的输出内容中充斥着不准确、浅层和重复的内容，往往需要大量科研人员对其进行修改。[②] 根据已有内容进行归纳总结仍是大模型的舒适区，提升模型的创造能力是提升科学文本生成能力的关键。

（3）前沿医学研究

美国是将大模型与前沿医学研究相结合的先行者。大模型能够快速分析大规模生物医学数据，预测药物相互作用，在疾病预测、遗传学研究、治疗靶点评估上有巨大的应用潜力。[③] 通过在文本形式的遗传和蛋白质结构数据上进行训练，模型的蛋白质生成和疾病预测效率较高。[④]

①AlphaFold

2018 年和 2021 年，谷歌相继发布 AlphaFold 和 AlphaFold 2，拉开了大模型依据氨基酸序列推断蛋白质结构的序幕。[⑤] 2022 年 7 月，DeepMind 宣布 AlphaFold 2 已能够预测地球上几乎所有已知蛋白质的三维结构。

如图 13 所示，AlphaFold 2 包括 HMMER 和 HH-suite 两个重要组件。HMMER（基于马尔科夫链/隐马尔科夫模型）可以在序列数据库 Uniprot 和 MGnify 中查找输入序列的同系物（Homologues），构造并返回给定的蛋白质序列和检索到的其同系物的多重序列比对（MSA）。HH-suite 可以用来检查同系物是否在蛋白质数据库（Protein Data Bank，PDB）中有可用的 3D 结构，并以此作为模板（只有不到 0.1% 的蛋白质存在方便、可用的模板）。如果存在

---

① S. Biswas, "ChatGPT and the Future of Medical Writing," *Radiology* 2（2023）：e223312.

② E. A. M. Van Dis et al., "ChatGPT：Five Priorities for Research," *Nature* 7947（2023）：224-226.

③ V. W. Xue, P. Lei, W. C. Cho, "The Potential Impact of ChatGPT in Clinical and Translational Medicine," *Clinical and Translational Medicine* 3（2023）：e1216.

④ C. Chakraborty, M. Bhattacharya, S. S. Lee "Artificial intelligence enabled ChatGPT and Large Language Models in Drug Target Discovery, Drug Discovery, and Development," *Molecular Therapy-Nucleic Acids* 33（2023）：866-868.

⑤ J. Jumper, "Highly Accurate Protein Structure Prediction with AlphaFold," *Nature* 7873（2021）：583-589.

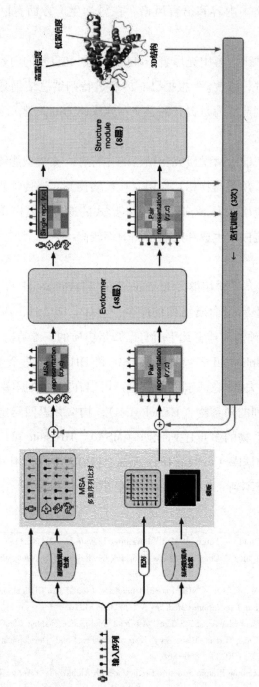

图 13 AlphaFold 2 模型结构

资料来源：J. Jumper，"Highly Accurate Protein Structure Prediction with AlphaFold，" *Nature* 7873（2021）：583-589。

模板，AlphaFold 2 可以构建蛋白质残基与该模板之间距离的结构约束信息（Pair Representation）；如果不存在模板，则初始化带有合理默认值的结构约束信息。最后，AlphaFold 2 从对齐的每个氨基酸残基（MSA 部分）和氨基酸残基对（Residue Pair）中生成向量（Embedding）。

该项研究的创新点在于提出了新颖的神经网络架构和训练过程。AlphaFold 2 的核心部分由 Evoformer 模块和 Structure 模块组成。前者负责更新 MSA 向量和结构约束信息（本质上为检测蛋白质中氨基酸之间的相互作用），后者负责预测蛋白质的 3D 结构。得到预测的 3D 结构后，通过 OpenMM 对其进行结构上的处理。

②ProGen

2022 年 11 月，美国 Salesforce Research 研究员 Ali Madani 等人开发基于 Transformer 架构、参数规模为 120 亿的大语言模型 ProGen，[①] 模型具备蛋白质序列生成能力，可生成跨多个蛋白质家族（Protein Family）的人造蛋白质。

如图 14 所示，该模型在超过 19000 个蛋白质家族的 2.8 亿个蛋白质序列上进行训练，通过堆叠 Transformer 架构中的多个自注意力层学习多个残基之间的相互作用。其中，条件语言模型是一种深度神经网络模型，能够生成在语义和语法上正确的、多样的自然语言文本，可以使用输入控制标签进行引导，控制文本的风格、主题和其他实体。ProGen 根据输入的控制标签生成跨蛋白质家族的多样化的人工蛋白质序列。

该研究展现了基于深度学习的大语言模型在蛋白质的精确生成方面的潜力，大模型在生物学、医学和环境科学领域都具有较高的应用价值。

③Alpha Missense

在遗传学领域，2023 年 9 月，谷歌发布基于 AlphaFold 的 Alpha Missense 模型，[②] 该模型在 ClinVar 数据集上成功将 57% 的错义突变归纳为致病性，并

---

① A. Madani et al., "Large Language Models Generate Functional Protein Sequences Across Diverse Families," *Nature Biotechnology* 8 (2023): 1099-1106.

② J. Cheng et al., "Accurate Proteome-wide Missense Variant Effect Prediction with AlphaMissense," *Science* 6664 (2023): eadg7492.

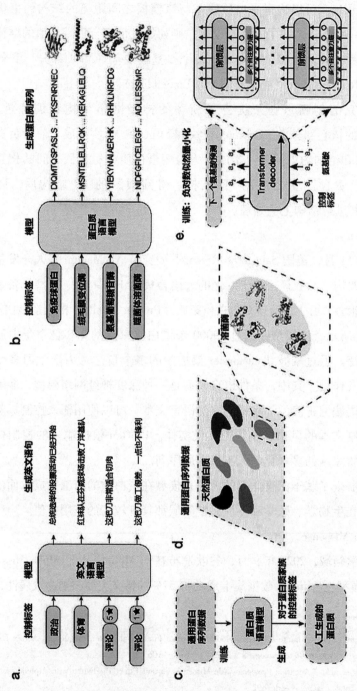

图 14　使用条件语言建模生成人工蛋白质

资料来源：A. Madani et al. , "Large Language Models Generate Functional Protein Sequences Across Diverse Families," *Nature Biotechnology* 8 (2023): 1099-1106。

预测 32% 的错义突变是良性，模型有助于鉴定致病性错义突变和未知的致病基因，并提高罕见遗传疾病的诊断率。

如图 15 所示，Alpha Missense 模型的训练过程分为两个阶段。第一阶段，在 AlphaFold 网络结构的基础上增加蛋白质语言模型的损失权重，通过对 MSA 中被随机掩码的氨基酸片段进行恢复，进行单链结构预测，以及蛋白质语言建模。第二阶段则是对模型进行微调，为人类和灵长类种群中常见的变异分配良性标签，为种群中不存在的变异分配致病标签。由此，模型可以实现对人类蛋白质突变进行致病性分类的目标。值得注意的是，Alpha Missense 模型并不能预测突变对蛋白质结构的影响，而是利用蛋白质的结构和序列信息评估突变的致病性。

3. 医学教育

大模型经过专项医学训练，具有大量医学知识，可将其融入医学教学活动，作为医学教育的有益补充。大模型可以对晦涩难懂的专业词汇进行分解，以更加通俗易懂的方式帮助学生理解医学概念。[1]

（1）Khanmigo

美国非营利性教育机构 Khan Academy 正在积极推动将 GPT-4 等人工智能工具应用于教学机器人 Khanmigo，以优化在线教学。

（2）Hippocratic

美国生成式人工智能服务商 Hippocratic AI 开发的文本生成模型 Hippocratic 在超过 100 个医疗认证测试上优于 GPT-4、Claude 等模型。Hippocratic 主要聚焦于医学教育领域，能够向医生提供类似 ChatGPT 的问答服务。该产品的创新点在于模型能够模拟各类病人的语气、性格、特征，通过与医生进行对话，帮助医生掌握更多的医学知识。例如，对医生的提问"你的胸口疼吗，有哪些症状"，模型在反馈相关症状时会附带情绪、场景等信息。目前，Hippocratic 提供心血管疾病、呼吸疾病、肠胃疾病等 8 种疾

---

[1] T. H. Kung et al.，"Performance of ChatGPT on USMLE：Potential for AI-assisted Medical Education Using Large Language Models，" *PLoS Digital Health* 2（2023）：e0000198.

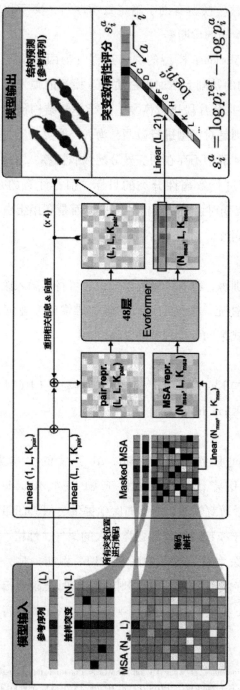

图 15　Alpha Missense 模型训练过程

资料来源：J. Cheng et al.，"Accurate Proteome-wide Missense Variant Effect Prediction with AlphaMissense," *Science* 6664（2023）：eadg7492。

病的模拟问答服务，并且在对话过程中病人还会表现出愤怒、急躁、焦虑等情绪，以帮助医生适应不同类型的病人。

同时，为完善模型的内容生成指令，该模型的训练数据均从专业医疗数据库中进行提取，有效减少错误、歧视、非法信息的输出，提升了模型在医疗知识方面的准确性。

综上所述，在将大模型推广至教育领域前，模型发布者需要面对核心的问题是学生如何知道模型的输出是否准确。不准确的输出和偏见使美国和其他各国无法将大模型推广到更多领域。目前，大模型的输出内容中包含不准确、错误和有害信息，因此要求使用者对大模型有一定的了解，并掌握多种处理手段，以使模型输出更恰当的回复内容。[①]

提示工程是一种通过优化提示词提升模型输出效果的方法。用户可以使用特殊设计的提示词引导模型生成更好的内容，包括在向模型提问时给出具体实例让其学习和模仿，或给出类似问题的详细解答步骤，引导模型一步步推理出正确结果。

三 对国产大模型应用于医疗领域的启示

在 2022 年 ChatGPT 掀起热潮后，中国大模型紧跟以美国为首的国际前沿步伐，并在 2023 年正式迈向井喷阶段。

（一）国产大模型发展情况

在模型技术类型上，我国开展全面的大模型技术开发，国产大模型研究在语言、多模态领域持续推进。

国内的科技企业陆续推出国产大模型服务，如百度文心大模型、科大讯飞星火大模型、商汤日日新大模型等，部分模型具有良好的多模态能力。

[①] L. Reynolds, K. McDonell, "Prompt Programming for Large Language Models: Beyond the Few-shot Paradigm," Extended Abstracts of the 2021 CHI Conference on Human Factors in Computing Systems, New York, 2021.

在开源模型方面，我国诞生了一批涵盖多种参数、能够胜任多种任务的中文开源模型，如语言领域的 ChatGLM、[①] MOSS、Baichuan、Aquila，多模态领域的 VisualGLM、CogVLM 等。中文开源大模型的出现为小型开发团队提供了知识共享的平台，避免从头构建庞大模型，节省了大量的研究时间和硬件资源消耗，并且也有利于提升国内大模型的科研活跃度。通过降低入局门槛，吸引更多开发者和团队加入，保持国内大模型发展的活跃势头。国内部分开源模型如表 2 所示。

表 2　国内部分开源模型

发布者	模型
智谱 AI	ChatGLM、ChatGLM2、ChatGLM3、VisualGLM(多模态)、CogVLM(多模态)
百川智能	Baichuan、Baichaun2
智源研究院	Aquila、Aquila2
复旦大学	MOSS(具备插件系统)
面壁智能	CPM-Bee
虎博科技	TigerBot

资料来源：A. Yang et al. ，"Baichuan 2：Open Large-scale Language Models，" arXiv e-prints，2023，arXiv：2309. 10305；R. Zheng et al. ，"Secrets of Rlhf in Large Language Models Part i：Ppo，" arXiv e-prints，2023，arXiv：2307. 04964。

（二）国内医疗大模型

国内已发布多款经过微调的医学大模型。国内已发布的医学大模型主要使用 LLaMA 和 ChatGLM 作为基座模型，以知识图谱为基础进行指令数据集生成，或以 Self-instruct 方法[②]由 ChatGPT 等模型自动完成数据集构建。以 LLaMA 为基础进行开发的医学模型包括 PMC-LLaMA、BenTsao、QiZhenGPT、

[①] A. Zeng et al. ，"Glm-130b：An Open Bilingual Pre-trained Model，" The Eleventh International Conference on Learning Representations，Kigali，2022.

[②] Y. Wang et al. ，"Self-instruct：Aligning Language Model with Self-generated Instructions，" arXiv e-prints，2022，arXiv：2212. 10560.

ChatMed 等。得益于国产基座模型 ChatGLM 良好的中文处理能力,有多款以其为基础进行微调的开源医疗模型面世,如 DoctorGLM、BianQue 等。

1. PMC-LLaMA

2023 年 8 月,上海交通大学与上海人工智能实验室联合发布以 LLaMA 为基座的 PMC-LLaMA 医疗大模型。①

PMC-LLaMA 的训练过程可归纳为两个阶段,训练过程如图 16 所示。第一阶段,以知识数据为中心进行医疗基础知识注入,模型在生物医学文本和医学书籍上进行训练,训练后模型可具备基础医学知识。第二阶段,训练语料以对话、基本知识问答和知识图谱为主,主要提升模型的对话、推理能力。

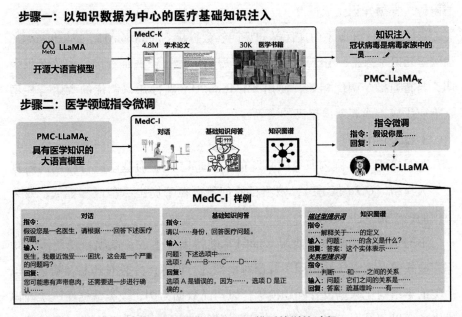

图 16 PMC-LLaMA 模型的训练过程

资料来源:C. Wu et al.,"Pmc-llama:Further Finetuning Llama on Medical Papers," arXiv e-prints,2023,arXiv:2304. 14454.

---

① C. Wu et al.,"Pmc-llama:Further Finetuning Llama on Medical Papers," arXiv e-prints,2023,arXiv:2304. 14454.

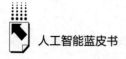

该项研究也比较了全量微调和 LoRA 微调（引入新的可训练参数并保持原来的模型参数不变）在向模型追加知识时的效果提升程度，结果表明全量微调的效果更佳，但 LoRA 微调训练的硬件资源消耗更小。

2. BenTsao

2023 年 3 月，哈尔滨工业大学研究团队开发了 BenTsao 模型，[①] 模型以 LLaMA-7B 为基座，该项研究创造性地提出了知识调优（Knowledge Tuning）方法。

知识调优是指利用结构化的医学知识库使模型掌握医疗领域知识，并促进可靠的响应生成。基于知识的响应生成过程如图 17 所示。第一阶段，根据查询问题填充知识检索的参数；第二阶段，获取带有填充参数的知识；第三阶段，根据知识生成回复。

该团队同时开源了中文医学知识问答数据集 cMedKnowQA。cMedKnowQA 由医学知识库构建，用于评估大语言模型的医学知识熟练程度。实验结果表明，与普通指令调优相比，使用 cMedKnowQA 进行知识调优的大语言模型在响应生成方面表现出更高的准确性。

3. QiZhenGPT

2023 年 5 月，国内研究团队发布以 LLaMA-7B 为基座进行微调的启真医学大模型（QiZhenGPT），该项目的创新点在于提出一种成本更低、效果更优的医学指令生成方式。

不同于其他开源项目使用 ChatGPT 进行指令生成，该项目使用医学知识库收集的真实医患知识问答数据对模型进行训练，并且对药品和基本知识一类的半结构化数据设置问题模板。以药品数据为例，该类数据在医学知识库中主要以"药品名称—药品说明"的形式存在，而该团队通过设置模板"｛药品｝的适应病症是什么？"，将知识库中的数据转变为指令数据。该方法兼顾数据的准确性与更低的数据集构建成本。LLaMA-7B 模型对启真医学

---

① H. Wang et al., "Knowledge-tuning Large Language Models with Structured Medical Knowledge Bases for Reliable Response Generation in Chinese," arXiv e-prints, 2023, arXiv: 2309.04175.

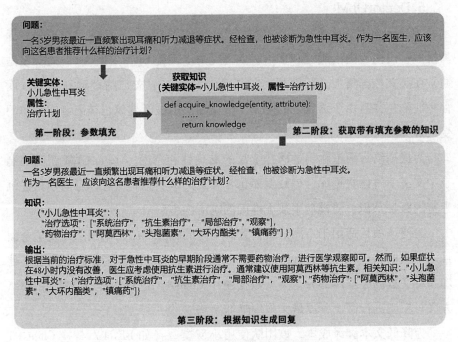

图 17　基于知识的响应生成过程

资料来源：H. Wang et al.，"Knowledge-tuning Large Language Models with Structured Medical Knowledge Bases for Reliable Response Generation in Chinese，" arXiv e-prints，2023，arXiv：2309. 04175。

知识库构建的中文医学指令数据集进行训练，大幅提高了模型在中文医疗场景下的应用效果。

4. ChatMed

在中医领域，2023 年 5 月，国内开发团队采用 Self-instruct 方法，使用 ChatGPT 生成 2.6 万条与中医药相关的指令数据，训练出具有中医问答能力的 ChatMed 模型。

该项目以中医药知识图谱为基础，采用以实体为中心的自指令方法（Entity-centric Self-instruct），调用 GPT-3.5 API，得到 11 万余条与中医药相关的指令数据，并开源 ChatMed_ TCM_ Dataset 数据集。相较中文 LLaMA-7B 模型，ChatMed 可以提供更具人为关怀、更加谨慎、更为合理的建议。

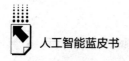

5. DoctorGLM

2023 年 6 月，上海交通大学发布 DoctorGLM 模型。[①] 该项目重点关注提高模型输出内容的准确性和多语言处理能力。因为 ChatGPT、GPT-4 等模型通常在英文数据集上进行训练，在其他语言（如中文）的理解和响应方面存在缺陷，并且由于语言上的障碍，模型输出的医学建议也被限制在较窄的受众群体中。

为提高语言模型输出的医疗建议的准确性和精度，DoctorGLM 团队编制了中文医学对话数据库，该数据库包含大量的真实患者信息，可向模型提供丰富的医学知识，使模型生成更准确的响应内容。

为使该项目适用于不同语言情景和不同的临床部门，该团队开发了全面且成本较低的训练和模型推理管道。如图 18 所示，该管道分为中文数据处理和英文数据处理两部分。英文数据使用 ChatGPT 进行翻译，并使用 LoRA 方法对模型进行微调，以最大限度降低微调成本。

为降低文本翻译成本，该团队使用小型模型（如 BERT）替换 ChatGPT 进行文本翻译，具体流程如图 19 所示。首先，使用 ChatGPT 将原始的英文语料翻译为对应的中文语料，并将翻译好的语料作为训练数据对 BERT 模型进行训练。此时，小型模型 BERT 学习了 ChatGPT 包含的专家知识，可以使用 BERT 对剩余语料进行翻译。

为解决 DoctorGLM 输出中存在欺骗性内容的问题，团队设计了提示设计者模块（Prompt Designer）以提高模型的表现。提示设计者模块接收用户输入，并从中提取关键字（例如疾病的名称或症状）。随后，该模块将最可能的疾病名称作为标签，并根据专业疾病知识库生成简要说明，该说明可作为提示词输入模型，大幅提高模型输出内容的专业性和准确性。

---

① H. Xiong et al.，"Doctorglm：Fine-tuning Your Chinese Doctor is not a Herculean Task，" arXiv e-prints，2023，arXiv：2304. 01097.

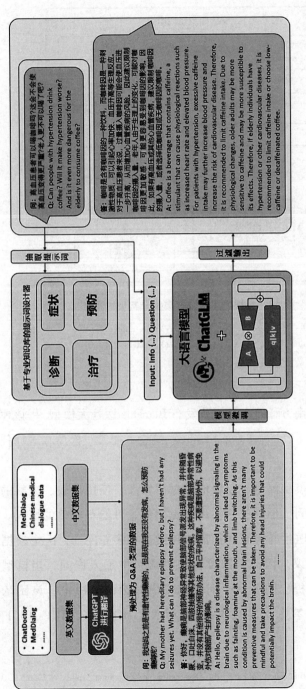

图 18 DoctorGLM 构建流程

资料来源：H. Xiong et al.，"Doctorglm: Fine-tuning Your Chinese Doctor is not a Herculean Task，" arXiv e-prints，2023，arXiv：2304.01097。

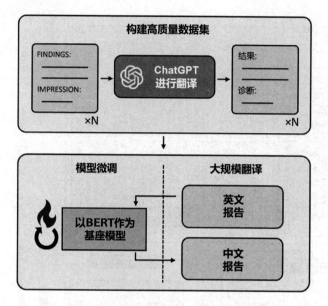

图 19　大规模英文数据集翻译实现过程

资料来源：H. Xiong et al. ，"Doctorglm：Fine-tuning Your Chinese Doctor is not a Herculean Task，" arXiv e-prints，2023，arXiv：2304. 01097。

6. BianQue

2023 年 4 月，南方科技大学团队发布 BianQue 医疗大模型，[①] 该模型创新性地提出询问链（Chain of Questioning）概念，提升了模型在医疗任务中的表现。

大部分医学大模型侧重于以较低的对话轮次，使用高效、完整的回复内容响应用户的提问，但其忽略了用户提问信息可能不完整的情况。在真实的医疗场景中，医生与患者往往需要持续进行多轮问询，医生根据患者提供的信息给出建议。因此，需要在训练语料中加入询问，当模型处于询问阶段时，模型提出的下一个问题通常由对话内容决定。该团队结合现有的开源医学问答数据集（MedDialog-CN、IMCS-V2、CHIP-MDCFNPC、

---

① Y. Chen et al. ，"BianQue：Balancing the Questioning and Suggestion Ability of Health LLMs with Multi-turn Health Conversations Polished by ChatGPT，" arXiv e-prints，2023，arXiv：2310. 15896。

MedDG、cMedQA2 等），分析其中的单轮、多轮特性及医生的询问习惯，构建千万级别规模的扁鹊健康大数据 BianQueCorpus，数据集设计如图 20 所示。

病人：孩子9个月，感冒引起了支气管炎和肺炎，现在住院输了两天液，没有一点效果，气喘加重，咳嗽、鼻塞也没减轻，请问我现在应该采取什么样的措施治疗？
医生：宝宝咳嗽几天了？◄──── 思维链提示开始
病人：一个礼拜了。
医生：宝宝咳嗽是一声声的？还是一顿顿的？
病人：一顿顿的。
医生：宝宝咳嗽是白天严重还是夜间严重？
病人：一早一晚。
医生：咳嗽痰多吗？
病人：嗯。
医生：有没有发热？
病人：刚开始有，现在没有了。
医生：有没有给宝宝进行胸片检查和化验？
病人：检查结果显示是支气管炎和肺炎。
医生：现在给宝宝用的什么药物？具体药名知道吗？
病人：头孢。
医生：还有吗？
病人：平喘和化痰的药。
医生：有没有做雾化治疗？◄──── 思维链提示结束

病人：有，一天两次，今天做了4次。
医生：可以，一般肺炎疗程为10~14天。
病人：还要继续输液吗？
医生：治疗早期咳嗽有可能加重，药物完全起效，达到平衡的血药浓度需要2~3天，继续输液巩固治疗，加强雾化治疗。注意多喝水，勤拍背。
病人：现在继续？
医生：继续输液巩固治疗，加强雾化治疗。治疗7~10天后做胸片检查。

图 20 BianQueCorpus 数据集设计

资料来源：Y. Chen et al.，"BianQue：Balancing the Questioning and Suggestion Ability of Health LLMs with Multi-turn Health Conversations Polished by ChatGPT," arXiv e-prints, 2023, arXiv：2310. 15896。

BianQue 模型的设计架构如图 21 所示。该团队收集互联网上的多轮真实医患间的对话数据，随后进行两阶段的数据优化。第一阶段，通过正则化表达式对数据进行自动清洗；第二阶段，使用 ChatGPT 对多轮对话数据进行补充，重点补充医生对患者的具体建议，因为互联网平台上的医疗数据往往非常精简，缺乏详细的分析。最后，对 ChatGLM-6B 模型进行全量微调，得到最终的 BianQue 模型。

（三）国内医疗大模型产品化应用

本节所介绍的模型主要由高校、小型科研团队开发，模型主要用于科学

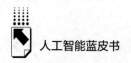

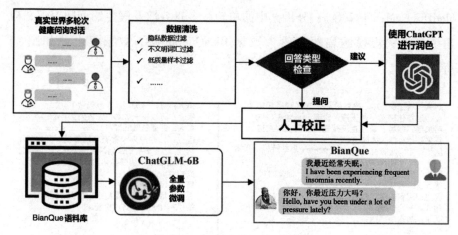

图 21 BianQue 模型设计架构

资料来源：Y. Chen et al. , "BianQue：Balancing the Questioning and Suggestion Ability of Health LLMs with Multi-turn Health Conversations Polished by ChatGPT," arXiv e-prints, 2023, arXiv：2310. 15896。

研究。部分大模型与医疗结合的案例如表 3 所示。该类医学大模型产品通常由大型科技公司研发，产品具有病历撰写、健康咨询等功能。

表 3 国内大模型与医疗结合案例

名称	发布时间	发布者	应用领域
云知声山海大模型	2023 年 5 月 24 日	云知声	病历撰写助手等
医联 MedGPT	2023 年 5 月 25 日	医联	健康咨询等
叮当健康 HealthGPT	2023 年 6 月 28 日	叮当健康	健康助手
OpenMEDLab 浦医	2023 年 6 月 29 日	上海人工智能实验室	开源模型群
京东京医千询	2023 年 7 月 13 日	京东	远程医疗服务等
微脉 CareGPT	2023 年 8 月 17 日	微脉	智能健康管理
腾讯混元医疗大模型	2023 年 9 月 7 日	腾讯	线上问诊等
百度灵医大模型	2023 年 9 月 19 日	百度	智能健康管理
水木分子 ChatDD	2023 年 9 月 21 日	水木分子	对话式药物研发
商汤"大医"大模型	2023 年 10 月 16 日	商汤	健康咨询等
WiNEX Copilot	2023 年 10 月 18 日	卫宁健康	健康助手
讯飞星火医疗大模型	2023 年 10 月 24 日	科大讯飞	康复管理等

云知声山海大模型由云知声于 2023 年 5 月发布，其医疗产品以山海通用认知大模型（UniGPT）为核心，具有手术病历撰写、门诊病历生成、商保智能理赔等功能。以手术病历撰写功能为例，在手术过程中，模型会记录医生在手术室里的语音，并进行智能识别和分析。无关紧要的语音将被过滤掉，而与手术病例相关的语音将被扩展或精简为信息摘要。

医联 MedGPT 模型由医联于 2023 年 5 月发布，该产品基于医疗知识图谱，为模型提供丰富、准确、结构化的医疗知识，并收集整理近 20 亿条真实医患沟通对话、检验检测和病例信息，同时利用医生真实反馈进行强化学习，用以保障模型的推理质量、准确性与可靠性。

叮当健康 HealthGPT 于 2023 年 6 月发布，该模型通过多模态学习，可以理解和回答人类的各种医药问题，提供轻问诊咨询、安全用药指导、药物选择及健康管理等服务。

OpenMEDLab 浦医由上海人工智能实验室于 2023 年 6 月发布，OpenMEDLab 浦医是全球首个医疗多模态基础模型群，模型覆盖医学图像、医学文本、生物信息、蛋白质工程等 10 余种医疗数据模态，促进基于医疗基础模型的跨领域、跨疾病、跨模态科研。

京东京医千询由京东于 2023 年 7 月发布，该产品具备自然语言处理和理解能力，在远程医疗环境中能够进行准确的诊断、治疗和咨询。京东京医千询具备处理大量的医疗数据、文献和病历的能力，可以帮助医生进行智能对话、个性化建议和分析，为远程医疗带来突破性发展。

微脉于 2023 年 8 月发布国内首款健康管理领域大模型微脉 CareGPT。与其他大语言模型产品不同，微脉 CareGPT 主要致力于在真实的医疗服务场景中充分发挥健康管理价值，实现预防、咨询、预约、康复的全周期智能化健康管理。

腾讯混元医疗大模型于 2023 年 9 月由腾讯发布。该模型以自研"混元大模型"为基座模型，并加入大量医学专业数据。在基座模型的基础上，持续加入腾讯积累的知识图谱数据，并在训练过程中引入人类专家完成强化学习训练。该产品同样具备通过多轮提问推导患者症结所在的能力。

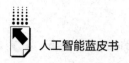

百度灵医大模型于 2023 年 9 月由百度发布，百度灵医大模型能够在数秒内生成结构化病例，通过精准分析医患对话生成主诉、现病史等内容。此外，该大模型支持多篇中英文文献同时解析，基于文献解析内容实现智能问答。在辅助诊疗方面，百度灵医大模型可通过多轮对话了解病人病情，实时辅助医生诊断疾病，推荐治疗方案，提升就诊效率和体验。

水木分子 ChatDD 是清华大学水木分子团队开发的一款药物研发助手。该产品兼顾单模态和多模态能力，覆盖药物立项、临床前研究、临床试验的各阶段，作为制药专家的 AI 助手，可有效提升药物研发效率。

商汤"大医"大模型于 2023 年 10 月由商汤发布，目前已经在郑州大学第一附属医院落地。模型覆盖智慧大健康、智慧患者服务、智慧临床以及数智建设领域，涉及智能自诊、用药咨询、诊后随访管理、智慧病历、影像报告结构化等 13 个细分医疗健康场景。模型可以充当体检咨询助手、健康管家等角色，提供疾病风险预测、检验检查分析、体检咨询、健康问答等健康管理服务，经过多轮对话后给出健康咨询建议。

2023 年 10 月，卫宁健康发布 WiNEX Copilot 模型，该产品可以根据不同医疗场景，智能判别大模型与专家系统结合方式和模型的使用路径，以输出高质量的结果。

科大讯飞于 2023 年 10 月发布讯飞星火医疗大模型，该产品能对体检报告、检查报告进行解读，还可以根据药品照片、患者情况，给出用药建议。

综上所述，大模型在国内医学界的应用表现出服务多样化和基座模型本土化的特点。在服务内容上，产品功能涵盖智能病历管理和生成、远程医疗和诊断、健康管理和咨询、药物指导和用药建议等。在基座模型的选择上，科技企业以自研模型为核心（如腾讯混元医疗大模型、讯飞星火医疗大模型等），模型的中文处理能力较强，更适用于中国的医疗体系，同时企业可以对自研模型进行定制以满足不同医疗机构的需求。

（四）中美医学大模型对比与建议

与美国在医疗大模型领域的发展相比，我国在大模型与医疗相结合的研究与应用方面较为滞后，基座模型选择范围较窄，大部分数据集存在可靠性问题。

国内各类与大模型结合的医疗产品 2023 年才陆续发布，并且模型在医疗领域的评估上缺乏统一的标准。而同时期的美国谷歌公司已将 Med-PaLM 迭代至多模态版本，并发布了 MultiMedBench 医学评价标准。

我国的中文医学数据集存在稀缺性，部分数据集是通过 ChatGPT 等工具将英文语料直接翻译而来，或是以 Self-instruct 方法由大模型直接生成指令数据，数据中存在偏差和不确定性，并且国外的医疗数据是否能为我国患者的诊断提供有效支撑也是值得商榷的问题。

美国的基座模型发展迅猛，开发者可以选择 PaLM、Bloom、LLaMA 等多种成熟的基座模型，国内大部分医学开源项目依赖 ChatGLM 模型，基座模型选择较为单一，部分研究项目的基座模型使用汉化版的 LLaMA 模型，中文处理能力仍有较大的提升空间。

各个科研机构在对大模型应用于细分医疗领域（如眼科、骨科等）上的探索较少，在多模态模型和前沿医学模型的研究上也与 Med-PaLM M、LLaVA-Med、Alpha Missense 等模型存在较大差距。

因此，在中国医疗领域，大模型可在如下方面进行改进与提高。

一是投入更多精力建设专属于我国患者的医疗数据集。在数据集的构建过程中，重视多模态/跨模态数据的收集，重点采集患者的各项数据，制定标准的数据收集和存储方式，确保数据的一致性和可比性。

二是加强医疗数据的保护，鼓励医疗机构、研究机构与科技公司开展合作，共同建立和维护医疗数据集。促进数据共享，避免数据孤岛，提高数据的综合利用价值，并针对各个医疗细分领域选取评价指标。

三是在模型研究上，国内研究机构需要对模型架构与算法展开深入研究，鼓励科研成果开源，构建活跃的大模型社区，促进领域内知识的传播和共同发展。

四 总结

作为人工智能浪潮中最重要的技术分支之一，不到一年的时间，美国医

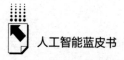

学大模型已向多模态方向快速发展，更是在蛋白质预测、基因研究等前沿医学领域取得突出成就，但部分学者仍表示由于大模型在专业性、准确性和无害性上存在缺陷，应以审慎的态度在医学领域推广大模型技术。

目前，我国各大高校已推出多种医学大模型，国内众多科技公司也发布了功能全面的医学大模型。与美国相比，我国大模型发展存在一定的滞后性，各类医学数据集尚不丰富，中文医学大模型评价体系尚不健全，需要将更多资源投入大模型的基础研究工作，实现训练技术与算法的创新，补齐配套工具与标准，在应用层面推动模型与现有医疗系统相结合，完善医学人工智能相关法律法规，推进该领域的健康发展。本文希望通过梳理和分析大模型在美国医疗领域的发展现状，为我国大模型在医疗领域的发展提供借鉴和参考。

B.10
新加坡医疗人工智能发展概要

刘昊 孙晓宇 陈柏珲*

摘　要： 当前，世界各国通过采取加大人工智能研究投资、培养人才、建立配套数字基础设施等措施，加速人工智能的创新和应用。本文将以新加坡为例，从新加坡医疗人工智能相关政策法规的制定和发展、人工智能医疗器械注册审评和产品现状，以及医疗保健领域人工智能应用指南及最新发展等方面入手，对新加坡医疗人工智能的发展状况进行分析。需要注意的是，在医疗领域，随着人工智能的深入应用，与其应用相关的伦理、人工智能医疗器械的准入和监管等问题也需要被认真对待，以确保人工智能在医疗领域的安全性、可靠性和公平性。

关键词： 医疗人工智能　医疗器械　新加坡

长期以来，新加坡以其世界一流的医疗保健系统和先进的医疗技术闻名。然而，新加坡也面临医疗保健成本上涨、人口老龄化导致慢性病患病率上升、医疗人员短缺等挑战。为应对这些问题，新加坡一直致力于医疗技术和数字化医疗的发展，包括远程医疗、医疗数据分析和智能医疗设备。2019年11月，新加坡副总理兼财政大臣 Heng Swee Keat 在新加坡金融科技节宣布启动为期11年的国家人工智能战略，该战略旨在加快人工智能在包括医

---

* 刘昊，国家卫生健康委医院管理研究所助理研究员，主要研究方向为医疗信息化、医疗质量管理、医疗体制改革等；孙晓宇，国家卫生健康委医院管理研究所助理研究员，主要研究方向为医院管理、卫生政策、医疗信息化等；陈柏珲，新加坡亚洲数字经济科学院（Asia Academy of Digital Economics）院长，数字经济研究员，主要研究方向为数字经济、人工智能、区块链等。

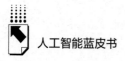

疗保健在内的五大领域的应用。该战略计划通过采取加大人工智能研究投资、培养人才、建立配套数字基础设施等措施，加速人工智能的创新和应用，强化对慢性病的预测和管理能力。

要想推进人工智能在医疗领域的深入应用，与其应用相关的伦理、人工智能医疗器械的准入和监管等问题也需要被认真对待，以确保人工智能在医疗领域的安全性、可靠性和公平性。因此，本文将从新加坡医疗人工智能相关政策法规的制定和发展、新加坡人工智能医疗器械注册审评和产品现状，以及医疗保健领域人工智能应用指南（AIHGIe）及最新发展等方面入手，对新加坡医疗人工智能的发展状况进行分析。

一　新加坡医疗人工智能相关政策法规的制定和发展

近年来，新加坡人工智能相关政策法规体系逐步建立与完善。政府通过出台相关政策，如"智慧国家"计划和《人工智能国家战略》等，为人工智能的研究和发展提供支持。除了普适于广义人工智能概念的政策外，为顺应新加坡在医疗保健领域积极尝试人工智能应用的趋势，新加坡有关部门出台了一系列更具体、更细化的医疗人工智能相关政策法规。这一类政策既促进了人工智能在医疗保健领域的发展和应用，同时在一定范围内对其进行监管和指导（见表1）。

表1　医疗人工智能相关政策文件梳理

政策名称	发布时间	主要内容
《人工智能治理框架》（Model AI Governance Framework）	2019年	构建可信赖的生态系统,使组织能够从技术创新中受益,同时消费者对使用人工智能充满信心。新加坡信息通信媒体发展局（IMDA）开发了人工智能治理测试框架和软件工具包AI Verify,包括11个人工智能伦理原则,2019年首次发布,此后进行多次修改

政策名称	发布时间	主要内容
《远程医疗产品监管指南》（Regulatory Guideline For Telehealth Products）	2019 年	明确受监管的远程医疗产品的类型，细化新加坡卫生科学局（HSA）的具体监管办法和要求。文件详细描述了远程医疗产品的分类、风险评估、注册和监管要求，以确保产品的安全性和效能
《人工智能国家战略》（National Artificial Intelligence Strategy）	2019 年	新加坡首个国家人工智能战略，提出通过深化人工智能应用促进经济转型的计划，在教育、医疗保健、安全与保障等领域开展国家人工智能项目，加强人工智能生态系统建设。其中，强调要利用人工智能改进诊断、个性化医疗和慢性病管理，提升国民医疗健康水平
《医疗保健领域人工智能应用指南》（Artificial Intelligence In Healthcare）	2021 年	由新加坡卫生部（MOH）、卫生科学局（HSA）和公共综合健康信息系统（IHIS）共同制定。旨在规范和指导人工智能在医疗卫生领域的应用，并鼓励人工智能在医疗保健行业应用。 详细介绍了在开发和实施人工智能解决方案时应遵循的最佳实践、法规要求、伦理标准和安全准则。此外，该指南还包括相关案例研究，如新加坡眼部病变分析器加强版（SELENA+），以及对新兴人工智能技术的讨论
《独立医疗移动应用程序分类和临床决策支持软件资格认证监管指南》（Consultation on Regulatory Guidelines for Classification of Standalone Medical Mobile Applications and Qualification of Clinical Decision Support Software）	2021 年	参照国际医疗器械监管机构论坛（IMDRF）关于软件即医疗器械（SaMD）的指南，以提供国际统一的方法确定独立医疗移动应用程序（SaMD）的风险分类框架。进一步明确临床决策支持系统（CDSS）作为医疗器械的资格以及此类软件的监管方法
《更健康的新加坡》（Healthier SG）	2022 年	新加坡政府提出长期性医疗保健计划，包括量身定制的个人健康计划、全民参与的健康注册计划、社区合作伙伴组织的保健活动等。积极发挥人工智能在公共健康、疾病诊断、个性化治疗、药物研发等方面的作用
《人工智能国家战略 2.0》（National Artificial Intelligence Strategy 2.0）	2023 年	在《人工智能国家战略》的基础上进一步深化发展目标和措施。医疗系统建设的重点由医疗转向健康管理，服务效率提高。新加坡已开始采用可穿戴式设备和智能手机监测居民的健康和活动状态，利用收集的数据开展健康服务

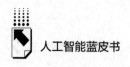

政策名称	发布时间	主要内容
《2025年"医疗产业转型蓝图"》（Industry Transformation Map 2025）	2023年	加强研究和创新生态系统，包括更新"健康365"和保健资讯网。同时，新加坡卫生部将推进医疗领域数字化转型，包括修订"医疗服务法令"和出台"医疗信息法案"，开展远程护理、制定个性化健康计划和实施精准医疗等

（一）《人工智能治理框架》（MAGF）

2019年1月23日，新加坡信息通信媒体发展局（Info-Communications Media Development Authority，IMDA）和个人数据保护委员会（Personal Data Protection Commission，PDPC）在世界经济论坛会议上联合发布第一版《人工智能治理模型框架》（Model AI Governance Framework，MAGF），提供详细且易于实施的人工智能关键伦理和治理指导，旨在促进公众对技术的理解和信任。2020年1月21日，IMDA和PDPC在2020年世界经济论坛上推出《人工智能治理模型框架（第二版）》，该版本在第一版的基础上对规则的实践性进行改进与提升，主要对确定人类参与人工智能提升决策的水平、运营管理、利益相关者互动和沟通、人工智能伦理原则、算法审核和使用案例几个特定章节做了具体修改。

《人工智能治理框架》主要关注医疗和健康行业中人工智能的负责任应用，包括确立内部治理结构，评估人类在人工智能决策中的作用，以及运营管理指南。重点是在人工智能技术的集成中保证安全、公平和问责。同时，IMDA开发的AI Verify作为一个测试框架和工具包，帮助验证人工智能系统性能是否符合国际公认的伦理原则。这些措施旨在促进技术创新，同时保护消费者利益，确保透明和信任。

针对医疗人工智能的治理，《人工智能治理框架》提出的详细举措包括以下几个方面。

伦理和治理原则：遵循透明度、可解释性、重复性/可复制性、安全性、安全保障、稳健性、公平性、数据治理、问责制、人类主导和监督、包容性增长、社会和环境福祉 12 项原则。

数据和隐私管理：在医疗数据处理中强调数据的安全性和隐私保护，确保敏感信息得到妥善处理。

人机协同决策：在医疗人工智能决策中保持适当的人类监督，以减少潜在的错误和伦理风险。

技术测试与评估：通过如 AI Verify 这样的工具进行技术测试，确保人工智能系统的性能满足特定标准。

运营管理：指导开发、选择和维护人工智能模型，重视减少数据和模型中的偏见，以及提高风险的解释性和稳健性，并对模型进行定期调整。

持续监督与改进：鼓励对人工智能系统进行持续的监督、评估和改进，以适应医疗行业的不断变化。

利益相关者的互动与沟通：与用户和其他利益相关者保持开放和透明的沟通，确保他们理解人工智能政策并能够提供反馈。

内部治理结构：明确组织内部的角色和责任，制定监控和管理人工智能风险的程序。

（二）《远程医疗产品监管指南》（RGTPs）

2019 年 4 月，新加坡卫生科学局（HSA）发布《远程医疗产品监管指南》（Regulatory Guideline For Telehealth Products，RGTPs），由于市场上并非所有的远程医疗产品都是医疗器械，该指南旨在提供明确的指导，以识别远程医疗器械。作为新加坡智慧国家倡议的一部分，HSA 旨在完善和简化远程医疗器械的监管框架，以促进医疗行业的创新。远程医疗产品如果是用于医疗目的，如调查、检测、诊断、监测、治疗或管理任何医疗状况、疾病、解剖或生理过程，将被归类为 HSA 监管控制的医疗器械。

整体而言，这份指南为远程医疗产品的监管提供了全面的框架，确保这些产品的安全性和效能。

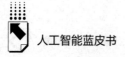

远程医疗产品作为医疗设备的分类：介绍决定远程医疗产品是否为医疗设备的流程图，明确远程医疗产品的使用目的将决定其是否被视为医疗设备，提供判断产品是否为远程医疗设备的具体标准和案例。

远程医疗设备的风险分类：根据设备的性质和预期功能，将远程医疗设备分为不同的风险类别。详细介绍了风险分类的流程图和标准，以及不同类别的产品示例。强调设备风险等级不同，对医疗设备的审查和监管要求也将做出相应的调整。

远程医疗设备的监管控制：包括产品注册、经销商许可要求和市场后义务。针对不同风险等级的远程医疗设备，提供详细的注册要求。强调对经销商的许可要求，以确保远程医疗设备在新加坡市场可追溯。

独立移动应用程序的监管控制：定义了独立移动应用程序，并提供这些应用程序的分类和注册要求。详细描述了独立移动应用程序（作为医疗设备）的注册流程和评估路线。强调对这些应用程序进行监管，包括经销商许可和市场后义务。

（三）《人工智能国家战略》（NAIS）

2019 年 11 月，新加坡发布《人工智能国家战略》（National Artificial Intelligence Strategy，NAIS），计划在 2030 年成为人工智能广泛应用的"智慧国家"，实现经济与产业转型，并成为全球人工智能部署与解决方案创新的领跑者。

《人工智能国家战略》阐述了深化利用人工智能技术的计划，提出在医疗保健等五大领域加快发展人工智能。在该框架下，通过加强人工智能研究、培养人才、建立配套数字基础设施等措施，加快人工智能创新和运用。在医疗领域，新加坡人将享受更好的医疗服务，并有能力针对慢性疾病开展自我管理。早期识别并发症风险较高的患者，并在初级医疗环境中加强管理和监测，以降低医疗并发症出现的可能性。医疗服务提供者将更具生产力，并能更好地帮助患者控制慢性疾病。

新加坡眼部病变分析器加强版（SELENA+）使用深度学习系统分析视

网膜照片，以检测 3 种主要的眼部疾病：糖尿病眼病、青光眼和老年性黄斑变性。SELENA+可以比人类评分者更准确和更快地分析视网膜照片。这提高了人类评分者的生产力，并使他们将更多的精力投入处理复杂病例。

利用人工智能为初级医疗医生提供临床决策支持。人工智能可以用来支持初级医疗医生和护理团队制定个性化的护理计划。由于护理团队需要照顾大量患者，人工智能可以协助监测患者的情况，并向护理团队发出警报，提醒他们哪些患者的情况令人担忧，以便及时采取行动。

利用人工智能患者可以更好地管理慢性疾病。人工智能让患者更容易进行自我管理。患者可以使用人工智能监测他们的健康状况，并及时收到健康饮食、增加体育活动、服用药物和定期检查的提醒。

（四）《医疗保健领域人工智能应用指南》（AIHGle）

2021 年 10 月，新加坡卫生部（MOH）、卫生科学局（HSA）和公共综合健康信息系统（Integrated Health Information System，IHIS）共同发布《医疗保健领域人工智能应用指南》（Artificial Intelligence In Healthcare，AIHGle）。人工智能在医疗保健领域的应用将提高医疗效率、可获取性、质量和可负担性。然而，人工智能在设计和实施的过程中，也存在多种安全风险和道德问题。如果不系统地管理这些风险，可能会导致病患治疗效果欠佳，并削弱医师和患者对人工智能的信任，从而限制这项技术的发展。为增强患者对人工智能的信任，AIHGle 主要内容包括以下几个方面。

对人工智能医疗设备（AI-MDs）的范畴做出界定。AI-MDs 指用于调查、检测、诊断、监测、治疗或管理任何医疗状况、疾病、解剖或生理过程的人工智能解决方案。AI-MDs 通常对患者安全有直接影响。例如，用于诊断睡眠障碍和癌症、检测糖尿病性视网膜病变的图像以及管理 I 型糖尿病的人工智能工具。

明确人工智能医疗产品合规的基本原则。基于新加坡个人数据保护委员会（PDPC）和新加坡金融管理局（MAS）提供的人工智能指导原则，建议人工智能医疗产品遵循公平、责任、透明度、可解释性和以患者为中心的

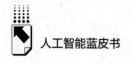

原则。

详细阐述了开发者和实施者的合作和责任承担机制。由开发者和实施者合作开发时，可能存在责任的空白、重叠和不清晰的问题。为解决这些问题，建议双方签订服务水平协议（SLAs），以设定清晰且双方同意的责任。详细阐述了双方在设计、构建、测试、使用、监控、复核六大环节中的最佳实践指导。（详见本文第三部分）

（五）《独立医疗移动应用程序分类和临床决策支持软件资格认证监管指南》

2021年7月，新加坡卫生科学局发布《独立医疗移动应用程序分类和临床决策支持软件资格认证监管指南》（Consultation on Regulatory Guidelines for Classification of Standalone Medical Mobile Applications and Qualification of Clinical Decision Support Software）。独立医疗移动应用程序（SaMD）的风险分类框架综合考虑疾病严重性、治疗紧急性、患者群体及用户类型，将风险分类进一步细化为危急、严重和非严重状况。

治疗或诊断：SaMD提供的信息用于即时或近期行动，如与其他医疗设备连接、药品治疗、筛查疾病等。

驱动临床/患者管理：SaMD用于辅助治疗、诊断、分流或早期病症识别，引导后续诊断或治疗。

提供临床/患者管理信息：SaMD用于介绍治疗、诊断方案，整合相关信息（如疾病、药物、医疗器械等）。

患者的健康状况分为危急、严重或非严重。在上述分类标准的基础上，建立分类流程图，对不同类型的应用程序分类监管。

该指南详细讨论了临床决策支持系统（CDSS）的定义和作用。介绍CDSS是否属于医疗设备的判别标准、预期用途，并给出医疗设备判别标准制定的具体依据。此外，提供非医疗设备的CDSS、A类CDSS和其他CDSS等不同类别CDSS的定义和实例。

（六）《更健康的新加坡》（Healthier SG）

Healthier SG 计划是新加坡政府于 2023 年 6 月启动的一项全国性的健康促进计划，旨在改变新加坡提供医疗保健的方式，将重点从被动照顾已经生病的人转移到主动预防个人生病。2022 年 9 月 21 日，《更健康的新加坡白皮书》（The White Paper on Healthier SG）被首次提交给议会。2022 年 10 月，新加坡卫生部公布了 Healthier SG 的更多细节。新加坡人可以采取积极措施管理自己的健康，预防慢性病。该计划的核心是预防性保健，鼓励居民主动维护和改善自己的健康状况。Healthier SG 主要内容包括以下几个方面。

个人健康计划：居民被鼓励注册该计划，并选择一个首选的家庭诊所。注册后，他们可以获得基于大数据、物联网、人工智能等前沿技术的个性化健康计划，根据他们的健康需求和目标量身定制。注册者可以参与各种支持健康生活方式的社区项目。

技术的使用：该项计划整合了各类技术，如整合 HealthHub 移动应用程序与网页门户，以便用户注册和管理个人健康计划。整合三个区域医疗卫生集群——国家医疗保健集团（NHG）、国立大学卫生系统（NUHS）和新加坡保健集团。

新加坡对其医疗体系进行了重大改革，旨在从专注于照顾已经生病的人转变为主动预防，以保持个体健康。它强调家庭医生在提供预防保健和管理整体健康中的作用。该项计划是新加坡医疗系统的一次重要改革，目的是通过预防保健、密切医生与患者间的关系以及加强社区和医疗集群的支持，使个人变得更加健康并提高生活质量。

（七）《人工智能国家战略2.0》（NAIS 2.0）

2023 年 12 月 4 日，新加坡发布《国家人工智能战略 2.0》（National Artificial Intelligence Strategy 2.0，NAIS 2.0），提出在未来 3~5 年提升新加坡的经济发展水平和社会发展潜力。该战略在"人工智能服务于公共利益、新加坡和世界"的愿景指导下，重点关注两大目标，并致力于通过三大系统、十项抓手以及十五项行动，支持新加坡在人工智能领域的发展。NAIS 2.0 专注的两大目标为卓越和赋权。卓越，即新加坡将在人工智能领域选择性地发展卓越领域，以推进该领域并确保价值创造最大化。将人工智能用于应对时代的需求和挑战，如全球重要领域的人口健康和气候变化。赋权，即新加坡将提升个人、企业和社区使用人工智能的信心、辨别力和信任。希望人工智能成为伟大的平衡器，为新加坡国民和企业提供茁壮成长所需的能力和资源。NAIS 2.0 中针对医疗人工智能应用的举措包括以下几个方面。

Pensieve 项目：GovTech 正在试行 Pensieve，这是一种筛查工具，可以通过分析用户的图纸来检测痴呆迹象。

SELENA+：眼部病变分析器加强版，一种深度学习人工智能软件系统，可以准确有效地检测患者的眼部状况。

（八）《2025年"医疗产业转型蓝图"》（ITM）

2023 年 7 月 26 日，新加坡卫生部推出《2025 年"医疗产业转型蓝图"》（Industry Transformation Map 2025，ITM）。相比 2017 年推出的上一个医疗产业转型蓝图，新蓝图借鉴了应对新冠疫情的经验，同时参考行业的新兴科技。在新蓝图下，卫生部将加强研究和创新，包括更新健康 365（Healthy 365）和保健资讯网（Health Hub）。此外，卫生部通过全国临床转译计划和平台，把价值医疗（Value-based Healthcare）的理念运用到临床医疗，促进新加坡医疗转型。价值医疗是指以病患体验为中心，通过创新和可持续的战略改变新加坡人口的健康状况，为应对未来的挑战做好准备。《2025 年"医疗产业转型蓝图"》主要内容包括以下几个方面。

一是加强健康生态系统创新研究，以支持改善健康。希望个人能够照顾自己的健康，并确保在可以负担的成本基础之上，提供适当的、优质的、以患者为中心的护理服务，促进 Healthier SG 医疗保健工作转型。

二是改进 Healthy 365 和 Health Hub 数字应用程序，以更有效地利用数据进行健康研究。例如，通过新加坡临床转化计划等方案，加速基于价值的医疗保健工作的临床转化，助力卫生健康服务系统转型升级。

三是通过实施《医疗保健服务法》和《健康信息法案》解决医疗保健领域出现的监管问题。

四是吸引和留住医护人员。加大对护理职位的招聘力度，提高护理工作的吸引力，同时在医疗培训中重新关注预防健康，对医护人员进行继续教育。

五是与公共医疗和学术机构开展合作。支持本地企业在当地开发和测试其新产品，并在全球范围内推广。

二　新加坡人工智能医疗器械注册审评和产品现状

（一）医疗器械注册审批制度

新加坡的人工智能医疗器械注册审核规范和流程主要由新加坡卫生科学局（Health Sciences Authority，HSA）下属医疗器械部门负责管理和监管。HSA 根据《健康产品法》（Health Products Act 2007，2020 修订版）和《医疗器械（医疗设备）规则》[Health Products（Medical Devices）Regulations 2010]对新加坡的医疗器械进行监管。《医疗器械法规》提出医疗器械在新加坡注册、进口、营销等方面应遵循的法律要求，《健康产品（医疗器械）条例》详细规定了医疗器械的注册和许可要求，包括分类、申请流程、文件要求、技术文件审核等内容。此外，《医疗器械注册指南》（Medical Device Regulatory Guidance）提供了关于医疗器械注册、标签和包装要求、临床实验等方面的具体指导。此外，新加坡还参考国际标准和指南，例如 ISO 13485、ISO 14971 等，以确保新加坡的医疗认证体系与国际接轨。

如果医疗器械经销商希望在新加坡制造和供应人工智能医疗设备，就必须在会计和企业监管局（ACRA）进行注册，并取得经销商许可证。此外，除了属于 A 类低风险的医疗器械之外，其他医疗器械在正式供应之前都必须完成医疗器械注册，而对于 A 类低风险器械，可以免于产品注册，或在

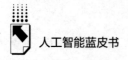

HSA 特别批准下豁免。产品注册及经销商许可证的获取可以同时进行（见图1）。

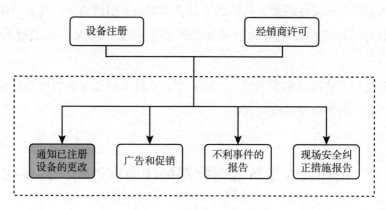

图1　医疗器械监管范围

根据上述法规及条例中对医疗器械的定义，在新加坡，医疗器械（Medical Device）是指任何用于预防、诊断、治疗或缓解疾病、损伤、残疾或生理过程的设备、工具、器具、材料或其他物品。HSA 根据全球医疗器械协调工作组的分类指南，将医疗器械依据预期用途、技术复杂性和对患者安全的影响等风险因素从低到高分为 A、B、C、D 四类。其中 B、C、D 类器械需要向 HSA 提交注册申请，包括详细的技术文件、临床数据和质量管理体系文件等。申请人需要确保所提供的文件充分描述和证明人工智能医疗器械的安全性、有效性和质量。此外，若已在某个参考国家/地区注册的 B、C、D 类设备有资格申请简化注册，未获得参考国家/地区批准的设备需进行完整的注册流程（见图2）。

基于医疗器械是否已经获得参考监管机构的事先批准，HSA 提供了 4 种认证途径以满足不同企业的需求。一是完整评估途径，适用于未获得任何参考监管机构事先批准的医疗器械。二是简化评估途径，适用于已获得参考监管机构（美国食品药品监督管理局、欧盟公告机构、加拿大卫生部、澳大利亚医疗商品管理局、日本厚生劳动省）至少一项批准的医疗器械。三是即时/快速评估途径，适用于已获得参考监管机构至少一项批准

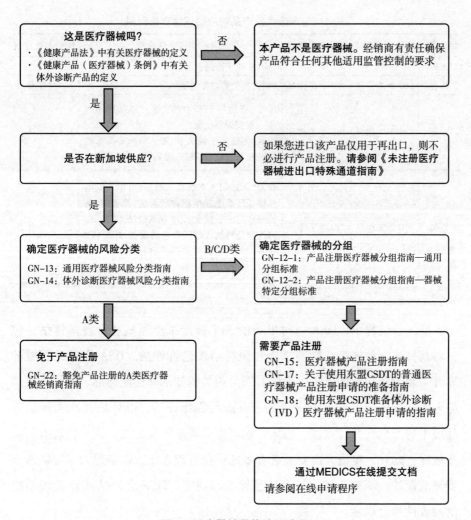

图2 医疗器械具体注册流程

（D类为两项），且在参考监管机构管辖下上市至少3年，并且在全球范围内没有出现安全问题，没有事先被参考监管机构拒绝/撤回的医疗器械。四是优先审查计划，为申请人提供了更快的注册和市场准入选项。此计划有助于医疗器械更快地获得注册和市场准入。该优先审查仅适用于预期用途集中在以下5个医疗领域的医疗器械：癌症、糖尿病、眼科、心血管疾病和传染病（见表2）。

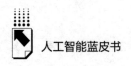

表2　各风险类别产品对应的评估审查时限

风险类别	完整评估途径	简化评估途径	即时/快速评估途径	优先审查计划
A 类	免于产品注册			
B 类	160 个工作日	100 个工作日	即时:提交后立即注册	120 个工作日
C 类	220 个工作日	160 个工作日	即时(仅适用于 C 类独立医疗移动应用程序):提交即刻注册 快速(不适用于髋关节、膝关节和肩关节置换术和非生物活性植入物):120 个工作日	165 个工作日
D 类	310 个工作日	220 个工作日	快速[不适用于有源植入设备、可植入设备连接循环系统或中枢神经系统、髋关节、膝关节和肩关节置换术(生物活性植入物)、将可注册药物纳入辅助角色的设备、HIV IVD 设备、血液/组织供体的兼容性]:180 个工作日	235 个工作日

　　在注册过程中，HSA 将对申请的人工智能医疗器械进行技术评估，包括对其算法、数据集、性能指标和预期结果进行评估。HSA 会考虑器械的设计、制造和功能特点，以确保其满足相关的技术和性能标准。对于高风险的人工智能医疗器械，HSA 可要求其进行临床评估，以评估其在实际临床环境中的安全性和有效性。临床评估可能需要进行临床试验或分析现有的临床数据。此外，申请人需要具备有效的质量管理系统，以确保人工智能医疗器械的设计、制造和维护符合质量标准和规定。HSA 会评估质量管理系统的有效性和合规性。

　　基于对申请的技术和临床评估以及质量管理系统的审核，HSA 将做出注册审核决策。如果审核通过，HSA 将颁发人工智能医疗器械的注册证书，并将其列入注册器械清单。一旦人工智能医疗器械获得注册，申请人需要遵守 HSA 的监管要求，包括定期报告器械的安全性和有效性数据，以及及时报告重大安全事件。关于注册的有效期和续订，申请人只要保持有年度上市所需的充足费用并满足上市后的要求，注册就不会过期。

　　在人工智能医疗器械注册审核制度的严格程度方面，很难简单地确定哪个市场最严格或最宽松。在技术性能和安全性方面，美国食品药品监督管理局的审核制度通常被认为是相对严格的，美国食品药品监督管理局要求提交详细的技术文件、临床数据和性能评估，对技术性能和安全性有较高的要求。欧洲的审核制度（参考欧洲医疗器械规范）也较为严格，要求提供详细的技术文件和临床数据，并进行技术性能、安全性和有效性评估。新加坡和中国香港的审核制度也注重技术性能和安全性评估，但具体的严格程度可能有所不同。

在市场准入速度和流程方面，中国香港的审核制度相对宽松，因为在某些情况下，中国香港采用了较为灵活的市场准入政策，促进人工智能医疗器械的创新和应用。美国食品药品监督管理局的审核流程相对较长，需要经过严格的预市场批准（PMA）程序，这可能导致市场准入速度较慢。欧洲的审核流程也相对复杂，需要通过欧洲医疗器械规范的审核。新加坡的审核流程较为高效，但具体的审核时间取决于申请的复杂性和审核机构的工作负荷。

（二）AI-MDs 的注册审批

根据 2023 年 3 月 HSA 发布的《AI-MD 的特定上市后考虑因素》，AI-MDs 的风险分类方法与 HSA 2022 年 4 月发布的修订后的《医疗器械类软件监管指南》中确定的新的独立医疗移动应用程序风险分类和临床决策软件资格的方法类似。AI-MDs 的风险分类与国际医疗器械监管机构论坛（International Medical Device Regulators Forum，IMDRF）关于 SaMD 风险分类的指导方针保持一致。此外，在分配风险等级时，会考虑该 AI-MDs 的功能和特点（例如分析、监控、调整或控制治疗）以及 AI-MDs 输出形式（例如分诊、推荐、诊断、治疗建议）等制造商设计 AI-MDs 的意图。

对人工智能医疗器械的监管，不同于常规医疗器械，由于其独特的制造流程（模型选择、培训、验证、再培训、错误修复、编程）、开发时间和生命周期短、版本更迭频繁，在对 AI-MDs 注册和监管时也相应地会有更多数据安全、算法性能等方面的要求。在 AI-MDs 注册评估期间，AI-

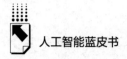

MDs 制造商需要提供更多的信息，比如 AI-MDs 的规格，包括输入数据类型和参数、与输出参数的临床关联、输出的性质、已验证的 AI-MDs 适用症状，为监控和管理当前性能而实施的程序，以及未来对 AI-MDs 的再培训和变更实施，包括管理培训和验证数据集、算法的再培训，与性能评估和升级。对于基于连续学习算法的 AI-MDs，制造商应明确定义学习过程，包括过程控制、验证、正在进行的模型监控措施和产品的性能标准及适用范围。在 AI-MDs 完成注册批准后，所有变更必须在制造商制定的流程内及其质量管理体系（QMS）下进行管理。否则，可能需要经过 HSA 的评估、批准。

（三）新加坡市场上的人工智能医疗器械产品

人工智能医疗器械指采用人工智能技术的医疗器械，包括人工智能独立软件（无须医疗器械硬件即可完成自身预期用途，运行于通用计算平台的软件，即软件本身就是医疗器械）和人工智能软件组件（控制/驱动医疗器械硬件或运行于医用计算平台的软件，需随医疗器械进行整体注册）。根据 MIT Technology Review Insights 发表的《AI 医疗：亚洲的发展空间、能力和主动健康的未来》，人工智能医疗器械的应用可分为医学影像分析和诊断支持、为医疗保健专业人员提供决策支持、为患者提供虚拟帮助和机器人外科医生。因此，本文将人工智能医疗器械按照用途分类为医学影像分析类、医疗辅助决策类、智能监护和健康管理类以及医疗机器人。

1. 医学影像分析类 AI-MDs

利用人工智能技术对医学影像进行分析，以提高医学诊断、治疗和预测的准确性，其应用机器学习和深度学习技术，通过训练机器识别医学影像中的特征并进行分类，以实现医学影像的自动分析和诊断，因此其对训练数据集的质量和准确性要求极高。医学影像分析类 AI-MDs 的应用范围十分广泛，其可以通过 X 光片、CT、MR、PET 等多种医学影像判断患者有无肿瘤、肺部疾病、骨折等。医学影像分析类 AI-MDs 核心厂商主要包括 Lunit Inc、Xilis、Shukun Technology、Kheiron 等。2023 年 11 月，Lunit 与 NTT DATA Singapore

合作，将旗下软件 Lunit INSIGHT CXR 交付 HSA 下属全国医疗科技机构新联科技 Synapxe。Lunit INSIGHT CXR 可通过胸部 X 光片诊断肺癌、肺结节和气胸等 10 种胸部疾病，准确率高达 97%~99%。

目前，该软件正在新加坡综合医院（SGH）和新加坡樟宜综合医院（CGH）临床放射学工作流程中进行试点，这两家医院均拥有超过 1000 张床位，是新加坡最大的公共医疗保健集团 SingHealth 的成员。此外，新加坡公立医疗保健全国筛查计划中也有医学影像分析类 AI-MDs 的应用——新加坡国家级糖尿病视网膜病变筛查计划中的新加坡眼部病变分析器加强版（SELENA+）可以检测异常的眼底图像，特别是糖尿病视网膜病变的迹象。未来 SELENA+也将基于视网膜图像的分析开发心血管疾病的预测风险评估模型，在心血管疾病筛查中进行探索性应用。

2. 医疗辅助决策类 AI-MDs

基于大量的医学文献、临床实践数据、患者的个人病史等，为医生提供诊疗方案和用药建议，帮助他们做出更明智的决策。新加坡公立医疗保健全国筛查计划也有关于医疗辅助决策类 AI-MDs 的使用，以预测长期住院患者的再入院风险。医疗辅助决策类 AI-MDs 基于梯度提升算法，以国家电子健康记录（NEHR）系统的数据作为输入来源，借助公共综合健康信息系统开发的集成式智能分析和人工智能处理平台（BRAIN），针对住院患者的再入院风险构建预测模型，生成患者风险评分，筛选出在过去 24 小时入院并在未来 12 个月内具有较高再入院风险的患者，并将结果整合到医院的照护和病例管理系统（CCMS）中。再入院分析综合研判系统如图 3 所示。

3. 智能监护和健康管理类 AI-MDs

智能监护和健康管理类 AI-MDs 具有生命体征监测、健康管理、医疗数据分析等功能，通过信息和通信技术对患者的健康状况进行监测和分析，预防疾病。2022 年 8 月，HSA 批准 Hydrix Medical 的人工智能植入式心脏设备 Guardian 注册，该设备是以与单腔起搏器相同的方式植入的心脏监视器，可以 24 小时监测心脏的电信号，并在发现心律异常时振动以提醒用户。

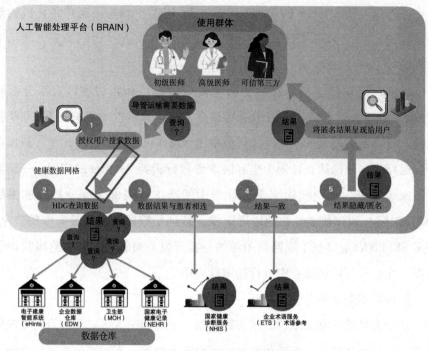

图3　再入院分析综合研判系统

4. 医疗机器人

医疗机器人执行手术操作、提供康复训练和护理照料等服务，它们具备较强的操作能力和丰富的医疗知识，可以减少手术风险和提高治疗效果。使用执行手术操作机器人是外科领域的创新之一，其是为突破锁孔手术的局限性开发的。这类机器人可以极大地提高结直肠外科医生的可视性、准确性、控制力和灵活性，从而提高患者的安全性。除了应用于锁孔手术之外，医疗机器人也在探索更多的应用领域。2023年6月22日，外科机器人和混合现实公司Zeta Surgical宣布在新加坡国立脑神经医学院（NNI）成功使用Zeta颅脑导航系统为首位参与神经外科导航临床试验的患者进行治疗。

根据上述人工智能医疗器械分类，表3列出部分最新注册通过/变更通知批准的AI-MDs。

表3　部分最新注册通过/变更通知批准的 AI-MDs

AI-MDs 分类	产品名称	产品描述	注册日期	最新变更通知批准日期
医学影像分析类	3C 医疗智能 Hexa POD™ evo RT 系统	在放射治疗期间支持和帮助患者定位	2011 年5 月 3 日	2023 年9 月 28 日
	3D Shaper Medical 3D-Shaper	一款独立的医疗软件,通过髋关节 DXA 扫描提供皮质骨和小梁骨的 3D 可视化影像	2021 年8 月 12 日	2023 年1 月 11 日
	Abbott Alinity hq Analyser	一种定量、多参数、自动化血液学分析仪,用于临床实验室的体外诊断,用于计数和表征全血中的细胞	2020 年3 月 25 日	2023 年9 月 28 日
	Abbott Alinity i Processing Module	一种全自动免疫分析仪,允许随机和连续访问,以及使用化学发光微粒免疫分析(CMIA)技术进行优先和自动重新测试	2018 年5 月 9 日	2023 年10 月 31 日
	Catalyst+系统	Catalyst+系统适用于配备诊断或治疗设备的放射治疗诊所	2021 年11 月 30 日	2023 年3 月 2 日
	athomX FxMammo 软件	FxMammo 是一款放射性计算机辅助检测和诊断软件,旨在帮助医生在获取的乳房 X 光摄影图像上检测癌症	2022 年8 月 8 日	—
医疗辅助决策类	3Shape Implant Studio™	一种术前计划软件,用于基于导入的 CT 图像数据放置牙科植入物,可与光学 3D 表面扫描吻合	2015 年5 月 8 日	2023 年2 月 7 日
	EchoNous KOSMOS 系统	KOSMOS 用于以下临床应用的评估,包括获取、处理、显示、测量和存储超声图像或同步超声图像,心电图(ECG)节律以及数字听诊(DA)声音和波形	2020 年5 月 29 日	2023 年7 月 7 日

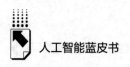

续表

AI-MDs 分类	产品名称	产品描述	注册日期	最新变更通知批准日期
智能监护和健康管理类	3M Bair Hugger™ 温度监测系统	测量、监测和预测成人及儿童患者的体温	2014年9月17日	2023年2月7日
	Edan iM50/60/70/80 患者监护仪	监护仪用于监测、存储和审查成人、儿童和新生儿的多种生理参数，并生成警报。这些监护仪应由受过培训的医疗保健专业人员在医院环境中使用	2021年8月16日	—
	爱德华生命科学EV1000临床平台	EV1000临床平台 NI 及其附件是一个监测系统，可显示出无创连续血压测量得出的血流动力学参数（数值）	2017年6月9日	2021年10月22日

三　新加坡人工智能医疗指南及最新发展

随着人工智能越来越多地被用于医疗保健系统，其可能引发的道德风险问题越来越受到医疗从业者及患者的关注。为规范和指导人工智能在医疗卫生领域的应用，也为提高消费者对人工智能在医疗保健领域使用的信任度，MOH、HSA 和 IHIS 在 2021 年 10 月联合发布《医疗保健人工智能应用指南》（Artificial Intelligence in Healthcare Guidelines，AIHGle），并将根据实践成果定期更新，以适应人工智能技术的快速发展。这项指南主要面向医疗领域人工智能技术的开发人员（如制造商或公司）和实施者（如医院、诊所、实验室等医疗机构），通过分享最新的实践案例指导人工智能技术在医疗保健领域的应用，同时明确其监管范畴（见图4）。

针对人工智能技术在医疗领域的应用，HSA 的监管范围只限于用于医

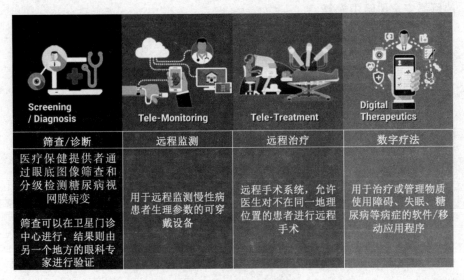

图 4 AIHGle 监管范畴

疗目的（即诊断、治疗、患者监测）的 AI-MDs，而医院仅用于行政职能（例如患者预约安排）的人工智能技术不受 HSA 监管。

（一）开发者行为指导

AIHGle 在人工智能医疗器械的设计、构建和测试三个方面给出指导建议。在进行 AI-MDs 的设计开发时，AIHGle 给出的相关指导建议可概括为以下三点：记录临床和终端用户输入的信息、确保测试数据集具有代表性、关注网络安全风险。

1. 设计环节

（1）在开发 AI-MDs 时寻找与 AI-MDs 预期用途相关的临床输入。

（2）寻找终端用户输入，以完善 AI-MDs 的设计和开发流程。

（3）确定当前临床实践基线，以确保 AI-MDs 的性能。

（4）确保数据集具有代表性，以减少意外偏见。

（5）记录在 AI-MDs 中识别的所有偏见和/或限制，并尽可能纠正。

（6）确保 AI-MDs 能够预防、检测、响应，并在可能的情况下从可预见

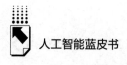

的网络安全风险中恢复。

（7）展示 AI-MDs 的有效性，并确保根据其终端用户的需求提供可行性方案。

2. 构建环节

（1）遵守 HSA 针对软件医疗设备的监管指南（例如，以全球医疗器械协调工作组建议为基础，分为 A、B、C、D 四类，除了 A 类，B、C、D 类必须通过 HSA 进行注册）。

（2）采纳适当的开发标准。

（3）适当记录 AI-MDs 的变更情况，并确保所有软件版本可重现。

3. 测试环节

（1）定期评估和验证 AI-MDs 的性能，以确保其至少满足临床实践基线。

（2）记录 AI-MDs 的预期用途。

（3）明确界定并记录 AI-MDs 应如何被纳入临床工作流程。

开发人员在设计 AI-MDs 时应当获取与该医疗器械预期用途相关的临床输入和终端用户输入。具有代表性的训练和测试数据集也被纳入临床输入，影响数据集代表性的因素有很多，比如人口数量和特质、临床背景、疾病的异质性表达等。最终用户输入则是从医生和患者处分别获取最新的临床意见和使用反馈等。网络安全的风险可能在 AI-MDs 开发和设计时出现，因此 HSA 强调开发者应当确保 AI-MDs 能够预防、检测、响应可预见的网络安全风险。

对 AI-MDs 软件的构建，AIHGle 提出除了遵守 HSA 对软件医疗设备等监管准则之外，开（研）发者也应当明确产品的开（研）发适用标准、迭代升级方案以及产品监测结果自我验证机制三个要求。适当的开发标准对确保人工智能软件的安全、透明和可重复开发非常重要，开发人员可以参考 ISO 14971、ISO 13485、IEC 62304 等开发标准。版本控制指在进行医疗设备的开发时，开发人员应当正确记录所有组件的更改情况（例如训练数据集、决策过程、输出格式的更改），并提供相应的文档记录，确保所有软件版本可复制和重现。实现版本控制的其中一种方法是为正在开发的 AI-MDs 分配不同的版本号。此外，AIHGle 建议将自我验证机制纳入 AI-MDs，确保其能够及时检测异常表现，并进行版本升级。

在进行 AI-MDs 测试时，AIHGle 给出一些指导建议，比如定期评估和验证器械的临床表现，进行回顾性数据测试和代表性数据测试，确保 AI-MDs 符合临床实践基准。此外，开发人员还可以考虑对 AI-MDs 的验证结果和相关测试方法进行同行评审，例如使用同行评审期刊对 AI-MDs 的现有临床实践价值和结果进行评价和判断。在成功测试之后，除了 AI-MDs 的参数和预期用途以外，开发人员还应当明确定义并记录 AI-MDs 纳入临床工作流程的过程（比如拟在临床工作流程的哪个阶段使用 AI-MDs、实施者应如何应对 AI-MDs 在预期范围内/超出预期范围的输出），以保障实施者顺利使用 AI-MDs。

AIGHle 还建议企业尽可能地对医疗器械进行注册，包括不在新加坡市场使用和销售的，仅为患者使用的产品，这样可以更好地增进机构及患者对人工智能医疗器械的信任。

（二）实施者行为指导

1. 使用环节

（1）对 AI-MDs 的采纳和实施进行临床治理和监督，以确保安全使用。

（2）向他们的组织领导寻求批准，并妥善记录使用 AI-MDs 的决策。

（3）在部署点追踪 AI-MDs（即"现场测试"），以确定"部署基线"。

（4）根据 AI-MDs 的预期用途、工作流程以及临床环境，选择恰当的监督方式。

（5）采用适当的网络安全政策，这些政策应与 AI-MDs 的预期用途和风险相适应。

（6）培训员工操作和解释 AI-MDs 的结果。

（7）确保终端用户（如医疗从业者、患者）清楚地知道他们在使用 AI-MDs 提供护理时正在与之交互，并提供足够的信息帮助他们做出恰当的决策。

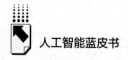

2. 监控与响应环节

（1）确保 AI-MDs 至少具备"部署基线"的性能，并在 AI-MDs 的性能低于该基线时，有适当的触发机制和升级路径。

（2）准备接收、响应并调查任何由于使用 AI-MDs 而出现的不良事件或其他设备问题的报告。

3. 复核审查环节

（1）当使用 AI-MDs 出现错误时进行临时审查，并定期（例如每年）审查以确保 AI-MDs 具有临床相关性并满足组织需求。

（2）至少每年对 AI-MDs 进行一次维护，以确保其功能正常使用。

对医疗人工智能的实施者（主要是机构实施者，即持牌医疗服务提供者），AIHGle 在 AI-MDs 的使用、监控、复审三个方面给出指导建议。在使用 AI-MDs 时，实施者应当遵守《私立医院和诊所法》或《医疗服务法》的相关规定，并对 AI-MDs 的采用进行临床治理和监督，确保其安全的使用。此外，AI-MDs 属于人工智能领域，问责机制涉及研发者、使用者和受用者等，为确保问责制的实施，实施者应当获取和记录机构领导层对批准实施 AI-MDs 决定的过程和结果。AIHGle 还强调实施者应当积极跟踪 AI-MDs，确保其符合临床实践基准，器械性能达到开发人员所述标准，起到适当的监督作用。同时机构实施者应当明确告知最终用户使用 AI-MDs 的情况及原因，遵守相应的法律法规，对最终用户保持透明。

在 AI-MDs 正式实施后，与开发人员一样，实施者也应当监控 AI-MDs 部署后的实践情况，确保 AI-MDs 的使用结果不低于最初的"部署基线"。为此，实施者应确定关键监测结果和监测频率，并针对 AI-MDs 性能低于"部署基线"的情况设置升级的阈值和路径，建立自我验证机制。即使建立足够完善的后续监管机制，AI-MDs 也难以避免引发不良事件，因此实施者应当建立接收、响应和调查不良事件的流程，以实现及时的反应和处理，避免事件进一步恶化。

实施者还应当对 AI-MDs 的安全性、有效性和实用性进行定期和临时（特别）审查，审查内容包括实施绩效、临床工作流程的变更、实际患者群体变化情况等。当审查发现某些重大问题无法处理时，应当暂停使用 AI-MDs，并对其进行重新构建。定期维护也有助于降低不良事件发生的概率，AIHGle 要求实施者每年至少对 AI-MDs 进行一次维护，维护内容包括识别处理潜在的网络安全漏洞、更新 AI-MDs 版本等。

（三）AIHGle 的最新发展

HSA 会根据最新的人工智能技术和法律法规对 AIHGle 进行持续更新和完善，以确保指南的及时性和适应性。目前，该指南提供了一个 B 类 AI-MDs——SELENA+的案例，并给出了它的使用范围、研发团队、学术论文发表情况、注册结果及实践部署情况，分析指南的不同建议在 SELENA+的开发和实践中的具体应用情况。

SELENA+对开发者行为指导的应用如表 4 所示。

表 4　SELENA+对开发者行为指导的应用

环节	开发者行为指导	实施 SELENA+所采取的措施
使用	对 AI-MDs 的使用进行临床治理和监督，以确保其使用安全	• SELENA+的试运行由公共综合健康信息系统与所有持有《私立医院和医疗诊所法》（PHMCA）许可证的综合诊所合作完成
	寻求组织领导层的批准并正确记录实施 AI-MDs 的决定	• SELENA+的概念验证和评估是 IHIS 与新加坡综合糖尿病视网膜病变计划（SiDRP）项目总监和综合诊所集群的临床服务总监协商后完成的 • SELENA+实施的最终批准由 SiDRP 的两位项目总监签署
	在部署点（即"地面实况"）跟踪 AI-MDs，以确定"部署基线"	• SELENA+的实施后诊断性能根据当前评估的护理标准进行审核
	根据 AI-MDs 的预期用途、工作流程和临床背景采取适当的监督措施	• SELENA+的初步评估被传递给二级人工分级人员，以检查准确性和有效性，并确定患者是否需要进一步的医疗干预（例如转介给眼科专家）
	围绕 AI-MDs 采用适当的网络安全政策，以保护和响应与 AI-MDs 的预期用途和风险相关的威胁和漏洞	• IHIS 的网络安全政策是根据综合诊所的要求制定的，以实施 SELENA+[卫生部的卫生技术指导手册 ICT 安全政策（HIM-ISP）]

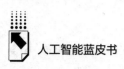

续表

环节	开发者行为指导	实施 SELENA+ 所采取的措施
使用	培训员工操作 AI-MDs	• 在使用 SELENA+ 之前,综合诊所工作人员接受培训并简要介绍其好处、风险和局限性,如何正确解释输出和适当的后续步骤,何时/如何启动应急计划等。 • 鉴于当前的新冠疫情限制,员工培训/简报会以现场和远程方式进行,例如,由 SNEC 阅读中心团队负责人为阅读中心工作人员举办的培训课程、发送给综合诊所主任的电子邮件通知(随后依次向护理领导发送简报)、专门为护士开通的 SELENA+ 热线等
	确保终端用户(医生、患者)清楚地意识到他们在提供护理时与 AI-MDs 进行交互,并获得足够的信息做出明智的决策	• 医生会提前获知有关使用 SELENA+ 的信息,以及适当的联系点,以寻求 SELENA+ 性能的相关信息
监管	确保 AI-MDs 继续在"部署基线"上执行,并当 AI-MDs 的性能低于此基线时有适当的触发器和升级路径	• 持续监测可确保 SELENA+ 的诊断性能不会受到潜在/未检测到的模型漂移(例如由于目标患者群体概况的变化)影响。 • 持续监测(每日):选定报告为"正常"的 SELENA+ 病例,并将其上报给人工分级人员进行确认。作为 SELENA+ 设计的一部分,此升级过程是自动的。 • 定期监测(间隔 3~6 个月):手动提取 SELENA+ 的输出和人类评分者的评估结果,以进行全面审查和分析。 • 明确定义关键监测结果、阈值和频率,以激活人为干预、恢复到早期验证的 AI-MDs 路径,或在必要时关闭 AI-MDs
	准备好接收、响应和调查使用 AI-MDs 导致的不良事件或其他设备问题的任何报告	• 工作人员接受过培训,可以识别 SELENA+ 警报失败的迹象,以及向 HSA 报告任何不良事件的升级协议
复核	当使用 AI-MDs 出现错误时进行临时审查,并定期审查(例如每年),以确保 AI-MDs 继续具有临床相关性并满足组织需求	• 定期进行审查,以确定临床工作流程、诊断性能和风险化解措施是否有效,并且 SELENA+ 支持慢性病预防和管理
	每年至少对 AI-MDs 进行一次维护,以确保其各项功能正常	• IHIS 聘请 SELENA+ 技术供应商定期对 SELENA+ 进行技术维护。IHIS 还将对人工智能平台和 SiDRP 进行检查

参考文献

"Model Artificial Intelligence Governance Framework Second Edition," https：// www. pdpc. gov. sg/-/media/files/pdpc/pdf - files/resource - for - organisation/ai/sgmodela igovframework2. pdf.

"Regulatory Guideline for Telehealth Products," https：//www. hsa. gov. sg/docs/default - source/hprg-mdb/regulatory-guidelines-for-telehealth-products-rev-2-1. pdf.

"National Artifcial Intelligence Strategy," https：//www. smartnation. gov. sg/files/publications/ national-ai-strategy. pdf.

"Artificial Intelligence in Healthcares," https：//www. moh. gov. sg/licensing - and - regulation/artificial-intelligence-in-healthcare.

"Guidelines on Risk Classificationof Standalone Medical Mobile Applications (SaMD) and Qualification of Clinical Decision Support Software (CDSS)," https：//www. hsa. gov. sg/ docs/default- source/hprg - mdb/regulatory - updates/for - consult - samd - risk - class - cdss - guidelines. pdf.

"What is Healthier SG?" https：//www. healthiersg. gov. sg/about/what-is-healthier-sg/.

"AI for the Public Good, for Singapore and the World," https：//www. smartnation. gov. sg/nais/.

"Launch of Healthcare Industry Transformation Map 2025," https：//www. moh. gov. sg/ news-highlights/details/launch-of-healthcare-industry-transformation-map-2025.

附录一
"2023年度中国医疗人工智能实践典型案例"汇编

"2023年度中国医疗人工智能实践典型案例"共47项，其中，医疗影像类20项、语音语义类16项、综合类11项。

医疗影像类

基于CT肺结节智能诊断及智能语音随访的
全程管理模式

主要完成单位

四川大学华西医院全程管理中心、上海联影智能医疗科技有限公司、讯飞医疗科技股份有限公司

案例主要内容

应用场景：肺癌居我国恶性肿瘤发病率与死亡率之首，有75%的患者在诊断时处于肺癌晚期，肺癌早诊早治是关键。影像科医生的阅片量较大，且传统人工阅片影响临床判断的准确性，肺结节的诊断及精准治疗面临巨大挑战。

主要技术：基于图像配准和病灶跟踪两大核心技术，肺结节全程管理智慧化平台系统可秒级检出肺结节，提供相关量化信息，具备配准及病灶跟踪

随访等相关功能，实现结节风险的智能预测，并对风险概率值高的结节给予重点提示。系统运用 Mybatis、SpringBoot、XXL-Job 关键技术，形成独有的病种语意库，能够预设不同随访节点和路径，自动拉取肺结节全程管理智慧化平台的随访任务，通过智能语音自动拨打随访电话。

成效：有效提升肺结节诊断效率及准确性，3~5mm 肺结节检出率达83%，优于放射科专科医师水平，且阅片效率提高50%，对肺结节良恶性进行判断，其准确率高达90.39%。智能语音随访提高随访效率，提升肺结节患者满意度，日均拨出量约1000次，降低人工随访成本，患者对全程管理服务整体满意度为94.50%~97.88%。有效减少误诊，提高肺癌早期诊断率。经肺结节全程管理的肺结节患者手术恶性诊断率高达85.11%，提升肺癌早期诊断率，降低肺癌患者、政府和社会整体费用支出与疾病经济负担。

眼底疾病人工智能辅助诊断/分诊/筛查

主要完成单位

北京致远慧图科技有限公司

案例主要内容

本产品用于多种眼底主要疾病的识别、筛查、分诊场景，其核心功能为基于眼底照片进行检查和评估，并提示可能存在的异常。目前，眼底疾病辅助诊断/分诊/筛查存在的主要问题包括眼底诊疗资源不足，专业眼底医生数量难以满足疾病防治的需要；诊疗资源集中分布于一、二线城市大型三甲医院，而基层医疗机构诊疗资源匮乏。

本案例通过普及眼底相机等数据采集装备，结合互联网技术，利用深度学习及医学影像识别能力，与来自临床的大量影像数据，基于 CNN 网络构建眼底疾病人工智能辅助诊断模型。模型包含多个深度学习处理模块，能够在应用过程中对眼底图像质量进行判断，对糖尿病视网膜病变、年龄相关性黄斑变性、视网膜静脉阻塞等多种眼底疾病进行识别并给出诊断建议，还可对多种病灶进行识别和量化分析。

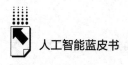

本案例已在全国上千家体检机构、社区卫生中心等应用，服务超百万人次，极大地缓解了医疗资源不足以及分布不均衡的问题，促进分级诊疗模式的实现，提升社区健康管理水平，为未来应对人口老龄化带来的挑战和人民对眼健康的更高要求提供了方向。

AI 医学影像智能平台建设

主要完成单位

上海市东方医院

案例主要内容

医院日均接待胸部 CT 检查患者近千名，每位患者常规产生 600~700 幅影像图片，且影像数量年增长率为 30%，而医生数量年增长率仅为 4.1%，导致阅片医生短缺且影像诊断任务重。

AI 影像辅助诊断系统是基于深度学习技术开发的，该系统的核心算法是卷积神经网络（Convolutional Neural Network，CNN），其设计旨在针对医学影像数据进行自动检测和分析。使用大规模的医学影像数据集对 CNN 进行训练。通过深度学习技术，CNN 能够从复杂的影像数据中学习到有关病灶的特征和模式。在实际应用中，系统将接收医生提供的医学扫描影像，并自动识别和标记可能存在的病变，提供辅助诊断建议。

使用人工智能辅助诊断软件工作，医生的阅片效率将得到大幅提升，有助于减少误诊率，提高疾病的早期诊断率，并为医生提供更加可靠和一致的诊断结果。肺结节日常 AI 结果查看率稳定在 90% 以上，AI 初筛帮助医生提高阅片工作效率。骨折阳性病例 AI 结果查看率在 40% 以上，隐匿病灶无处遁形。冠脉 AI 结果查看率在 90% 以上。头颈 AI 结果查看率接近 100%。

"数字人体"区域智慧健康管理服务

主要完成单位

数坤科技股份有限公司

案例主要内容

"数字人体"区域智慧健康管理服务以强基层、优质医疗资源下沉为目标,以人工智能影像数字医生创新技术为核心,为区域内公立医院、基层医疗机构、民营医院等提供全方位的"数字人体"智慧健康管理服务。一是实现"AI+医疗",搭建基层"防筛"、区属"诊治"、卫健委"管研"的智慧化区域医疗保健新型分级诊疗模式,提升临床服务能力;二是通过"人工智能健康服务"数字疗法等手段提升基层健康管理能力和医防融合水平。

具体应用包括通过人工智能技术,基于医学影像为辖区内群众提供冠心病、肺结节、骨折、脑血管病、乳腺等智慧筛查及诊断,基于人工智能开展个人精准化的健康管理,提供全生命周期智慧健康服务,通过医防融合,有效降低重大疾病发病率、住院率、死亡率。系统可本地化部署也可卫健委专网云化部署,是现有系统的智慧化升级。

"数字人体"区域智慧健康管理服务目前已在北京市昌平区、苏州市吴中区成功落地。通过提供个性化智慧健康服务,将筛查结果与现有全民健康信息平台数据有机结合,检出中高危人群,将有机会为单个家庭减少百万元开支,进一步提高医保基金使用效率。在由国家卫健委主办的第一届全国数字健康创新应用大赛中,"数字人体"区域智慧健康管理服务项目荣获智能服务赛道一等奖。

"AI+远程"的智能超声解决方案

主要完成单位

合肥合滨智能机器人有限公司

案例主要内容

针对超声专家资源不足和相对分散的情况,构建了一套端—云协同的"AI+远程"智能超声诊断解决方案。自动拉取肺结节全程管理智慧化平台的随访任务,通过智能语音自动拨打随访电话。

合肥合滨智能机器人有限公司自主研发的高效算法推理框架 HEBIN-

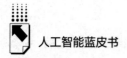

EchoPilot，实时运行器官识别分类、标准切面评价、病灶检测、病灶性质量化评估等影像质控算法，在实时扫查过程中提升基层超声检查的效率和规范性。对异常情况实时告警提示，独有的知识引擎能够快速出具超声诊断报告。算法数据来自多家合作的三甲医院的多种超声设备；知识引擎整理自权威指南和专家共识，高质量的算法和知识引擎使基层具备三甲医院级的质控水准。

本解决方案在蒙城县第二人民医院使用 1 年后，逐步延伸至全县 8 家基层医院和 50 多家卫生服务站，日均处理基层远程超声会诊 20 次左右，累计发现特殊病例 36 例。目前，蒙城县第二人民医院正通过智慧超声平台为基层医生提供线上培训以及实操训练，全面提高超声医生的扫查和临床诊断水平。

合肥合滨智能机器人有限公司将持续追踪人工智能和医疗器械发展方向，聚焦更普遍的腹部检查场景，通过研究超声扫查诊断分离的自主扫查超声机器人等创新医疗器械，改善偏远和农村地区患者的就医条件，实现医疗资源共享。

诊断报告 AI 质控在影像科实务中的应用

主要完成单位

南京鼓楼医院、万里云医疗信息科技有限公司

案例主要内容

南京鼓楼医院部署医学影像报告 AI 质控的"妙笔"应用，通过识别影像报告中的错误——文本错误（多字、少字、错别字以及单位使用错误）、方位矛盾、检查方位矛盾、部位矛盾、性别矛盾、年龄矛盾，帮助医院放射科及时发现报告中的低级错误并进行修改，从而大大提高交付给患者的报告质量，避免潜在的医患纠纷。

"妙笔"主要采用医学影像专有词汇分析、影像知识图谱、BERT 类模型、自研医学影像 NLP 等技术，对开源的影像报告数据和南京鼓楼医院提供的脱敏数据进行训练，实现本地化部署（有效保证数据安全）、自动化监

测和实时提醒。

截至 2023 年 6 月，南京鼓楼医院应用"妙笔"后，日均处理超过 3000 例报告，院方科室报告的触发纠错率从刚安装时的 6% 降低至约 3%，触发纠错率大幅降低，报告质控成果有效。触发纠错的质控维度包括单位错误、重大文本描述错误等方面。

未来，"妙笔"可在其他医院落地，为其提供质控服务；也可通过与合作医院的共同探索研究，逐渐丰富"妙笔"的质控内容，从更多方面提高影像报告的质量。

基层常见呼吸道疾病医学影像 AI 辅助诊断系统

主要完成单位

江西中科九峰智慧医疗科技有限公司

案例主要内容

基层常见呼吸道疾病医学影像 AI 辅助诊断系统是江西中科九峰智慧医疗科技有限公司独立研发完成的。自 2021 年该系统在江西试点应用以来，至今已辐射全省 60% 的乡镇医院，实现装机 929 家医院，累计开展服务 40 余万人次。主要解决了以下几方面问题。肺部疾病种类较多、影像表现各异且有较多重叠，不易诊断；基层放射科医生每天至少需要阅读 400 张影像，任务繁重，消耗大量精力，导致误诊漏诊率上升；基层专业技术人员短缺，临床经验匮乏，患者信任度低，留患难等。

利用人工智能、大数据、云计算等新一代前沿信息技术，以医学影像数据为基础，为基层提供一套时效性高、准确率高的集软硬件于一体的一站式辅助诊断解决方案。该系统实现临床医生与影像科医生之间信息的互联互通，从而实现跨科室协同办公，提高医院临床诊断符合率和检查结果的阳性率，使患者认同检查结果的合理性。该方案的成功应用提升了基层整体诊断能力，推动分级诊疗制度落地，助力基层医疗机构发展，创新医疗服务模式。江西中科九峰智慧医疗科技有限公司将持续升级系统，提升深度学习算

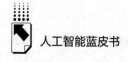

法的泛化能力、扩展针对的检测部位及疾病种类，赋能基层医疗，助力数字医疗经济做大做强。

云南省肺结节—肺癌一体化诊治中心建设

主要完成单位

云南省肿瘤医院

案例主要内容

全国每年新增 429 万名肿瘤患者，其中肺癌是最常见且致命的癌症。早期诊断对治疗至关重要，而人工智能技术可以显著降低肺癌早期误诊率，为患者带来巨大的临床获益，同时减少医保和患者的费用支出。

通过建设肺结节—肺癌一体化诊治中心，基于人工智能的肺结节诊断系统能够自动识别肺结节，并快速精准诊断其大小、密度数据、恶性概率等情况。经过临床研究验证，该系统在良恶性诊断方面的准确率非常高，阳性预测值可达 94%。在手术规划方面，基于人工智能的三维重建技术可以应用于胸外科，包括肺部解剖识别、肺结节定位处理、肺手术规划等。关键技术包括二维医学影像数据预处理、医学影像分割、医学影像配准与融合、医学影像三维重建、医学影像可视化等。通过为医生提供全面准确的分析和精准的治疗计划，提高诊断的准确性和治疗的有效性。

云南省肿瘤医院作为专科医院拥有丰富的肺结节影像资源，而基层医院医生缺乏学习资源和时间。肺结节—肺癌一体化诊治中心为肺结节诊疗领域提供了精准的医疗预案，提高了诊断准确性和手术效率。这些技术的应用对改善肺癌早期诊断和治疗效果具有重要的临床意义。

AI-SONIC 超声智能辅助诊断系统

主要完成单位

浙江德尚韵兴医疗科技有限公司

案例主要内容

超声检查具有便捷、经济、无损伤、无辐射等优势，是许多疾病的首选影像学检查手段。然而，超声医学是一门高度依赖经验的学科，诊断主观性强，临床经验的不可复制性导致分享和传承存在较大难度。如果医生临床经验不足或过于疲劳，容易发生漏诊或误诊。临床上急需一种客观、简单、实时、重复性高的超声AI辅助诊断系统。

德尚韵兴是国内最早研发超声人工智能的医疗科技公司，针对超声图像非标、实时、分辨率低的特点，自主研发人工智能技术平台DE-Light，从底层解决卡脖子的核心技术问题。因此，DE-Light被评为"2021年中国医学人工智能代表性算法"。基于DE-Light研发的AI-SONIC系统行业领先，可自动探测甲状腺、乳腺、颈动脉斑、盆底等病灶，防止漏诊；逐像素捕捉病灶的精细结构并自动分析其特征；自动生成结构化报告提升工作效率；诊断准确率达到较高水平，受到医学界、学术界的高度认可。

2023年11月，"甲状腺结节超声辅助诊断软件"获得全国首张超声AI三类证，标志着德尚韵兴作为中国超声AI领域的行业领军者，加速开启超声AI产品的市场准入和商业化进程，也意味着我国超声AI行业迎来革命性突破。

医疗人工智能在宫颈液基细胞学检查中的应用

主要完成单位

萍乡市人民医院

案例主要内容

应用场景为宫颈液基细胞学检查，利用人工智能技术实现样本初筛，提高医生工作效率与诊断准确性。

科室引进锟元方青数字切片扫描仪及宫颈液基细胞学人工智能辅助诊断系统，实现宫颈液基细胞学样本诊断全流程自动化。系统利用深度学习卷积神经网络搭建人工智能诊断模型并采用迭代算法对模型进行持续迭代和优

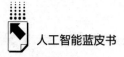

化，遵循 TBS 标准（The Bethesda System，是一种宫颈癌前病变的描述性诊断）对样本进行智能初筛判读，实现样本管理数字化、诊断标准化、质控自动化、统计智能化，促进学科"产、学、研"一体化发展。

系统平台自 2022 年 10 月搭建使用至今，累计分析样本 9479 例，实现对宫颈液基细胞学样本的 100%质控及所有可疑病变视野的识别与抓取，促进了跨区域远程诊断疑难病例项目的开展和区域间病理资源的交流与合作。系统识别并抓取罕见病变细胞——透明细胞癌，研究论文《宫颈液基细胞学透明细胞癌一例》被"中华医学会第二十一届全国细胞学病理学会议"采纳。

目前医院持续推进病理诊断中心建设，将在宫颈液基细胞学人工智能辅诊系统的基础上，拓展多病种人工智能辅助诊断系统，实现病理学科智能化诊断建设，搭建学科数据样本可视化监测管理平台，实现学科智能化管理。

智能乳腺中心应用

主要完成单位

乌鲁木齐妇幼保健院、浙江医准智能科技有限公司

案例主要内容

2020 年我国乳腺癌年龄标化发病率和死亡率分别高达 29.05/10 万和 6.39/10 万，跃居女性肿瘤发病首位，发病率和死亡率呈现逐年攀升的态势，防控形势严峻。我国政府高度重视女性乳腺癌筛查工作，2022 年初，国家卫生健康委员会印发两癌筛查工作方案。方案提出，到 2025 年底，要实现适龄妇女乳腺癌筛查早诊率达 70%以上。故应用并推广高效筛查技术及最优筛查策略成为遏制女性乳腺癌的关键。

医准智能"粉红关 AI"——乳腺癌智能筛诊疗一体化解决方案，聚焦女性高发癌症——乳腺癌，从筛诊疗多角度出发，布局图像采集、影像分析、微创介入手术引导、自动报告、教育培训的全流程。以人工智能技术为

女性健康保驾护航，打造"粉红关AI"全新体验，实现乳腺癌筛查设备的智能化升级，不断提升乳腺疾病的筛查、诊断和治疗水平。

乌鲁木齐妇幼保健院创新联合影像与临床多科室，以人工智能技术辅助乳腺癌筛查，显著提高病灶的检出率和判断病灶良恶性的准确率，通过肿瘤早筛可对患者进行有效的随访跟踪及分诊治疗。未来在人工智能技术的辅助下，基础薄弱、能力较弱的基层医疗机构可快速获得较强的诊断能力。

人工智能技术赋能头颈CTA动脉瘤高效诊断

主要完成单位

重庆医科大学附属第一医院、杭州深睿博联科技有限公司

案例主要内容

将人工智能系统融合院内阅片系统后，医生能够在阅片的同时查看人工智能检测结果，结合人工智能技术提供的丰富的病灶信息以及风险预测信息，大幅提升医生阅片和诊断的准确性及效率。

人工智能系统应用最前沿的人工智能深度学习算法，该算法的训练和优化使用国内众多高水平医院的影像数据，训练数据来自多中心数据样本，所有医师均由三甲医院高年资医生组成，通过海量数据的训练，使算法具备极高的准确性，其中对动脉瘤检测的敏感性高达97.3%。

重庆医科大学附属第一医院于2021年开始引入人工智能产品，截至2023年底，已为18250例头颈CTA提供人工智能辅助诊断服务。90%以上的人工智能结果被直接引用，头颈CTA影像处理时间缩短80%。日均处理头颈CTA检查量提升约70%，一年节约近1800小时，相当于3.5名医生的工作量。该人工智能系统也助力放射科医生发表多篇高水平论文。

本项目后续可拓展至基于互联网的混合云化部署，将远程医疗、医学影像调阅处理、移动影像访问与高清视频会议系统完美融合，打通区域内上下级医院数据传输的渠道，打造"基层检查、上级诊断"的服务模式，切实缓解基层患者看病难的问题。

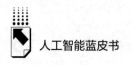

人工智能技术赋能冠脉 CTA 提高诊疗效率

主要完成单位

重庆市急救医疗中心医学影像科

案例主要内容

医疗人工智能技术应用场景：冠脉 CTA 影像人工智能辅助诊断。人工智能技术针对的实际问题：随着早期心血管疾病筛查需求量不断增加，冠脉 CTA 检查数量不断增加，医生的诊断压力加大。我国医学影像数据的年增长率约为 30%，而放射科医师数量的年增长率只有 4.1%，这意味着放射科医师在未来处理影像数据的压力会越来越大。

数据来源于医院内部的服务器，在利用"全局信息去加强局部的分割效果"对血管组织进行提取和分割的基础上，建立冠脉 CTA 智能辅助诊断系统，对冠脉 CTA 影像进行智能图像后处理。

目前，科室所用的冠脉 CTA 检查数据均在冠脉 CTA 智能辅助诊断系统上进行处理。该系统覆盖冠脉 CTA 业务全流程，对血管斑块进行智能检出、针对斑块性质进行分析，精准计算管腔狭窄程度，并且自动识别目标血管的钙化积分值，一键生成结构化报告，影像诊断时间从 30 分钟缩短为 3 分钟，提高了工作效率和诊断准确性。

未来，将利用人工智能技术的优势，继续增加人工智能诊断的部位，完善头颈部血管的辅助诊断系统，构建心脑血管疾病智能辅助诊断系统，实现心脑同治理念的广泛推广与应用。

人工智能高发结节管理中心

主要完成单位

北京天坛普华医院、浙江医准智能科技有限公司

案例主要内容

近年来，我国肿瘤发病率逐年上升。肿瘤早期发现、早期治疗对肿瘤管理至关重要。准确发现结节并对其进行良恶性判断是对肿瘤早期筛查提出的要求。北京天坛普华医院引进医准智能"智在全能——影像智能化全面解决方案"，建立高发结节管理中心，赋能多种影像设备与应用场景，一站式体验高发结节人工智能筛诊疗服务，尤其在高发结节早期筛查及健康管理中起到重要作用。

"智在全能——影像智能化全面解决方案"依托软硬件一体化平台，围绕医学影像多个应用场景，为医生提供全面、综合性解决方案；从技术与产品两个方向出发，全面支撑影像数据分析处理能力，并对影像质控、辅助诊断、科研产出、教育培训等多个应用场景进行全面智能化赋能。

"智在全能——影像智能化全面解决方案"助力北京天坛普华医院建立高发结节管理中心，应用在日常影像分析、高发结节风险评估、患者结节筛查中，精准高效地分析评估并出具健康风险评估报告。相较于传统影像检查，它将检查时间与报告输出时间缩短约 50%，缩短患者就医时间，也让医生得以为更多患者服务。未来，医院将结节风险评估中的筛、诊、疗进行整合规划，为患者进行结节风险评估的全周期管理，带动多科室发展。

基于人工智能的胸部 X 线片质量控制管理的探索与实践

主要完成单位

徐州医科大学附属医院

案例主要内容

建立一个全面的计算机辅助摄片系统平台，该技术可应用于摄片过程，有对技师进行提示及教学的功能，从源头提高摄片质量；也可应用于放射科科室管理，实时监测摄片质量，为科室精细管理、科室绩效、人员管理提供依据。该平台有助于实现各医院之间、医联体间 DR 胸片影像检查结果互认，保证胸部 X 线影像图像的质量。

在医院平台建设的基础上，利用影像数据中心统一抽取符合要求的胸部

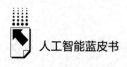

X线正位脱敏影像，标注后利用深度学习 ResNet 分类模型和 Faster R-CNN 模型进行算法训练。

服务于医院 PACS 系统，在胸片 X 线正位阅片中进行图像异物提醒，对识别出异物的影像，直接归类至乙类及以下等级。针对质控标准点根据深度学习模型判断的结果进行赋值，建立质控标准评分表，实现影像的质量评级。

项目实施后，将大幅提升医院影像科影像质控水平，以满足淮海地区各级各类医疗机构影像质量智能评控需求。为淮海地区数百万家庭进行疾病早期筛查和后续开展精准的疾病辅助诊断提供高质量影像数据支持与平台保障。

肝病智能辅助诊断平台

主要完成单位

十堰市太和医院

案例主要内容

针对肝病人群规模巨大、临床诊断耗时、致病风险较大等现状，十堰市太和医院研发了一套医学影像智能诊断系统，搭建了集医学影像与临床数据于一体的肝病智能诊断平台。

在临床数据方面，该项目构建了包含 13.9 万名肝病患者的全量临床诊疗数据的结构化专病库，包括检验、检查、病理、病史、用药等 1000 多个字段。累计收集、处理、标注 1.17 万名肝病患者共 120 多万例影像，其中肝脏 97.6 万张、病灶 23.9 万张。基于此，设计了肝脏、病灶、血管等一系列图像智能分割算法，肝脏和病灶分割准确度高达 99.1% 和 95.5%。并结合临床报告和病灶分割建立了病灶分类模型，实现肿瘤、囊肿、血管瘤等分类，准确度达 94.7%。

该项目自在太和医院上线以来累计实时分析患者腹部影像 6.85 万例，将每个患者腹部影像平均阅片时间由 12 分钟缩短至 2 分钟以内，同时显著降低漏诊、误诊比例，尤其是平扫影像。在医疗数据应用方面，形成肝脏专病数据库，目前该数据库的质量和数量在国内领先。

该项目既能大大提高三级医院影像科医生的阅片效率和阅片质量，又能惠及广大基层医疗机构，还可开展肝癌早筛和早诊，惠及民生并践行健康中国战略。

河北省儿童医院智能三维重建技术平台项目

主要完成单位

河北省儿童医院、河北卓影医疗科技有限责任公司

案例主要内容

河北省儿童医院智能三维重建技术平台的建设有助于提高外科手术的智能化、精准化、可视化水平，实现对影像数据的三维重建、分析、显示和打印，为外科手术提供更加直观、全面、高效的辅助工具。

该平台基于 DICOM 协议，实现与 CT、MR 等影像设备以及影像归档和通信系统（Picture Archiving and Communication System，PACS）的数据交换与共享，保证数据的完整性和安全性；基于人工智能算法，实现对影像数据的自动化分割、提取、重建等功能；基于混合现实技术，实现对三维重建模型的高清显示、交互操作、场景编辑；基于 3D 打印技术，实现对三维重建模型的快速打印和制作；基于云计算技术，实现对影像数据和三维重建模型的远程存储、管理、调用等功能。

该平台取得如下成效：降低了手术风险，提高了手术效果，缩短了手术时间和康复时间；增强了医患沟通和信任，提升了患者满意度；提高了医学教育教学水平，树立了临床教学品牌，推动了医学前沿技术的传播和普及。

该项目的推广前景：塑造品牌形象，开展科普活动，拓展市场渠道，建立用户社群。

人工智能辅助诊断技术在宫颈液基细胞学
检查中的应用

主要完成单位

深圳市宝安区人民医院

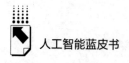

案例主要内容

利用人工智能辅助诊断技术进行宫颈疾病检查，提升诊断准确性及诊断效率。医院引进锟元方青宫颈液基细胞学人工智能辅助诊断系统进行宫颈液基细胞学样本的初筛与质控，通过人工智能辅助分析、质控、采图、判读等流程实现样本诊断自动化、智能化。

在引进系统前，报告签发模式为医生在显微镜下进行复核诊断，每例样本需花费 2~3 分钟时间进行诊断并手动签发诊断报告。引进系统后，医生只需在系统分析判读的基础上进行可疑病变细胞的复核诊断，同时在系统上实现样本报告的一键复核签发，极大地提高了病理医生的诊断效率。

该系统在科室应用的 3 年时间，累计完成宫颈液基细胞学样本分析64658 例，敏感性为 100%，特异性为 85%，报告签发时效缩短至 24 小时内，质控合格率达 100%。该系统的应用极大地提升了癌及感染类疾病的检出率，性能全国领先。相关研究成果《人工智能辅助诊断在宫颈液基薄层细胞学中的应用》发表在《中华病理学杂志》。

未来，深圳市宝安区人民医院将进行更全面的突破性人工智能项目建设，除宫颈癌筛查外，在男性泌尿系统无创筛查，以及发病率上升的甲状腺、呼吸道、胸腹水等项目上进行智能化研究和建设，使深圳市宝安区人民医院病理科在数字化和智能化建设上达到全国领先水平。

股骨转子间骨折辅助诊断系统

主要完成单位

中国人民解放军陆军特色医学中心、重庆德方信息技术有限公司

案例主要内容

股骨转子间骨折分型复杂，不同亚型采用不同的手术方式，不同亚组提示不同的术中风险程度，因此准确的分型对股骨转子间骨折手术的选择十分重要。但传统的人工分型方法，易受工作经验、疲劳程度等因素影响，医生较难把握。辅助影像科、骨科、创伤科医生应提高其对股骨转子间骨折亚型

定位分类识别的准确度。读取转子间骨折X线影像,经图像算法分析后,对影像中的转子间骨折进行识别、标记、统计,辅助医生对转子间骨折进行分析,得到分型结果、手术建议和风险提示,出具分析报告。

采用深度学习神经网络实现转子间骨折AO/OTA亚型及亚组的自动识别,提高医生特别是经验较少的低年资医生的分型准确率。训练数据包含2017~2023年股骨转子间骨折病例1000余例,X线影像数据删除了病人以及医院信息。采用YOLOX目标识别网络对股骨转子间骨折亚型进行识别,用Swin-Transformer网络替换YOLOX目标识别网络的骨架网络,在亚组识别上获得了较好的识别效果,平均精准率(mAP)达92%。

人机对比试验结果显示,股骨转子间骨折智能分型识别模型可提升低年资医生分型准确率,达到与高年资医生组相当的分型准确率。开发了移动端转子间骨折X线影像数据的AO/OTA分型小程序和电脑端转子间骨折辅助诊断系统软件。

未来,通过将研究成果转化为医疗器械软件的方式,进行产品化和推广应用。设计针对转子间骨折诊断的多模态诊断模型,分析病人的多模态数据,形成更精准的个性化诊疗方案。

影像云医学影像智能质控系统

主要完成单位

安徽影联云享医疗科技有限公司

案例主要内容

应用场景与解决的实际问题有以下几点。影像质控中心质控检查:智能质控系统可以让各级影像质控中心的影像质控检查更加高效,同时使检查结果更加客观准确。数字影像服务结果互认:图像和报告质量是检查结果能否互认的重要参考,智能质控系统可用于结果互认的规范管理。医院影像科室日常质控:智能质控系统可大幅提升医院影像科室质控工作效率,全面提升科室的管理能力和管理水平。

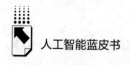
从大容量、高质量、丰富度高的医学影像标准化数据库（X线、CT、MR）中获取脱敏后的医学影像数据。根据安徽省影像质控评审规范，参考《放射科管理规范与质控标准》制定图像质控标准。

主要算法：基于图像分类与图像回归算法分别对医学影像检查项目分类、影像拍摄质量和图像清晰度三个方面进行质控。基于自然语言处理技术对报告准确性和错别字进行质控。

目前，该系统已应用于10个医学影像检查项目的质控，覆盖超过1000家医院，并在安徽省开展了多次质控检查。未来，质控范围将得到拓展，从检查后质控转变为检查过程中质控，以实现更高效、精确的医疗影像质控。

语音语义类

基层公共卫生智能语音服务机器人

主要完成单位

卫健智能（深圳）有限公司、深圳市疾病预防控制中心、南京市疾病预防控制中心、深圳市南山区医疗集团总部、深圳市龙岗区卫生健康局、深圳市龙华区卫生健康局

案例主要内容

应用场景主要有三类：一是国家基本公共卫生服务采用智能语音服务机器人，对服务的真实性、知晓率和满意度进行调查。二是采用智能语音服务机器人对重点人群（高血压、糖尿病患者）进行随访与问题采集。三是智能语音服务机器人完成重点人群服务通知与预约、回复居民日常问题和转接人工服务。

引入数据指纹标签算法，采用数据修正模型评估预测算法，实现修改数据的分域划分，实现增量数据的同步高效运行。智能语音服务机器人能够自主更新基层公共卫生服务数据模型，实现对基层公共卫生服务智能语音场景的健康画像；以健康画像和历史服务数据为基础，采用生成式人工智能服

务，通过TTS（文本转语音）合成符合电话呼叫的语音，从而实现与重点人群的流畅性问答交互；基于BERT的分类识别算法，通过构建高耦合问题相似度高回答双向模型算法，调整优化参数，以提高算法的准确率。

该项目构建了公卫服务的真实性、知晓率、满意度和服务通知场景等服务健康画像，2023年服务600余万人次。智能语音服务机器人基于个体的健康画像和健康数据，提供个性化的健康管理建议和服务，帮助用户更好地管理和预防慢性病等健康问题，促进健康行为的形成和改善。

利用AI智能语音回访开展满意度调查

主要完成单位

福建医科大学附属第一医院、福建医咛科技有限公司

案例主要内容

针对人工调查模式受调查样本量限制、调查样本同质化、易受调查人员情绪影响、存在人力资源浪费等问题，福建医科大学附属第一医院于2020年4月开始采用AI智能语音回访服务代替人工开展患者出院满意度调查。

该服务后台系统利用云端AI大脑实现人工智能语音相关的ASR（自动语音识别）、TTS（文本转语音）、NLP（自然语言处理）等业务；采用边缘计算方法，将人工智能计算放入本地服务器，使计算可以直接在设备侧进行，提升智能响应速度；采用云端AI大脑与本地医院数据库相结合的方式，将数据保留在医院的本地数据库中，最大限度降低敏感数据泄露和非法访问的风险；采用模型训练技术，进一步提升人工智能的功能和用户体验；采用降噪技术，以提供更清晰、准确的语音识别和语音交互体验。

自实施以来，AI智能语音回访服务不断改进，并取得良好效果。数据真实、节省人力、扩大样本量、提高调查准确度，便于医院整改。

未来，AI智能语音回访服务可以依靠人工智能技术，如生成式人工智能（Artificial Intelligence Generated Content，AIGC），形成更灵活、更智能的机器人调查工具，并推动调查触点覆盖就诊全流程。

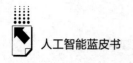

基于病历内涵的 AI 病案自动编码与质控系统研究

主要完成单位

东南大学附属中大医院、麦博（上海）健康科技有限公司

案例主要内容

深化 DRG 医保支付方式改革对医院精细化管理提出了更高要求。将麦博智能病案机器人应用于医院管理层、医生、病案室，可实现病案首页自动生成编码。基于病历内涵一致的病案全量深度质控，可实现数据全流程监控，提升病案质量，帮助医院解决由于病案编码人员短缺和专业度不高导致的病案质量尤其是编码质量和效率低下的问题。

搭建电子病历信息抽取模型、文本多标签分类模型、核心词匹配模型、病历内涵缺陷检测模型及病历内涵质控管理体系，从电子病历文本中识别病理、病因、解剖部位、临床表现、检验检查等疾病诊断相关特征，手术操作、药品、耗材等疾病治疗相关特征，结合病案管理专业要求，实现病案编码机器人自动化和基于病历内涵一致的病案全量深度质控。

系统应用后，病案质量得到有效提升，病案编码准确率提升 10.3 个百分点，达 95.6%，病案首页评分提高 3.5 分，达到 99.7 分，病案室工作效率提升两倍。已获多项发明专利、软件著作权及科技创新奖项。目前，麦博智能病案机器人已落地全国 200 余家医院，为医院科学高效运营提供重要的数字化支撑，精准赋能医院精细化管理，实现可持续高质量发展。

基于 BERT 预训练语言模型的 AI 导诊系统在互联网医院的应用

主要完成单位

武汉市第一医院、清源云信（武汉）科技有限公司

案例内容

武汉市第一医院互联网医院于 2020 年 3 月上线，为确保患者在就诊前快速导诊到符合其疾病症状的科室，避免患者误诊，通过对互联网医院历史预问诊数据进行 AI 模型训练、调试以及模型优化，创新出基于 BERT（Bidirectional Encoder Representation from Transformers）预训练语言模型的 AI 导诊系统，通过智能的人机对话，引导患者就诊。

该 AI 导诊系统选择 BERT 作为预训练语言模型，基于 PyTorch 深度学习框架完成分类器的构建和训练，通过海量数据进行 BERT 模型微调、反复的验证、参数调整，最终完成系统模型的构建。模型训练所用数据来源于武汉市第一医院互联网医院历史预问诊数据，通过对数据的清洗、转换、归一化处理，以及数据集划分形成约 10 万条满足要求的数据，并在系统应用过程中不断优化、扩充训练数据集。通过该 AI 导诊系统，患者只需录入自己的症状及相关诊前信息，AI 引擎就能理解患者病情，判断患者的意图并推荐对症的科室、医生。

自 2023 年 1 月上线以来，该 AI 导诊系统为线上患者导诊 2 万余次，导诊平均准确率保持在 84% 左右，在互联网医院人工客服中导诊问题比 2022 年下降 24%，极大地提升了患者诊前体验，方便患者快速定位就诊科室与医生，为互联网医院节约了人力物力，医院线上服务水平得到有效提升。

基于大模型的医院智能语音平台建设与应用

主要完成单位

首都医科大学附属北京友谊医院、云知声智能科技股份有限公司

案例主要内容

AIGC 智能语音平台开展语音录入、智能语音交互、语音集成、生成式语音交互四大类 9 个细分场景的应用实践。包含门诊电子病历自动生成、医疗文书语音编写、移动语音记事、移动语音查房、智能语音机器人、出院随访语音交互、超声助手、医患服务、手麻三方核查等应用服

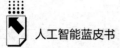

务。解决了医务人员医疗文书编写工作量大、耗时、费力；传统语音录入转写不便；查房记录不完整；门诊及住院区医护人员工作繁重；人工随访效率低、成本高、管理困难；报告内容录入耗时耗力，人员配置冗余；医患沟通成本高、服务响应不及时；手麻过程中纸质表格不便于进行分析管理，手部易污染等问题。

智能语音平台建设以轻量化、平台化、标准化为建设思路，以智能语音、大模型、知识图谱等技术作为底层技术支撑，通过语音识别、语义处理、语义分析等引擎，使平台具有感知、认知、决策和生成的能力，为相关信息系统赋能，促进医疗服务的内容创新和模式革新；辅助医务人员高效开展诊疗和管理工作，同时减少差错；为患者提供简便、快捷、高质的医疗服务，患者就医满意度提升；在一定程度上缓解了医院的运营压力与医疗资源紧缺的情况，提升了医疗质量和医院声誉，获得了较大的社会效益。

苏州市"12320"卫生热线智能助理应用

主要完成单位

苏州市卫生计生统计信息中心、思必驰科技股份有限公司

案例主要内容

苏州市"12320"卫生热线向市民提供"7×24 小时"预约挂号、健康咨询等业务，针对热线业务量大、客服工作重复烦琐、质控能力较弱等问题，综合运用智能语音、自然语言处理、知识图谱和智能问答等人工智能技术，赋能预约挂号、咨询、质控管理等业务，让客服人员从烦琐的录入工作中解放出来，提高服务效率和质量。

该项目基于综合图谱模式的匹配技术、NLP 自然语音处理和语言模型场景化自定制等技术自研了新一代端到端技术，解决了过往端到端语音识别技术只能小规模应用，不能大规模应用的核心问题。将声学模型与语言模型进行联合建模，进一步提升了语音识别准确率，也带来更好的语音识别体验。

苏州市"12320"卫生热线智能化建设符合国家深化医疗卫生体制改革的目标，是推动现行医疗服务模式转型升级的强大支撑。自坐席智能助理系统上线以来，客服人员预约挂号业务平均操作步数减少2.4步；针对质控管理业务，实现质控全覆盖，提高了客服人员工作的效率和质量。智能助理将客服人员从简单重复的工作中解放出来，实现话务工作智能化和自动化。未来还将利用知识挖掘和知识图谱技术，提供全链路知识服务，实现咨询问题与答案的精准匹配，成为导诊人员与患者的贴心好帮手。

智能语音识别技术在医院临床的探索与应用

主要完成单位

上海市东方医院

案例主要内容

利用软硬一体化的专业语音录入设备，在门诊科室等高噪声环境以及医生不便使用键盘录入的场景下（如超声科、口腔科），帮助医护人员节省信息录入时间，将更多的时间用在诊疗过程中，进一步提高诊疗效率。

该技术通过门控机制将主语言模型与医疗语言模型融合，模型在训练中进行动态学习；解码器根据相关解码参数，在通用主语言模型与医疗领域语言模型中进行动态选择，保障了识别效果。

截至2022年7月底，上海市东方医院两院区门诊、住院、影像、超声等科室的智能语音识别系统上线，75台设备的安装培训工作顺利完成。通过运用人工智能语音输入系统，门诊病历书写时间缩短30%以上，大大增加了医患沟通交流的时间，提高患者就医体验和满意度。影像科在影像检查中引入语音识别技术，提高了影像诊断的工作效率，节约了人力成本，累计输入次数由上线初的6271次/月增加至2022年7月的316969次/月。

上海市东方医院预计将在2024年实现全院各场景语音智能输入全覆盖，医疗工作者文字输入效率将提升40%以上。

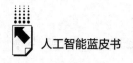
基于人工智能技术构建的数字一体化移动医生工作平台（云医声）

主要完成单位

新疆医科大学附属肿瘤医院、讯飞医疗科技股份有限公司

案例主要内容

为解决患者医疗数据分散在各医疗业务系统、线上线下患者管理割裂的问题，新疆医科大学附属肿瘤医院联合讯飞医疗科技股份有限公司为医生打造了一款基于手机、平板电脑等移动设备，对门诊、住院及互联网医院患者进行一体化管理的移动医生工作平台（云医声）。创新移动查房模式，打破时间、空间上的局限，依托手机真正实现医生随时随地查看患者全景数据、语音查房、移动会诊、高效办公，做到线上线下患者的统一管理。

数字一体化移动医生工作平台（云医声）基于医疗业务场景，结合医务人员实际需求，充分发挥新型技术手段的优势，推动数字化智慧医疗发展，创新诊疗方式。以医生诊疗行为为核心，集智能语音识别技术、自然语言处理技术、大数据分析、云计算于一体，涵盖移动查房、会诊管理、MDT、手术管理、院内 OA、医学指南等多种功能，在医疗服务的每个环节为医生提供智能辅助，真正实现医生基于一端业务系统对门诊、住院、出院患者进行一体化移动管理，全面提升医务人员在诊前、诊中、诊后多个业务场景下的工作效能，让每个医务工作者拥有一个医学 AI 助手。

依托数字一体化移动医生工作平台（云医声），医院无纸化进程加快，实现医生端"四化"应用，即日常办公智能化、医嘱录入语音化、信息获取便捷化、会诊管理移动化。截至 2023 年 7 月，数字一体化移动医生工作平台（云医声）已上线 35 个科室，总使用人数为 671 人，活跃人数为 409人，活跃率为 61%，成为医生手机上活跃度仅次于微信的工作 App。

电子病历语音助手助力基层诊疗效率提升

主要完成单位

隆化县卫生健康局、北京百度网讯科技有限公司

案例主要内容

隆化县卫生健康局为明确基层医疗机构的病历书写规范，避免病历雷同，提高病历书写效率，逐步解决病历信息中个人信息缺失、病历内容前后不一致等问题，引入电子病历语音助手。

电子病历语音助手应用智能语音技术，将医生口述内容转写成准确度高、格式规范的病历，变键盘输入为语音输入，通过语音识别辅助医生快速完成病历书写工作，让医生摒弃固定的模板，提高病历质量和书写效率，助力基层医生提升工作效率。

电子病历语音助手已实现隆化县乡镇卫生院和村卫生室全覆盖。按照"试点先行，保障效果，全面推广"的原则，电子病历语音助手逐步覆盖全县 25 个乡镇卫生院的 350 余个村卫室。在应用过程中，通过对语音模型进行优化，语音识别准确率可达 95% 以上，确保病历书写准确，减轻了基层医生的工作负担，提升了基层医生的工作效率。

人工智能在医疗质量管理中的应用

主要完成单位

福州市第二总医院（福州市第二医院）、新纽科技有限公司

案例主要内容

借助 NLP 技术、数据分析等人工智能手段，结合患者健康、诊疗行为序列数据，探索构建医疗质量管理监测模型，为临床及医务管理者提供医疗行为及质量管理建议。在医疗质量管理领域帮助医务管理者提高医疗服务效率和质量，为患者提供更好的医疗体验。

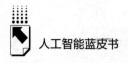

在人工智能应用中，采用"4+2+X"模式打造智能医疗质量管理系统（质脑系统），"4"指 NLP 技术、预测模型、科学计算模型、多模态模型，"2"指病历质量、临床数据库，"X"指多种应用场景及结果输出。

目前，福州市第二总医院（福州市第二医院）将人工智能技术应用于病历质量分析、重点环节监测、基于患者的医疗质量画像等，初步形成患者医疗质量数据库，开展病案指标监测与评价，并与绩效考核挂钩，大大提高医疗质量。在此基础上，福州市第二总医院（福州市第二医院）将不断完善医疗质量数据库，以进一步提高医疗效率及质量。

基于人工智能的医院随访系统设计与实现

主要完成单位

定西市人民医院、讯飞医疗科技股份有限公司

案例主要内容

关于医院随访业务，传统的人工电话互动方式，因其效率低、质量差、人力消耗多、成本高、数据统计分析难、难追溯等，已经不能满足医院的实际随访和医患互动需求。

基于以上现状，依托智能语音、人工智能核心技术，采用智能随访机器人系统，制定医院随访整体方案，创新服务方式，打造人机耦合医患互动服务新模式，通过系统智能批量规范化外呼，开展人机交互，全程语义理解，采集关键数据，完成结构化归档，最终可视化展示交互结果，并全程录音留痕，便于追溯。

定西市人民医院智能随访系统根据不同病种设计专用的随访模板，自动对大批量患者进行随访，并自动汇总形成报表，辅助主管部门进行科学决策，助力医院高质量发展。典型应用场景有出院随访、危急值提醒、通知提示、健康宣教、满意度调查、院内业务咨询等。自 2023 年 3 月上线以来，医院随访系统完成随访 36000 人次，满意度调查 45000 人次。

借助信息化、智能化手段，不断深入分析随访过程中存在的各种问

题，并提出有针对性的解决方案，采取多种方式，持续提升随访工作质量，加强患者全病程跟进，不断提升医院的服务水平，提高患者满意度。

基于大模型及护理知识图谱的护理语音应用

主要完成单位

重庆医科大学附属第一医院、云知声智能科技股份有限公司

案例主要内容

以轻量化、标准化、平台化为建设思路，针对护理工作中 ICU 床旁、移动查房、急诊抢救记录等痛点场景，与院内 HIS、EMR、护理系统等信息系统集成，根据护理工作定制录入模板，结合语音录入、大模型、生成式语音交互等技术，搭建护理知识图谱，实现系统在不同场景下的应用。

为护理文书书写提供专业、系统的指导。帮助护士客观全面地记录和反映患者情况。帮助护士对患者治疗、护理过程进行整体评估。帮助医院更好地管理护理文书、统计医护工作量等，并支持历史文书溯源。同时大力提高护理质量和效率，建立护士人工智能辅助工具。

截至 2023 年 5 月，该系统已在全院上线，并建立全院护理知识库，根据各病区专业生成特有的服务内容和知识图谱。定制全护理文书模板，录入总数超 479 万份，节约时间 3.9 万分钟，录入效率提升 186%，准确率超 97%。

通过不断地优化算法和引擎，系统具备感知、认知、决策和生成的能力，如交互对话、文书生成、方案推荐、个性化服务等，进一步优化智能语音在医疗场景下的应用，促进信息化服务的内容创新和模式革新。

儿科影像智能语音录入诊断系统案例介绍

主要完成单位

广州市妇女儿童医疗中心、讯飞医疗科技股份有限公司

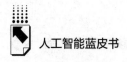

案例主要内容

应用场景主要有儿童专科医院的超声科、放射科日常影像诊断。文字录入便捷性已成为影响医生工作效率、工作体验的重要因素。而且，儿童疾病具有人口基数大、医疗资源匮乏、疾病谱与成人差异大等特点，对影像诊断复核的要求较高。

使用语音云平台为业务应用程序提供多路并发的语音识别、自然语言理解功能，用户可以随时随地获得高质量的语音服务。利用特殊的多阵列麦克风，满足用户在嘈杂的环境中快速转写的需要，基于 AI 能力平台对拾得语音进行实时转录，大大提升专科医院的超声、放射科医生工作效率和医疗文书的规范性。

研发智能语音助理设备，包括智能鼠标、台式麦克风、领夹式麦克风等硬件。语音云平台具备多路并发的语音识别、自然语言理解功能。针对儿童医院超声、放射两个科室进行文本建模，通过清洗、分类、检索等处理，使定制语音模型覆盖两个科室常用的病症、检查方法、影像表现、专业术语及简说等关键信息。通过自然语言处理和行业文本大数据分析技术，持续提升词汇识别准确率。

医学智能语音技术的应用

主要完成单位

西安交通大学医学院第一附属医院网络信息部、影像科、门诊部，科大讯飞股份有限公司

案例主要内容

西安交通大学医学院第一附属医院影像科医生在操作影像阅读器时，一边将视线范围的影像输入大脑，一边整理头绪，构思整体报告。此时为医生提供语音录入工具，可以让医生摆脱键盘的束缚，快速输入从异常影像中获取的信息。

智能语言技术主要使用医患多口音自适应技术、医疗超大规模融合语言

模型、医疗科室场景小包定制模型，同时医疗场景专业性强，需开展领域词典、规则库等文本数据采集和资源建设工作。

目前，西安交通大学医学院第一附属医院在影像科、特需门诊、中医科、皮肤科、内分泌科、肝胆外科部署 52 台医疗阵列麦克风，累计设备调用语音识别服务 3.46 万次，总输入字数达 79.24 万字，总录音时间达 238 小时，科室场景字的平均准确率已达 96% 以上，整体病历书写效率提升 50% 以上。未来智能语音技术可充分应用于诊前、诊中、诊后各环节，包括智能导诊、病史采集、智能语音录入、外呼随访等。

医疗人工智能语音助力全民健康管理

主要完成单位

福建省三明市沙县区总医院、福建医咛科技有限公司

案例主要内容

自 2017 年组建以来，福建省三明市沙县区总医院就把重点人群的健康管理工作纳入医院的重点任务。而传统的健康管理模式仅依靠人工电话抽查孕产妇、儿童、慢病患者等重点人群，监管数量、监管质量和常态化机制存在一定问题。

利用云端人工智能大脑实现人工智能语音相关的 ASR、TTS、NLP 等业务；采用云端人工智能大脑与本地医院数据库相结合的方式，将数据保留在医院的本地数据库中，最大限度降低敏感数据泄露和非法访问的风险；采用模型训练和降噪技术，进一步提升人工智能的功能和用户体验。

自 2021 年底，引入人工智能机器人对重点人群开展真实性核查、通知（体检、疫苗接种）、服务满意度调查等健康管理服务，累计核查、通知 20 万人次，接通 16 万人次。常态化的核查工作由机器人完成，核查数据更加客观、真实反应分院的工作情况；录音回听功能可让分院精准定位，找出不足；增加抽查数量，确保服务监督无死角，完善医院健康管理监管机制；同时，将人工智能机器人应用于体检、疫苗接种等通知的发布工作，并且话术

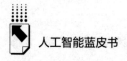

统一、内容清晰、语气温和，拉近了医患距离，助力医院当好群众健康的"守门人"。

应用人工智能技术完善智慧就医服务

主要完成单位

上海交通大学医学院附属新华医院、上海商汤智能科技有限公司

案例主要内容

上海交通大学医学院附属新华医院（以下简称"新华医院"）建设了覆盖全院、全方位服务患者的智慧就医平台。利用大语言模型、数字孪生、元宇宙等技术，实现门诊环节全流程智能化。目前，该平台已服务十余万名患者，显著提升患者就医体验。

在传统的就诊流程中，患者常常面临无法准确找到就诊科室、院内"寻路难"、排队时间过长等难题，导致其在院内长时间逗留，严重影响患者的就医体验。

新华医院打造的智慧就医平台基于大语言模型，通过智能导诊功能为患者推荐对应科室，并在患者排队等候期间借助智能问答系统提前收集患者病情信息，实现高精度预问诊。同时，平台基于前沿的数字孪生和元宇宙技术，推出 AR 导航功能，为患者推送实时定位、诊室位置等信息，实时规划最优就诊路径。针对诊后随访环节，平台搭载的智能随访助手，通过智能语音问答高效采集患者就诊信息，评估高风险因素，引导患者科学服药，智能提示随访计划，帮助医生高效跟踪患者情况。

未来，新华医院拟打造数字孪生元宇宙医院，提高医院服务效能。同时，针对儿童就诊的差异化特点，拟推出儿科就医流程智能规划和儿童诊前咨询、诊中预问诊、诊后随访等服务，优化儿童就诊体验。此外，医院还计划通过人工智能技术实现儿童主动健康管理与干预。

综合类

合肥市传染病防控智慧化预警多点触发系统

主要完成单位

合肥市卫生健康委员会、合肥市疾控中心、讯飞医疗信息技术有限公司

案例主要内容

现行的传染病监测预警系统是基于对临床确诊病例数据的分析，且仅对已纳入法定报告管理的上报传染病出现聚集性"苗头"进行预警，对新发和突发传染病的监测预警能力有限，难以满足传染病防控工作的需要。合肥市传染病防控智慧化预警多点触发系统旨在利用人工智能技术提升传染病和突发公共卫生事件早期监测预警能力，助力疾控工作高质量发展。

该系统利用人工智能技术与大数据分析技术，构建了一套可用于对症候群、传染病的异常聚集进行早期预警的深度学习模型。主要算法包括空间扫描、空间相关、空间聚类，结合多种控制图、时序的方差残差、长短期记忆网络（Long Short-Term Memory Net，LSTM）等的异常分析集成学习模型，以及针对多渠道监测数据进行风险研判分析的 CDCNET 专属深度学习网络模型。数据覆盖合肥市基层医疗机构、公立医院、学校、实验室、药店等重点场所监测网络，并整合交通、海关、民政、市场监督、司法、邮政、文旅、农业农村等多部门监测数据。

该系统在实际应用中表现出较高的预警时效性和准确性。新冠疫情期间，它提供决策支持，预测疫情峰值拐点与持续时间，助力政府科学有效防控疫情。支原体感染流行期间，它对多种呼吸道疾病感染如支原体感染实现早期预警。未来，将继续优化算法并拓展数据来源渠道，以提高系统的泛化能力，并为我国的疾控高质量发展贡献力量。

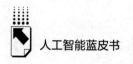

慢性肾脏病智能化自主筛查与管理套件

主要完成单位

浙江省北大信息技术高等研究院、北京大学健康医疗大数据国家研究院

案例主要内容

慢性肾脏病智能化自主筛查与管理套件适用于我国一般人群的慢性肾脏病（Chronic Kidney Disease，CKD）自主筛查与健康管理，主要解决以下实际问题。一是我国慢性肾脏病发生率高、致残率高、医疗花费高、知晓率低，亟须在人群层面加强合理防治。二是传统尿液检测方式难以满足目前慢性肾脏病管理需要。三是尚缺乏面向我国人群慢性肾脏病早期筛查与管理的定制化自我健康管理工具或解决方案。

本套件包含图像轮廓检测与模式识别算法、尿液试纸颜色校正算法、尿液分析三维色彩空间插值算法等主要算法，数据来源于患者尿检后的试纸图片。基于自主研发的前沿人工智能技术，对患者上传至软件的尿液试纸图片进行图像识别，可不受环境因素干扰实时完成试纸数据高效、准确的采集、识别与分析，并自动生成健康报告。

目前，本套件产品已与拜耳中国、北京大学第一医院等多家企业、医疗机构达成深度合作，在北京、宁波、昆明等地开展试点应用。本套件已获批2项软件著作权，申请4项发明专利，发表1篇中文核心论文，荣获3项国家级奖项。本套件可提升一般人群对慢性肾脏病的知晓率与认识情况，提升基层卫生管理效率，推动个体—社区—医院全流程一体化的慢性肾脏病管理模式发展，对我国慢性肾脏疾病的全方位管理与肾脏专科分级诊疗体制的完善意义重大。

面向临床决策支持的胃癌肿瘤知识图谱构建与应用

主要完成单位

广州医科大学附属第二医院、北京嘉和海森健康科技有限公司

案例主要内容

根据胃癌患者病情评估与诊疗决策，结合肿瘤专家临床实践、循证医学证据和临床诊疗指南，构建面向临床决策支持的胃癌肿瘤知识图谱，基于知识图谱的肿瘤临床分期和诊疗决策 AI 算法，嵌入 CDSS 系统实现临床应用。将临床数据中心、临床医学知识库、临床诊疗指南作为数据基础，经过自然语言处理、数据清洗归一、机器学习、知识建模，得到循证医学最佳实践库和肿瘤医学知识图谱。通过病历多层次医疗术语抽取，以极细的颗粒度，对症状、体征、治疗手段等实体进行提取，提供数据支撑；肿瘤医学知识图谱构建数据来自医院肿瘤病例和医学专著，非结构化数据来自实体，基于 ICD-10、SNOMED-CT、ICD-O-3 进行标准化处理；依据 AJCC 恶性肿瘤 TNM 分期标准，构建肿瘤辅助分期算法，提供临床分期、病理分期和新辅助治疗后分期等支持；开发 32 条决策路径和 58 个关键决策节点的胃癌临床诊疗决策推荐算法，内容涵盖胃癌综合治疗、手术治疗、新辅助治疗等；CDSS 系统实现电子病历集成与实时数据传输，提供诊断分期、治疗方案推荐等临床应用。案例完成包括胃癌在内的 16 种常见恶性肿瘤 TNM 分期算法开发，日均触发统计约 99 次，大大提高了临床医生肿瘤分期和患者病情评估的工作效率，促进了肿瘤诊疗决策的规范化。

IPA 人工智能辅助诊断系统

主要完成单位

南方医科大学珠江医院

案例主要内容

近年来，广谱抗生素的广泛使用等多种因素使肺部真菌感染率呈现快速增长的趋势。其中，侵袭性肺曲霉菌病（Invasive Pulmonary Aspergillosis，IPA）最为常见，且对患者造成严重损害，甚至危及其生命。有研究显示，在新冠肺炎患者中出现并发 IPA 者，其比例高达 17.9%；在 ICU 患者中 IPA 死亡率为 46%~72%；此外，IPA 的漏诊率超过 50%。IPA 已成为重症患者

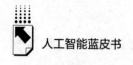

的"隐形杀手"。

病理学检查是诊断 IPA 的"金标准",但该方法实施不便且会造成创伤。现有其他检测方法如病原学检查、循环代谢产物检查等,都具有很大的局限性,其正确诊断率等指标也无法满足临床要求。针对 IPA 发病率高、致死率高、检出率低、准确率低的特点,本项目结合现有的生化、影像等检验检查方法,利用深度学习等人工智能技术手段,构建了一个专门用于 IPA 疾病的辅助诊断模型,实现了快速、准确诊断 IPA。

IPA 人工智能辅助诊断系统由 4 家大型三甲医院的技术专家与临床专家合作研发,在国际上首次提出 IPA 人工智能辅助诊断模型并首次实现 IPA 无创诊断准确率超过 90%,实际准确率高达 95%。项目研究成果发表于国际真菌病权威杂志 Mycoses。可以预见,在该项技术广泛应用于临床后,可及早无创检出 IPA 并进行临床干预,从而挽救更多病人的生命,造福广大患者。同时,该项技术进行产品转化后,市场价值较大。

神经外科元宇宙辅助手术技术应用

主要完成单位

复旦大学附属华山医院、上海涞秋医疗科技有限责任公司、中国联合网络通信有限公司上海市分公司

案例主要内容

神经外科是高风险、高技术难度的学科,术中导航是基本需求之一。但现有大型导航设备费用高昂、操作专业性强,难以大规模下沉基层。广大基层医院如何在术前、术中快速获得大型三甲医院的指导,并将其转化为术中可用的图像引导方案,对提高基层医院的手术服务能级和促进同质化诊疗有积极意义。

通过对医院的脑部薄层 Dicom 数据(如 CT、CTA、MRI)进行处理,使用基于 Transformer 框架的深度学习算法得到感兴趣区域的分割掩码,并根据不同掩码高效自动重建三维模型。模型将通过高性能算力网络云平台与

混合现实设备进行远程数据传输以及实时渲染，呈现高精度全息影像，并在术中通过 SLAM 算法进行高效配准定位。

本案例已在包括复旦大学附属华山医院在内的多家医院开展应用，已初步构建以国家神经疾病医学中心（华山）为示范中心，国家区域医疗中心为节点，覆盖联盟基层县市级医院的应用体系，可减少手术时间和并发症。未来，技术上将迭代升级为更智能的建模算法、更高效的云算力集成平台和更先进的配准技术，从而更好地为广大医疗资源有限的基层地区赋能，给予医生"透视眼"，提升其手术能力。

5G 多模 VR 智能机器人

主要完成单位

深圳大学附属华南医院、深圳市桓健科技有限公司

案例主要内容

针对的实际问题：一是急诊远程查房、多学科会诊，针对查房、会诊不便的问题。二是智能语音客户引导、翻译，针对不同国家（地区）的患者沟通过程中会出现的语言障碍、导航障碍等问题。三是急诊送药，针对医院人手不足或易感染区域不便人工送药的问题。四是现场环境消毒，针对医院人力资源紧张和易感染区域容易增加二次交叉感染风险的问题。五是远程巡检监控管理，针对监控急诊室病人的各项参数需要耗费大量医疗资源的问题。六是安全管控辅助，针对安保人员未能及时发现医院安全隐患的情况。

技术方案：医疗多模态生物参数融合，AI 自动寻址避障和识别控制技术，HRTC 超低延迟（端到端的时延低于 400ms）通信，5G 通信技术，"消毒+送药"集成。

数据库来源：一是医疗知识库，收录各类疾病、症状、用药信息等医学知识；二是患者信息数据库，存储患者的个人信息、病历数据、健康档案等。

主要算法：多模态融合算法、深度视觉导航算法、自研即时通信算法、

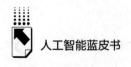

自然语言处理算法。

目前，5G 多模 VR 智能机器人已在深圳大学附属华南医院急诊科应用。它能够提高医疗效率，提供高质量的医疗服务，增强远程医疗能力，改善医疗安全和卫生环境，提升患者的就诊体验。这些成效将有助于提升急诊科的整体效能和医疗质量。

未来，智能机器人在医疗场景中的应用将更加普遍，在医院和其他医疗机构中发挥重要作用，提供更高效、便捷和安全的医疗服务。

中西医结合标准化临床辅助决策支持系统（IM-CDSS）

主要完成单位

北京中医药大学、中国科学院微电子研究所、北京北中安济医疗科技有限公司、中科芯创医疗科技（成都）有限公司

案例主要内容

中西医结合标准化临床辅助决策支持系统（IM-CDSS）旨在为基层医疗工作者在临床诊疗中即时提供精准可靠的中西医结合知识，辅助医生做出最佳辨证诊断、优化中西医结合治疗方案、改善预后。

此系统有三大核心技术创新点：一是将中医的辨证论治与西医标准化诊疗相结合，二是集合名老中医经验与循证医学数据库，三是引入客观的中医四诊信息采集系统。

陆军总医院第一门诊部中医脉诊室曾使用设备对 120 例临床患者进行脉象对比试验，对产品脉诊模块的有效性、安全性、稳定性等进行评价，评价内容主要包括脉诊的准确性和一致性。与临床专家脉诊结果进行对比，产品对溢脉的诊断正确率超过 80%，对聚脉、紊脉、韧脉的诊断正确率均超过 90%，说明该产品对溢脉、聚脉、紊脉、韧脉的诊断均有较高的准确率。前后两次诊断结果之间的符合率超过 90%，说明该产品具备较好的一致性。

基层医疗机构中药饮片收入同比增长 15%~20%，中医适宜技术收入同比增长 40%~50%，门诊中药处方比例提升至 65%，中药饮片使用率提升至 40%，中医适宜技术使用率提升至 80%，中医参与率接近 100%。

通用医疗智慧医院—智能语音助理项目

主要完成单位

通用技术集团医疗健康有限公司

案例主要内容

为将人工智能技术与医院实际业务创新相结合，通用技术集团医疗健康有限公司（以下简称"通用医疗"）统筹开展智慧医院—智能语音助理项目。

"超声语音助理"将超声检查报告双人协同的工作模式变为单人语音操控，实现医生边检查边进行报告录入，提高了医生报告录入效率；同时，通过超声报告质检功能保障报告质量，使医生更专注于对患者的医疗服务。

"智能语音随访"自动、批量完成患者随访工作，节省医务人员工作量，提升诊后随访服务的覆盖率，使更多患者获取随访关怀和健康指导服务；同时高效收集患者康复数据，帮助医生实现精细化科研。

项目将医疗 AI 语音能力中台构建于通用医疗云平台上，与医院内部 HIS、PACs 系统对接，使医院具备语音识别、语音合成、自然语言理解等能力。

自系统上线以来，受到广大医生的一致好评，科室医生对系统使用有效性、流畅度、便捷性给予高度肯定。

超声智能语音助理系统解决了在医务人员短缺的情况下超声检查工作困难的情况，同时有效提高了报告的规范化程度，成为医生的"好助理"。

智能语音外呼系统面向患者提供健康宣教、康复指导、满意度调查、预约提醒等智能语音外呼服务，针对科室提供临床随访、科研随访、慢病随访等语音随访功能，有效减轻医务人员的工作负担，提升患者满意度。

通用医疗将深入探索人工智能技术在临床诊疗过程中的应用，持续为医疗工作及患者服务提供强有力的支撑。

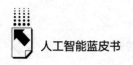

智能计算支撑下的住院患者风险评估项目

主要完成单位

天津市海河医院、国家超级计算天津中心

案例主要内容

住院患者安全是医疗管理的重中之重。面对患者安全的全程全方位的质量控制要求，传统手段显得烦琐且容易遗漏，因此，通过智能化手段实现"住院患者安全风险评估"的全流程管理非常必要。

住院患者风险评估项目通过细化评分和对电子文书进行结构化处理，提高了评分的合理性，使智能计算结果更加精准。利用大规模多源异构数据融合技术，实现医疗数据的高效查询和分析处理，为后续评估提供标准化数据。利用多模式匹配算法和文本语义分析技术增强对电子病历等文本信息的处理能力，提取关键信息。将逻辑回归风险评估模型作为核心组件，通过智能化手段计算患者各项评分，并进行分析和风险分层，使医务人员及时采取预防措施。业务流交互引擎技术通过可视化建模引擎，将整个流程划分为多个活动，保障各环节的有效执行。

在实际应用中，项目取得显著成效。通过智能计算技术，对住院患者评分进行自动、动态处理。在临床评估应用中，智能计算组与传统计算组的评分一致性较高，而且智能计算组的计算速度更快。

未来，我们将进一步优化算法，提高系统的智能化水平，结合更多医疗数据和信息，扩大应用范围，提供更全面的患者安全管理服务。

基于 AI 智能分析技术的省级妇幼保健机构绩效考核管理

主要完成单位

浙江大学医学院附属妇产科医院、弘扬软件股份有限公司

案例主要内容

为科学开展全省妇幼保健机构绩效考核评估工作，推进妇幼保健机构持续健康发展，2021年在浙江省卫生健康委员会的指导下，由浙江大学医学院附属妇产科医院领衔，弘扬软件股份有限公司参与的浙江省妇幼保健机构绩效考核管理平台建设项目启动。

该平台面向妇幼健康服务机构和管理机构，集妇幼机构备案、数据上报、质量控制、综合分析、结果反馈于一体，涵盖辖区管理、服务提供、运行效率、可持续发展、满意度评价多维度，通过搭建智能化规则引擎，实现系统自动检验定量数据的逻辑性、完整性；采用自然语言处理、语义分析、知识图谱等人工智能技术，实现定性文本结构化、佐证图文材料智能稽查；采用省级共享妇幼年报、病案首页数据，结合机构填报数据，运用回归模型、随机森林、聚类分析等算法，构建妇幼保健机构绩效考核分级评估模型，实现"一键"输出质量控制结果和考核评估结果。

迄今为止，浙江省100家妇幼保健机构全面应用该平台进行数据填报、质量审核，并协助机构进行运营管理。行政管理机构基于该平台，实现"成绩单"全流程闭环管理，赋能全省妇幼保健机构绩效考核高效、高质完成。拟持续优化模块功能，开发文档存储、质控记录和专家在线评分功能，推动机构常规监测、动态评估，实现精细化管理。

人工智能在慢性肾脏病患者全病程管理中的应用

主要完成单位

陆军军医大学第一附属医院、重庆肾尚科技有限公司

案例主要内容

慢性肾脏病（Chronic Kidney Disease，CKD）是各种原因引起的慢性肾脏结构和功能障碍疾病，具有复杂的亚专业分型、分期、多学科交叉、个体差异等特点，为有效地对病情进行管控，陆军军医大学第一附属医院采用肾尚慢性肾病智能管理系统对CKD患者实施"一人一案"全病程管理。

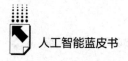

肾尚慢性肾病管理系统具有多模态多组学深度学习能力，具备早期识别预警、智能辅助制定临床决策、无监督学习自动生成远程随访方案等功能。该系统依托互联网、移动通信技术、云计算、大数据、移动智能终端等关键技术和设备，打破时间与空间限制，实时采集个人健康数据并传输到医院电脑端，通过数据实时监测与分析，为患者提供健康指导、健康评估、预防干预、远程诊疗等个性化便捷健康管理服务。这个过程中主要运用的算法模型：基于逻辑回归的 CKD 判别模型、基于聚类分析算法的治疗建议生成。

取得成效：一是实现快捷有效的 CKD 患者全病程管理。截至 2023 年 12 月，管理 CKD1-5 期非透析患者 8221 人次、腹膜透析患者 286 人次、肾移植术后 390 人次、尿毒症动静脉内瘘患者 626 人次，共完成 28812 人次咨询，累计推送目标计划书 8806 人次，在线健康宣教 42445 人次。二是提升了医院的社会影响力。国内 40 余家单位莅临本院考察学习，影响力辐射至四川、贵州、福建、江苏、湖北、湖南、云南、山东、浙江、广东等地。三是科研产出值增加。在使用"AI+CKD"管理的基础上，成果申报国家级、省部级课题 7 项，发表文章 20 余篇。

未来发展规划：一是建立"AI+CKD"管理示范应用中心，二是成立"AI+CKD"管理大数据合作联盟。

附录二
医疗人工智能企业名录

1. 阿里云计算有限公司

2. 安徽影联云享医疗科技有限公司

3. 北京爱诺斯科技有限公司

4. 北京百度网讯科技有限公司

5. 北京富通智康科技有限公司

6. 北京惠每云科技有限公司

7. 北京粒子跃动科技有限公司

8. 北京人卫智数科技有限公司

9. 北京鑫汇普瑞科技发展有限公司

10. 北京鹰瞳科技发展股份有限公司

11. 北中安济医疗科技有限公司

12. 创业慧康科技股份有限公司

13. 东软集团股份有限公司

14. 广州迈聆信息科技有限公司

15. 海南共同医学研究和试验发展有限公司

16. 杭州聪宝科技有限公司

17. 杭州华卓信息科技有限公司

18. 杭州健培科技有限公司

19. 杭州数智医济医疗科技有限公司

20. 好心情健康产业集团有限公司

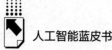

21. 河南瀚金健康管理有限公司

22. 慧影医疗科技（北京）股份有限公司

23. 联通（广东）产业互联网有限公司

24. 联众智慧科技股份有限公司

25. 脉景（杭州）健康管理有限公司

26. 宁波江丰生物信息技术有限公司

27. 深圳达实旗云健康科技有限公司

28. 清源云信（武汉）科技有限公司

29. 清之芷（杭州）互联网有限公司

30. 山东泽普医疗科技有限公司

31. 上海米健信息技术有限公司

32. 上海瑞柯恩激光技术有限公司

33. 上海森亿医疗科技有限公司

34. 上海商汤善萃医疗科技有限公司

35. 数坤科技股份有限公司

36. 思必驰科技股份有限公司

37. 四川乐恩乐达信息技术有限公司

38. 四川美康医药软件研究开发股份有限公司

39. 推想医疗科技股份有限公司

40. 卫宁健康科技集团股份有限公司

41. 无锡智臻医疗有限公司

42. 讯飞医疗科技股份有限公司

43. 医渡云（北京）技术有限公司

44. 医惠科技有限公司

45. 依未科技（北京）有限公司

46. 翼健（上海）信息科技有限公司

47. 云知声智能科技股份有限公司

48. 中科芯创医疗科技（成都）有限公司

49. 中移（杭州）信息技术有限公司

50. 众阳健康科技集团有限公司

51. 重庆遥知康科技有限公司

52. 杭州深睿博联科技有限公司

53. 神州医疗科技有限公司

54. 北京嘉和海森健康科技有限公司

55. 科亚医疗科技股份有限公司

56. 深圳市凯沃尔电子有限公司

57. 深圳硅基智能科技有限公司

58. 上海联影智能医疗科技有限公司

59. 杭州依图医疗技术有限公司

60. 腾讯医疗健康（深圳）有限公司

61. 北京安德医智科技有限公司

62. 上海杏脉信息科技有限公司

63. 广西医准智能科技有限公司

64. 浙江医准智能科技有限公司

65. 上海商汤智能科技有限公司

66. 上海西门子医疗器械有限公司

67. 北京至真互联网技术有限公司

68. 北京康夫子健康技术有限公司

69. 江西中科九峰智慧医疗科技有限公司

70. 纳龙健康科技股份有限公司

71. 北京小蝇科技有限责任公司

72. 深圳市理邦精密仪器股份有限公司

73. 玖壹叁陆零医学科技南京有限公司

74. 深圳市铱碗医疗科技有限公司

75. 北京长木谷医疗科技股份有限公司

76. 厦门影诺医疗科技有限公司

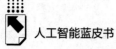

77. 浙江德尚韵兴医疗科技有限公司

78. 北京阅影科技有限公司

79. 通用技术集团医疗健康有限公司

80. 合肥合滨智能机器人有限公司

81. 卫健智能（深圳）有限公司

82. 阿呆科技（北京）有限公司

83. 深圳正岸健康科技有限公司

84. 武汉心络科技有限公司

85. 北京致远慧图科技有限公司

86. 零氪科技有限公司

87. 福州康为网络技术有限公司

88. 广州锟元方青医疗科技有限公司

89. 福建医咛科技有限公司

90. 上海精宸有限公司

91. 新纽科技有限公司

92. 麦博（上海）健康科技有限公司

93. 北京华卫众邦科技发展有限公司

94. 重庆市汇人健康管理有限责任公司

95. 杭州健海科技有限公司

96. 万里云医疗信息科技（北京）有限公司

97. 江苏睿科大器机器人有限公司

98. 深圳市桓健科技有限公司

99. 上海来秋医疗科技有限公司

100. 中国联合网络通信有限公司上海市分公司

101. 弘扬软件股份有限公司

102. 河北卓影医疗科技有限责任公司

103. 重庆德方信息技术有限公司

104. 重庆肾尚科技有限公司

Abstract

This book focuses on the research of China's medical AI industry, analyzes the current situation of the application and technology development of medical AI products in hospitals, primary medical and health institutions, individual active health, third-party institutions, public health institutions and other aspects, and constructs an ecological map of China's medical AI industry. The questionnaire survey of Chinese medical AI enterprises investigates the product composition and application, investment and financing, research and technology development, etc., which help to analyze the development bottlenecks in China's medical AI industry. Policy suggestions are proposed to promote the industrial development: accelerate the formulation of medical AI product and service price and medical insurance payment policy; formulate data management norms and related standards of medical AI products; actively explore the product application connection, quality supervision and effect evaluation in the medical service process; continuously improve the industrial ecological environment policy and relevant ethical laws and regulations; provide more support to medical AI enterprises in financing and listing to stock market.

The medical artificial intelligence research funding and scientific research project are conducted based on the official statistical data and comprehensive evaluation, same as the talent training and discipline construction in the field. Through the bibliometric research, the book analyzes the field of medical artificial intelligence related technology development and research hotspot.

According to the authoritative data, with the registration review of the third type independent software of pulmonary nodules, diabetic retinopathy and pathological images was analyzed, and the future application supervision was discussed. An

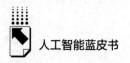
application maturity evaluation model of medical AI products composed of 3 dimensions and 10 indicators is constructed, based on literature research, expert consultation and hierarchical analysis, providing a quantitative evaluation tool for the application maturity of medical AI products.

To provide a basis for the quantitative evaluation of the degree of hospital intelligence, the hospital intelligence index evaluation index framework system including three aspects of intelligence foundation, intelligent ability and intelligent effect and composed of point, line, surface and body is proposed, starting from the connotation of hospital informatization, digitalization and intelligence. In terms of practical application, we discussed the multi-scenario application of AI technology in digital pathology and the application of AI voice technology in hospital follow-up work.

The application of large model in the field of medical and health in the United States is summarized, and optimization suggestions are put forward for the application of large model in China's medical and health. Through the analysis of the formulation and development of Singapore medical AI related policies and regulations, the review of AI medical device registration and product status, as well as the development of AI application guidelines and the latest development in the healthcare field, it provides reference for relevant research in China.

Keywords: Medical Artificial Intelligence; Hospital Informatization; Digital Health

Contents

I General Report

Abstract: The report discuss the significance of constructing medical artificial intelligence industry ecology under the background of digital health development in China. From the product combination of basic layer, technology layer and application layer, an ecological map of China's medical artificial intelligence industry is constructed. Focusing on the application of related products in hospitals, primary medical and health institutions, individual active health, third-party institutions, public health institutions and other aspects, the report analyse the development status of representative medical artificial intelligence products and technologies in China. Policies are suggested to promote industrial development which include accelerate the formulation of medical artificial intelligence products and service prices and medical insurance payment policies; formulate data management norms and related standards of medical artificial intelligence products by category; actively explore the connection, quality supervision and effect evaluation in the medical service process; improve the industrial environment, industrial ecological policies and relevant ethical laws and regulations, and give more support to medical artificial intelligence enterprises in terms of financing and listing on stock market.

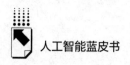
Keywords: Medical Artificial Intelligence; Intelligence Health; Digital Health

II   Industry Reports

B.2   Analysis of Typical Product Premarket Review of Artificial Intelligence Medical Devices in China

Peng Liang, Li Xuejiao, Liu Xiaoyin,

Zhang Yujing and Chen Tingting / 038

Abstract: Combining the two perspectives of products and manufactures, the data of the application, qualification and registration of innovative medical devices of artificial intelligence Software as a Medical Device (SaMD) products are statistical analysed, as well as the registration data of Class III artificial intelligence SaMD products. Three typical products, including CT image-assisted detection software for pulmonary nodules, fundus image-assisted diagnosis software for diabetic retinopathy, and artificial intelligence analysis software for pathological images, were selected to summarize the corresponding premarket review concerns, and clarify the scientific research direction and regulatory focus of artificial intelligence medical device regulation in the future.

Keywords: Artificial Intelligence SaMD; Innovation Medical Device; Registration Data

B.3   Survey Report on Medical Artificial Intelligence

Products in China

Li Zhenglong, Li Qing, Jiang Shengliang and Chen Xiaoyun / 067

Abstract: To investigate and understand the current situation of enterprise products and industry, and grasp the development trend of the industry, this report adopts questionnaire survey method and literature analysis method to investigate the medical artificial intelligence enterprises in China and recover the data. The survey recovered 51 questionnaires and 42 valid questionnaires, of which 52.38% were start-ups in the field of medical artificial intelligence, 33.33% were traditional medical information technology enterprises carrying out intelligent upgrading, the rest were cross-industry start-ups and other businesses. More provinces across the country are actively setting up medical AI enterprises; there is no significant growth in enterprise R&D teams; the proportion of financed enterprises has decreased, and the amount of financing has risen; and generative large models have become the highlight of medical AI technology applications. It is suggested to accelerate the formulation of medical AI product and service prices and health insurance payment policies; classify and formulate data management norms and relevant standards for medical AI products; actively explore the articulation, quality supervision and effect evaluation in the medical service process; improve the industrial environment, industrial ecological policies and relevant ethical regulations; and give more support to medical AI enterprises in financing and listing.

Keywords: Medical Artificial Intelligence; AI Large Model; AI Technology

B.4 The Applied-maturity Evaluation of Medical Artificial Intelligence Products *Wang Shibo, Chen Xiaoyun* / 087

Abstract: The applied-maturity evaluation of medical artificial intelligence products is a centralized evaluation of the performance of the products in various aspects of application, which reflects the current development of artificial intelligence products in the field of health in China, and is of great significance in promoting the innovation of health science and technology and advancing the construction of a healthy China. Based on literature research, expert consultation and hierarchical analysis, this report introduces the maturity model, screens and refines the indicators, determines the weights of each indicator, constructs a

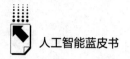

medical artificial intelligence product applied-maturity evaluation model consisting of 3 first-level indicators and 10 second-level indicators, sets the determination criteria for each indicator, and divides the applied-maturity into five initial, repetitive, definitional, managerial, and optimization Levels. The model can evaluate the application maturity evaluation from three aspects: application scope and degree, application effect, and development stability and continuity, providing a scientific quantitative evaluation tool for evaluating the application maturity of medical artificial intelligence products, with a view to providing a reference for promoting the continuous improvement of its application level.

Keywords: Medical Artificial Intelligence Product; Applied-maturity; Maturity Evaluation

B.5 Research on Input-output and Technological Frontiers in Medical Artificial Intelligence

Zhou Yi, Liu Mimi, Zhao Xia, Fu Haoyang and Wang Zhe / 107

Abstract: Based on official statistical data and actual survey data, a comprehensive statistical and evaluative analysis has been conducted on the funding investment and research project initiation in the field of medical artificial intelligence research in China. Simultaneously, focusing on higher education institutions, research institutions, and corporate technical capabilities, the current technological output in the field of medical artificial intelligence in China is thoroughly analyzed from the perspectives of scientific paper and patent production. Building upon the analysis of the current status of research investment and output, a model for analyzing the technological investment and output in the field of medical artificial intelligence for Chinese medical universities and related research institutions has been established. Additionally, a statistical analysis of talent cultivation and discipline construction in the field of medical artificial intelligence in China has been carried out, providing a comprehensive reflection of the current status of talent cultivation in this field. Finally, utilizing scientific measurement and information visualization methods, research literature in the field of medical artificial intelligence has been processed to analyze the technological development trends and detect the current research hotspots in this field.

Keywords: Medical Artificial Intelligence; Technology Input; Technology Output; Smart Healthcare

Ⅲ   Application Reports

B.6   A Study of the Hospital Intelligent Index Evaluation

Indicator Framework System

Liu Zhiyong, Peng Yuxin / 169

Abstract: This report commences with an examination of the connotations associated with hospital informatisation, digitalisation and intelligence. It proceeds to construct an evaluation index framework system of hospital intelligence index at three levels: point, line (tertiary indicators) -face (secondary indicators) -body (primary indicators, dimensions), which contains three primary indicators of intelligent foundation, intelligent ability and intelligent effect of 3 first-level indicators, 8 second-level indicators, 33 third-level indicators. The construction process of the hospital intelligence evaluation index system is discussed in terms of the index importance score and the evaluation index weight using the Delphi method and hierarchical analysis method. The evaluation index framework system of hospital intelligence index proposed in this report is scientifically and rationally structured and timely, and it complements the existing evaluation system of intelligent hospitals. It can reflect the current construction foundation and development goals of intelligent hospitals, provide a basis for the quantitative evaluation of the degree of intelligent construction of intelligent hospitals in the future, and help the orderly development of intelligent construction of hospitals.

Keywords: Hospital Intelligent; Smart Hospital; Intelligent Construction

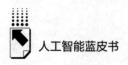

B.7 Research on the Application of Artificial Intelligence in

Digital Medical Pathology

Zhu Lifeng，Bai Zhian，Cai Shijin，Da Qian and Ling Sikai ／ 195

Abstract：This report presents an in-depth exploration of the application and critical role of artificial intelligence（AI）technology in the field of digital pathology. Artificial intelligence technology can help solve the problems faced in the field of pathology in China，such as a shortage of pathologists，uneven distribution of resources，and low degree of automation. Currently，while tertiary hospitals have made significant progress in the construction of digital pathology systems，the majority of hospitals below the tertiary level have yet to initiate related developments. In the end，this report introduces various application scenarios of artificial intelligence technology in digital pathology，using the construction of the digital pathology system at Shanghai Ruijin Hospital as a typical case.

Keywords：Digital Pathology；Artificial Intelligence；Intelligent Pathology

B.8 Research on the Application of Artificial Intelligence in

Hospital Follow-up *Shi Rui ／ 212*

Abstract：This report summarizes the application scenarios of artificial intelligence speech technology in hospital follow-up work through expert interviews and research analysis of different institutions. The current application status of artificial intelligence speech interaction technology is analyzed from the technical framework，application process，and technological maturity of artificial intelligence speech technology. Through in-depth analysis of the intelligent voice follow-up construction process of West China Hospital，and its effectiveness in improving patient satisfaction，improving the work efficiency of medical staff，optimizing medical resource allocation，and improving the management level of medical institutions. Through the detailed analysis of this case，it is possible to better understand the key elements and successful paths of the construction of the hospital's intelligent voice follow-up system，providing guidance for the future development trend of combining medical health management with artificial intelligence.

Keywords: Intelligent Voice Technology; Hospital Follow-up; Artificial Intelligence

Ⅳ International Reports

B.9 The Application of Large Models in the Healthcare Field in

the United States and Its Inspiration *Zhang Chengwen* / 227

Abstract: With the rapid development of artificial intelligence technology, the application research of large models in the field of healthcare in the United States has shown a significant growth trend. The large model, with its excellent data processing and content understanding capabilities, provides new ways to improve the quality of medical services, accelerate disease treatment and prevention, and promotes innovation in the medical field. This report summarizes the application of large models in the field of healthcare in the United States, and analyzes the advantages and disadvantages of combining large models with healthcare. Compared with the development of large models in the United States, there is a significant gap in the construction of Chinese medical datasets, diversity of base models, and integration with cutting-edge medical research in China. More resources need to be invested in the construction and maintenance of Chinese medical datasets, promoting the open source of large model research results, and continuously promoting cooperation between hospitals and large models research institutions in more medical fields.

Keywords: Large Models; Healthcare; Artificial Intelligence

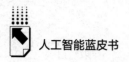

B.10　Summary of Medical Artificial Intelligence Development

in Singapore　　　　　*Liu Hao, Sun Xiaoyu and Chen Bohui* / 273

Abstract: At present, measures such as promoting artificial intelligence research, cultivating talents, and establishing supporting digital infrastructure have accelerated the innovation and application of artificial intelligence through measures. This report will take Singapore as an example. From the formulation and development of Singapore's medical artificial intelligence related policies and regulations, the registration review and product status of artificial intelligence medical devices, as well as the artificial intelligence application indicator and the latest development in the medical care field analysis and introduction of the development status. It should be noted that in the field of medical care, with the in-depth application of artificial intelligence, issues related to their application of ethics and governance, the access and supervision of artificial intelligence medical devices need to be taken seriously to ensure that artificial intelligence in the medical field security, reliability and fairness.

Keywords: Medical Artificial Intelligence; Medical Devices; Singapore

社会科学文献出版社

皮书

智库成果出版与传播平台

❖ 皮书定义 ❖

皮书是对中国与世界发展状况和热点问题进行年度监测，以专业的角度、专家的视野和实证研究方法，针对某一领域或区域现状与发展态势展开分析和预测，具备前沿性、原创性、实证性、连续性、时效性等特点的公开出版物，由一系列权威研究报告组成。

❖ 皮书作者 ❖

皮书系列报告作者以国内外一流研究机构、知名高校等重点智库的研究人员为主，多为相关领域一流专家学者，他们的观点代表了当下学界对中国与世界的现实和未来最高水平的解读与分析。

❖ 皮书荣誉 ❖

皮书作为中国社会科学院基础理论研究与应用对策研究融合发展的代表性成果，不仅是哲学社会科学工作者服务中国特色社会主义现代化建设的重要成果，更是助力中国特色新型智库建设、构建中国特色哲学社会科学"三大体系"的重要平台。皮书系列先后被列入"十二五""十三五""十四五"时期国家重点出版物出版专项规划项目；自2013年起，重点皮书被列入中国社会科学院国家哲学社会科学创新工程项目。

权威报告·连续出版·独家资源

皮书数据库
ANNUAL REPORT(YEARBOOK)
DATABASE

分析解读当下中国发展变迁的高端智库平台

所获荣誉

- 2022年，入选技术赋能"新闻+"推荐案例
- 2020年，入选全国新闻出版深度融合发展创新案例
- 2019年，入选国家新闻出版署数字出版精品遴选推荐计划
- 2016年，入选"十三五"国家重点电子出版物出版规划骨干工程
- 2013年，荣获"中国出版政府奖·网络出版物奖"提名奖

皮书数据库   "社科数托邦"
微信公众号

成为用户

登录网址www.pishu.com.cn访问皮书数据库网站或下载皮书数据库APP，通过手机号码验证或邮箱验证即可成为皮书数据库用户。

用户福利

- 已注册用户购书后可免费获赠100元皮书数据库充值卡。刮开充值卡涂层获取充值密码，登录并进入"会员中心"—"在线充值"—"充值卡充值"，充值成功即可购买和查看数据库内容。
- 用户福利最终解释权归社会科学文献出版社所有。

社会科学文献出版社 皮书系列
SOCIAL SCIENCES ACADEMIC PRESS (CHINA)
卡号：445313485131
密码：

数据库服务热线：010-59367265
数据库服务QQ：2475522410
数据库服务邮箱：database@ssap.cn
图书销售热线：010-59367070/7028
图书服务QQ：1265056568
图书服务邮箱：duzhe@ssap.cn

法律声明